상남 종합병원

간호사

면접

상급종합병원

간호사 면접

초판 2쇄 발행   2022년 06월 27일
개정판 1쇄 발행   2024년 07월 01일

편 저 자 │ 간호시험연구소
발 행 처 │ (주)서원각
등록번호 │ 1999-1A-107호
주   소 │ 경기도 고양시 일산서구 덕산로 88-45(가좌동)
대표번호 │ 031-923-2051
팩   스 │ 031-923-3815
교재문의 │ 카카오톡 플러스 친구 [서원각]
홈페이지 │ goseowon.com

PREFACE

간호사 취업 준비생들의 모든 고민, 지원하고 싶은 병원은 많지만 그에 대한 채용정보가 부족하다는 것입니다. 면접 기출문제를 찾는 것도 그에 대한 답을 찾는 부분도 혼자서 준비하기란 쉽지 않을 것입니다. 따라서 본서는 상급종합병원의 기출문제를 한눈에 볼 수 있도록 정리하였으며 자기소개서 작성법부터 면접·인성검사까지 한 권으로 준비할 수 있도록 간호사 채용 준비의 모든 과정을 담았습니다.

간호사 채용에 필요한 정보 수록!

- 자기소개서 작성법과 면접 Tip
- 과목별 출제 리포트로 출제경향 확인
- 면접 정석 답변 및 이해를 돕는 그림 자료
- 인성검사·의학용어·체위·약물계산·의료계 이슈 등 수록

매년 취업의 길에 서있는 예비 간호사들을 위해 한 권의 책을 만들었습니다. 천천히 차근차근 공부방법을 따라가도 되고, 필요한 부분만 콕 집어 빠르게 넘어가도 됩니다. 간호에 대한 모든 것이 다 담겨져 있어서 어느 부분에서 무엇을 어떻게 보든 모두가 옳은 방법입니다. 현직으로 나오기 전인 후배들에게 주고 싶은 책이자 현실적인 조언이 들어있어 간호사 취업 준비생들에게 꼭 필요한 책이라고 생각합니다.

이 책을 통해서 모든 예비 간호사들이 합격하는 그날까지 서원각이 응원하겠습니다.

STRUCTURE

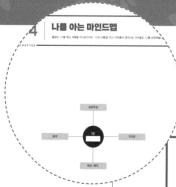

01 | 자기소개서와 면접

자기소개서와 면접에 대한 가장 기본적인 부분부터 알아두면 좋은 팁들을 정리해 두었습니다. 🔍 을 통해 더욱 상세하게 학습하도록 하였으며 **핵심 Talk** 에 핵심만 정리하였습니다.
나에 대해 알아보기, 마인드맵 작성을 통해 자기소개서의 기초를 다질 수 있습니다. 이는 면접의 토대가 된다는 사실을 기억하며 작성합니다.

02 | 자기소개서 점검

자기소개서의 기본은 퇴고입니다. 작성 후에 올바르게 수정할 수 있도록 점검표를 수록하였습니다. 성인·기본·기타 간호 과목들 중 출제 비중을 정리하여 수록하였습니다. 해시태그는 자주 나오는 키워드를 나타냅니다.

---

4 나를 아는 마인드맵

CHAPTER

핵심 Talk
- 식상한 명언 또는 생활신조는 NO
- 내용을 압축한 키워드를 사용하기
- 해당 병원의 방향성을 담은 소제목

🔖 나를 일으킨 꿈 정말 내가 1등이라고? 잊을 수 없는 세 글자

---

01 자기소개서 준비

CHAPTER

자기소개서는 지원자의 문장 구성능력을 통해서 가치관과 지적능력을 파악하는 데에 중요한 기준이 됩니다.

1 자기소개서 왜 쓰는 걸까요?

인사담당자는 지원자가 가지는 뚜렷한 목적의식이나 지원동기, 업무에 대한 장래을 자기소개서에서 확인하며 자기소개서의 문장 구성을 통해서 지원자의 가치관 논리 전개 능력을 파악합니다. 또한, 자기소개서는 면접의 자료가 됩니다. 나를 아갈 수 있고, 면접을 대비할 수 있도록 마련해줍니다. 합격의 관문을 통과하기 위첫 디딤돌이라고 할 수 있는 자기소개서를 꼼꼼하게 준비해야 합니다.

2 자기소개서, 잘 쓰기 위한 공식이 있을까요?

✎ **임팩트 있는 소제목을 적어보세요.**
식상한 소제목은 눈에 띄지 않아요. 자기소개서의 가장 처음에 오는 소제목으로 접관의 마음을 사로잡아야 합니다. 호기심을 유발할 수 있는 소제목은 바쁜 면접들의 이목을 끌기에 가장 좋은 방법이랍니다. 물론 내용의 핵심 주제와 연관이 있야 하며, 절대로 '용두사미'가 되어서는 안 돼요.

✎ **두괄식으로 작성하세요.**
소제목이 만들어졌다면, 하고 싶은 말을 앞에 서술하세요. 기승전결로 설명하는 는기소개서는 자칫 지루하게 느껴질 수 있기 때문입니다.

✎ **자신의 경험 과정을 구체적으로 서술하세요.**
자신의 경험을 구체적으로 서술한다면 재미있는 스토리텔링이 될 것입니다. '봉사활동에서 여러 가지 감정을 느꼈습니다'가 아니라 봉사활동을 할 때 기억나는 일이 무엇인지, 감정의 울림을 느꼈던 때는 언제인지, 나의 가치관에 변화를 주었는지, 과가 어땠는지 등 구체적으로 서술하세요. 업무적인 내용의 경험은 수치화 하여 자를 강조하며 작성한다면 더욱 신뢰도가 높은 자기소개서가 됩니다.

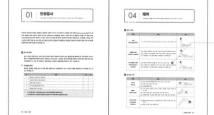

05 | 인성검사 및 의학용어, 의료계 이슈

인성검사에 대해 알아보고 모의검사로 실제와 같이 연습해봅니다. 빈출 의학용어 및 체위를 확인할 수 있으며 약물계산 문제를 풀어볼 수 있도록 예상문제를 수록하였습니다. 돌발 질문으로 출제되는 의료계 이슈 질문에도 당황하지 않고 답변할 수 있도록 주요 의료계 이슈를 수록하였습니다.

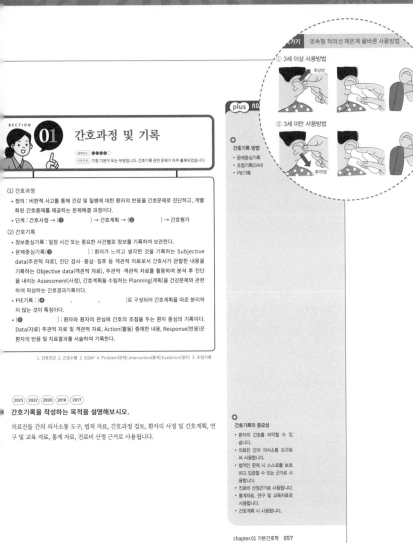

귓속형 적외선 체온계 올바른 사용방법

① 3세 이상 사용방법
후상방

② 3세 미만 사용방법
후하방

plus no

간호기록 방법
- 문제중심기록
- 초점기록(DAR)
- PIE기록

SECTION
01 간호과정 및 기록

중요도 ●●●●○
키워드 가장 기본이 되는 부분입니다. 간호기록 관련 문제가 자주 출제되었습니다.

(1) 간호과정
- 정의 : 비판적 사고를 통해 건강 및 질병에 대한 환자의 반응을 간호문제로 진단하고, 개별화된 간호중재를 제공하는 문제해결 과정이다.
- 단계 : 간호사정 → (❶   ) → 간호계획 → (❷   ) → 간호평가

(2) 간호기록
- 정보중심기록 : 일정 시간 또는 중요한 사건별로 정보를 기록하여 보관한다.
- 문제중심기록(❸   ) : 환자가 느끼고 생각한 것을 기록하는 Subjective data(주관적 자료), 진단·검사·증상·징후 등 객관적 자료로서 간호사가 관찰한 내용을 기록하는 Objective data(객관적 자료), 주관적·객관적 자료를 활용하여 분석 후 진단을 내리는 Assessment(사정), 간호계획을 수립하는 Planning(계획)을 건강문제와 관련하여 작성하는 간호경과기록이다.
- PIE기록 : (❹   ,   ,   )로 구성되어 간호계획을 따로 분리하지 않는 것이 특징이다.
- (❺   ) : 환자와 환자의 관심에 간호의 초점을 두는 환자 중심의 기록이다. Data(자료) 주관적 자료 및 객관적 자료, Action(활동) 중재한 내용, Response(반응)은 환자의 반응 및 치료결과를 서술하여 기록한다.

1. 간호진단 2. 간호수행 3. SOAP 4. Problem(문제),Intervenion(중재),Evalution(평가) 5. 초점기록

(2023) (2022) (2020) (2018) (2017)
간호기록을 작성하는 목적을 설명해보시오.

의료진들 간의 의사소통 도구, 법적 자료, 간호과정 검토, 환자의 사정 및 간호계획, 연구 및 교육 자료, 통계 자료, 진료비 산정 근거로 사용됩니다.

간호기록의 중요성
- 환자의 간호를 파악할 수 있습니다.
- 의료진 간의 의사소통 도구로써 사용합니다.
- 법적인 문제 시 스스로를 보호하고 입증할 수 있는 근거로 사용합니다.
- 진료비 산정근거로 사용합니다.
- 통계자료, 연구 및 교육자료로 사용합니다.
- 간호계획 시 사용합니다.

---

03 | 면접 개념 다지기

면접의 기본, 면접의 준비과정 및 1분 자기소개에 도움이 되는 다양한 면접 정보 등을 정리하였습니다.
과목별 중요도 높은 문제와 공부 포인트를 확인합니다. 기출 문제에 자주 나온 이론을 위주로 정리하였습니다. 빈칸을 채우며 공부에 도움이 되도록 하였습니다.

04 | 면접 기출

12개년가량의 면접 기출문제와 답변을 수록하였습니다. 알고가기 와 ➕로 답변에 대한 상세한 정보와 선배들의 TIP 을 통한 현직 선생님들의 꿀 같은 팁을 확인할 수 있습니다.

06 | 약물계산 및 상급종합병원 정보

면접에서 빈번하게 물어보는 약물계산과 관련한 문제를 정리하여 수록하였습니다. 제5기 상급종합병원 정보를 수록하였으며, 병원 관련 질문에 준비할 수 있습니다.

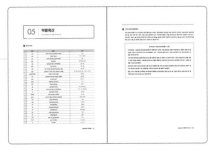

05 약물계산

HOW TO USE

STEP.01 | 자기소개서 준비

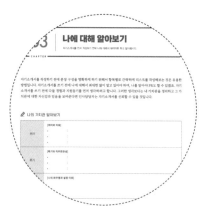

면접의 시작은 서류부터

자기소개서 작성을 시작하기 전에 지원하는 병원에 대한 정보를 수집하고 알아보지 않나요? 마찬가지로 자기 자신에 대한 정보를 수집하고 정리하는 것이 필요합니다. 기본적인 자기소개서 작성 목적부터 스스로 점검할 수 있도록 만들었습니다.

나를 알아가는 시간

가장 소중한 시간, 몰랐던 나를 찾아봅시다. 잠깐 쉬어간다는 생각으로 온전히 나에게 집중해 나의 키워드를 수집해보세요.

STEP.02 | 면접 준비

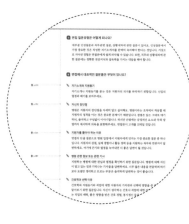

면접에 대해서 얼마나 알고 계신가요?

기본적인 사항들은 자기소개서에 다 적었습니다. 그 다음 Step! 현재 면접은 어떻게 진행되고 있는지, 질문의 유형, 면접장의 분위기 등 평소에 궁금했던 사항들을 책에서 확인한다면 준비가 더 수월하겠죠? 주의사항이 있는 부분은 면접 전에 다시 한 번 훑어보기를 추천합니다.

면접 공부를 위해서....

· 면접에 대해서 조금 더 자세하게 알고 싶다면 **알고가기** 와 *선배들의* **TIP** 을 확인해 주세요!
· 면접 이외에도 철저한 준비를 위한 인성검사, 약물계산, 체위, 의료계 이슈 등 부록을 참고하시기 바랍니다.

STEP.03 | 자기소개서 준비

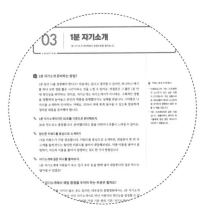

직무관련 문제들은 다 거기서 거기!

중요하다고 생각하는 부분이 자주 출제되는 거겠죠? 출제 경향을 통해 공부하는 것도 한 가지 좋은 방법입니다. 기출문항은 과목별로 보기 쉽게 분류했으며 중요도와 tip을 한눈에 확인할 수 있습니다. 또한 문항마다 출제년도가 표시되어 있으니 자주 출제되었던 문제들을 파악해 봅시다.

선배들의 TIP!

현직 선생님들이 정말로 들려주고 싶은 이야기, 선생님들이 겪었던 일들, 임상에 들어가기 전 알아두면 좋은 정보들을 포함합니다.

STEP.04 | 부록

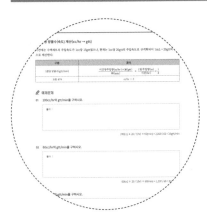

인성검사 왜, 무엇을 어떻게 측정하는지 궁금하지 않았나요?
부록에서 속 시원하게 파헤쳐 볼 수 있습니다.

의학용어 출제된 의학용어와 답변에 적혀있는 용어들을 모아두었습니다.
이미 알고 있다면 체크하고 넘어갑니다!

체위 간호의 기본이 되는 체위를 이해하기 쉽게 그림과 함께 정리하였습니다.

약물 투약 용어 및 약물계산 문제를 통한 연습을 하고 실전에서 막힘없이 풀어봅시다.

의료계 주요 이슈 투약 용어 및 약물계산 문제를 통한 연습을 하고 실전에서 막힘없이 풀어봅시다.

제5기 상급종합병원 지피지기면 백전백승! 준비하는 병원에 대해 확인합니다.

CONTENTS

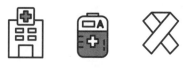

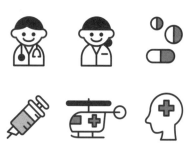

PART I

자기소개서

01 | 자기소개서 준비

CHAPTER

자기소개서는 지원자의 문장 구성능력을 통해서 가치관과 지적능력을 파악하는 데에 중요한 기준이 됩니다.

1 자기소개서 왜 쓰는 걸까요?

인사담당자는 지원자가 가지는 뚜렷한 목적의식이나 지원동기, 업무에 대한 장래성을 자기소개서에서 확인하며 자기소개서의 문장 구성을 통해서 지원자의 가치관과 논리 전개 능력을 파악합니다. 또한, 자기소개서는 면접의 자료가 됩니다. 나를 알아갈 수 있고, 면접을 대비할 수 있도록 마련해줍니다. 합격의 관문을 통과하기 위한 첫 디딤돌이라고 할 수 있는 자기소개서를 꼼꼼하게 준비해야 합니다.

2 자기소개서, 잘 쓰기 위한 공식이 있을까요?

✎ 임팩트 있는 소제목을 적어보세요.

식상한 소제목은 눈에 띄지 않아요. 자기소개서의 가장 처음에 오는 소제목으로 면접관의 마음을 사로잡아야 합니다. 호기심을 유발할 수 있는 소제목은 바쁜 면접관들의 이목을 끌기에 가장 좋은 방법이랍니다. 물론 내용의 핵심 주제와 연관이 있어야 하며, 절대로 '용두사미'가 되어서는 안 돼요.

✎ 두괄식으로 작성하세요.

소제목이 만들어졌다면, 하고 싶은 말을 앞에 서술하세요. 기승전결로 설명하는 자기소개서는 자칫 지루하게 느껴질 수 있기 때문입니다.

✎ 자신의 경험 과정을 구체적으로 서술하세요.

자신의 경험을 구체적으로 서술한다면 재미있는 스토리텔링이 될 것입니다. '봉사활동에서 여러 가지 감정을 느꼈습니다'가 아니라 봉사활동을 할 때 기억나는 일이 무엇인지, 감정의 울림을 느꼈던 때는 언제인지, 나의 가치관에 변화를 주었는지, 성과가 어땠는지 등 구체적으로 서술하세요. 업무적인 내용의 경험은 수치화 하여 숫자를 강조하며 작성한다면 더욱 신뢰도가 높은 자기소개서가 됩니다.

핵심 Talk

- 식상한 명언 또는 생활신조는 NO
- 내용을 압축한 키워드를 사용하기
- 해당 병원의 방향성을 담은 소제목

　예 나를 일으킨 꿈, 정말 내가 1등이라고? 잊을 수 없는 세 글자

✎ 근거를 작성하세요.

'저는 무슨 일이든 쉽게 포기하지 않습니다' 이렇게만 적어두면 확인이 어렵습니다. 이 말을 뒷받침 해주는 근거를 함께 작성해주세요. 면접관은 아무것도 알지 못해요. 그들은 자기소개서를 통하여 지원자를 만날 뿐이에요. 따라서 위의 질문에 대하여 '전공 공부를 하면서 아르바이트를 했으나, 휴학하지 않고 졸업했다'와 같이 자신이 주장한 내용에 확실한 근거를 작성하세요.

✎ 인재상과 직무와 연관하여 서술하세요.

지원 병원에 대하여 얼마나 알고 있나요? 병원이 원하는 인재상이 되어 작성하세요. 자기소개서 작성 전, 지원하는 병원정보 숙지는 필수입니다. 항목별 자기소개서를 서술을 할 때, 경험이나 활동 등 직무와 최대한 연결짓는 것이 중요해요. 연관이 없는 활동이더라도 끼워 맞춰보기를 추천해요. 어느 하나에 들어갈 수 있을 거예요. 그러나 병원의 인재상과 동떨어진 내용을 적는 것은 피하는 것이 좋습니다.

✎ 자기소개서 하나의 항목에 하나의 메시지만 전달하세요.

글자 수에 맞춰서 자기소개서를 작성하다 보면 하나의 질문에 너무 많은 글을 쓰게 됩니다. 하고 싶은 말이 무엇이었는지 길을 잃는 상황이 오곤해요. 이 상황을 방지하기 위해 자기소개서 항목을 작성하기 전에는 키워드만 정리해보세요. 정리한 키워드에 대해서는 관련 내용만 작성하는 것이 중요합니다.

✎ 부지런히 자기소개서를 작성하고 퇴고하세요.

자기소개서 작성에는 왕도가 없는 것 같아요. 미리미리 작성해보고 나에 대해서 알아보는 것이 중요하답니다. 마감에 임박해서 작성하고 제출하다 보면 실수가 나오기 마련입니다. 글을 자주 써보면서 퇴고를 하는 것이 완성도 높은 자기소개서 작성의 기본 중의 기본! 가독성 좋은 글은 초고에 나오지 않으니까요.

❸ 자기소개서 작성할 때 주의할 점은?

✎ 맞춤법을 확인해보세요.

맞춤법이나 띄어쓰기 실수는 자기소개서에 마이너스 요소가 됩니다. 기본적으로 단어와 어휘는 사전을 검색해보고 사용하세요. 특히, 한자어나 외래어는 문장을 고급스럽게 꾸며줄 수 있지만 잘못 사용하면 신뢰도를 하락시킬 수 있습니다.

🖱 **퇴고 방법**

• **내가 쓴 글이 맞아?**

퇴고는 자소서를 쓴 다음 날부터 하세요. 아마 처음 보는 글처럼 다가올 수 있어요. 새로운 시각이 필요한 퇴고는 작성 후 바로 할 경우 주관적인 시각이 머물러 있어 퇴고의 효과가 떨어진답니다.

• **오타 확인이 전부가 아니야!**

문장 단위를 중심으로 퇴고하세요. 단어만 보는 것이 아닌 글 전체의 흐름이 이어질 수 있도록 확인해야 합니다.

• **말하고자 하는 핵심이 뭐야?**

문장의 길이가 너무 차고 넘칠 경우 주제의 핵심을 잃어버려요. 불필요한 부분을 줄이고 요점만 담은 글이 이해하기 쉽습니다.

✎ 자주 본 것 같은 진부한 표현은 자제하세요.

인사담당자는 하루에 수십, 많으면 수백의 자기소개서를 봅니다. 인터넷이나 도서에 작성된 자기소개서는 이미 인사담당자도 다른 지원자의 자기소개서에서 봤을 확률이 높아요. 참고는 하되 자신만의 색을 담은 표현으로 신선하게 작성해야 합니다. '행복했다', '뿌듯했다' 등의 감상적인 표현이나 '다들 긍정적으로 평가했다', '병세가 호전되었다' 등 추상적인 단어를 사용하는 것은 자기소개서에 신뢰도를 낮추게 됩니다.

✎ 일관성 있는 표현으로 작성하세요.

1번 문항에서는 '본원에 지원한 이유는…' 작성했다가 2번 문항에서 'ㅇㅇ병원에 들어간다면…' 이런 식으로 혼용하여 사용한다면 자기소개서를 복붙하여 사용한다고 생각할 수 있습니다. 또한, 종결형 어미와 존칭어의 표현도 하나로 통일한다면 일관성 있는 자기소개서 느낌을 받을 수 있습니다.

✎ 문장은 최대한 간결하게 작성하세요.

만연체는 내용을 헷갈리게 합니다. 가급적 한 문장에 한 가지 내용만 담는다는 것을 꼭 기억하세요. '그리고, 그래서' 등의 접속사나 부사어가 많이 사용된다면 문장 구성이 깔끔하지 않습니다. 불필요한 내용을 빼는 작업을 자주 하는 것이 중요합니다.

✎ 퇴고를 최대한 많이 하세요.

자기소개서를 작성할 때 제일 중요한 것은 먼저 초고를 작성한 후 퇴고를 해보는 것입니다. 확인 없이 시간에 쫓겨서 글자 수만 맞춘 자기소개서를 보낸다면 어색한 문장의 자기소개서가 될 수 있어요. 뛰어난 작가도 초고 수정에 많은 시간을 할애한다고 합니다.

④ 주의해야 하는 맞춤법이 있을까요?

맞춤법! 아무리 강조해도 부족하지 않습니다. 자기소개서 작성을 하고 반드시 출력하여 맞춤법을 확인해보세요. 그 중에서도 주의해야 하는 맞춤법이 있습니다.

✎ 이렇게 쓰면 '않돼'다.

'안 된다 / 않 된다 / 안된다 / 않된다 / 안돼다' 아주 많이 틀리는 맞춤법이기도 합니다. '않된다'의 '않'은 '아니하-'의 준말입니다. 적용했을 경우, 문법적으로 아예 없는 구성이 됩니다. 따라서 '춥지 않다', '기쁘지 않다', '하지 않았다' 등으로 사용합니다. '안 된다'의 '안'은 '아니'의 준말로 사용하며 띄어쓰기 사용을 잊지 말아 주세요.

💡 퇴고 check list

• 글의 구성과 분배가 적절하다.
• 문장과 문장 사이에 모순이 없다.
• 한 단어를 자주 반복하여 사용하지 않는다.
• 연결어 사용이 자연스럽다.
• 띄어쓰기와 맞춤법이 정확하다.
• 비문법적 표현과 오타를 확인한다.
• 주어와 서술어가 알맞게 호응한다.
• 간결하며 요점이 한눈에 보이는 구조의 글을 가진다.

💡 '않돼다.' 예시

• 말도 안 되는 문제야. (O)
  → 말도 아니 되는 문제야.
• 말도 않 되는 문제야. (X)
  → 말도 아니하는 문제야.
• 춥지 않다. (O)
  → 춥지 아니하다.
• 춥지 안다. (X)
  → 춥지 아니다.

✎ 그렇다면 '어떡해' 쓸까요?

먼저 '어떻게 = 어떠하게'와 '어떠하게 해 = 어떻게 해 = 어떡해' 이 공식은 꼭 기억해 둡시다. '어떻게'는 부사형으로 사용되므로 꾸며주는 역할을 합니다. 반면, '어떡해'는 준말로 구어를 말합니다. 대부분 문장의 끝에 사용하게 되죠. 그리고 앞의 받침 자음과 다음에 오는 자음은 똑같이 올 수 없습니다(예를 들면 ㄱ+ㄱ 과 ㅎ+ㅎ). 따라서, '어떡게 / 어떻해'라는 말은 없다는 사실!

✎ 간호사로써…? 간호사로서…?

'~로서'는 신분, 지위, 자격, 어떤 동작이 시작되는 것 등을 나타내는 말이에요. '~로써'는 어떤 일의 수단과 도구를 나타내거나 시간의 기준점으로 사용해요. 이 둘을 구분할 수 있는 방법 중에 하나는 '~로써' 자리에 '~를 이용하여'가 대신 올 수 있다는 점이에요.

✎ 간호사로서 어떤 '역활'을 하고 싶은가요?

표준어는 역할! 역활은 없는 단어! 꼭 기억합시다. 자기소개서에서 가장 많이 틀리는 단어 중 하나입니다. 역할은 자신의 직책 또는 계급에 따라 하는 일을 말해요.

✎ 무엇이 '틀린'거지?

'다르다'는 비교할 수 있는 두 가지 대상이 있어야 해요. 따라서 두 가지 대상이 서로 같지 않다는 것을 말합니다. '틀리다'는 셈 또는 사실이 맞지 않거나 어긋난 것을 말해요. 비교가 아니라 그 자체만으로 평가할 수 있죠.

✎ 어느 부서 '가던지' 상관 없어?

'~든지'는 선택을 해야 하는 순간, 문장에서 사용합니다. 차이가 없는 둘 이상의 것을 나열하여 표현해요. '~던지'는 경험과 관련하여 쓰여요. 뒤에 오는 문장의 사실과 판단에 대한 추측을 나타낼 경우 사용한답니다. 또는 회상과 관련하여 지나간 일을 표현하기도 해요. 너무 어렵다면 '거나(건)'을 넣어서 확인해봅시다. 말이 된다면 '-든지'가 올 수 있다는 사실!

✎ '몇 일'동안 고민하는 거야.

'몇 일'은 없습니다. 몇과 일의 합성어가 아닌 한 단어로 '며칠'만 사용하고 있어요. 이는 소리대로 사용이 굳어졌기 때문이라고 합니다.

✎ 맞겨와 맡겨…맏겨…?

우선 맡겨의 기본형 '맡다'는 '책임을 가지고 담당하다, 보관하다, 차지하다'등의 뜻을 말해요. 그리고 '맞겨, 맏겨'는 전혀 없는 말이랍니다. 물론 없는 단어인 맞겨의 기본형이라고 할 수 있는 '맞다'는 '답이 틀리지 않다, 옷의 크기·맛·온도 등이 적당하다.'라는 뜻을 가져요. 기억해두세요. 맏겨, 맏다는 둘 다 없는 말입니다.

🎙 '어떡해' 예시

• 요새 어떻게 지내시나요? (O)
  → 요새 어떠하게 지내시나요?
• 요새 어떡해 지내시나요? (X)
  → 요새 어떠하게해 지내시나요?

🎙 '로써, 로서' 예시

• 말로써 문제를 해결하였다.
  → 말을 이용하여(O) 문제를 해결하였다.

🎙 '역활' 예시

• 리더의 역할은 중요하다.

🎙 '다르다, 틀리다' 예시

• 저 꽃은 다른 꽃들과 색이 틀리다. (X)
  → 저 꽃은 다른 꽃들과 색이 다르다.

🎙 '든지, 던지' 예시

• 사과든지 딸기든지 하나만 골라봐.
  → 사과거나 딸기거나 하나만 골라봐. (O)

🎙 '몇 일, 며칠' 예시

• 오늘이 몇 월 며칠이야?

🎙 '맡겨' 예시

• 동아리 회계장부를 나에게 맡겼다.
• 그 옷은 작년에 나에게 딱 맞았다.

02 | 자기소개서 작성법

CHAPTER

기본적인 작성 방법으로 가장 눈에 띄는 자기소개서를 만들 수 있습니다.

자기소개서 질문에 꼭 나오는 유형

- 성장과정. 성장배경에 대하여 서술해 보시오.
- 성격의 장단점에 대하여 서술해 보시오.
- 학교 동아리 및 사회활동 경험을 서술해보시오.
- 지원동기 및 입사 후 포부를 서술해보시오.
- 직무수행을 위한 본인의 역량을 서술해보시오.

1 합격 자기소개서를 참고해도 될까요?

합격자의 자기소개서와 비슷하게 쓴다고 해서 면접까지 붙을 수 있을까요? 실체가 없는 그림자만 될 뿐이에요. 그들의 경험을 지원자가 겪어보지 못했기 때문에 아무리 비슷하게 쓰려고 해도 잘 써지지 않죠. 문체와 문단의 구성, 지원자의 경험에 담을 수 있는 부분적인 것들만 참고하여 자기소개서에 녹여내 보도록 해요.

2 경험 도대체 뭘 써야하나요?

항목에 맞는 에피소드들을 찾아서 적어보세요. 에피소드들을 키워드로 나열하고, 살을 붙여서 작성합니다. 모든 자기소개서 항목은 면접과 연결되어 있어요. 지원 병원과 관련된 경험(인재상, 가치, 비전, 업무)으로 작성하되, 면접에서 막힘 없이 대답할 수 있는 자신만의 경험들로 자기소개서를 작성해보아요.

3 병원장 한마디는 꼭 읽어보고 쓰자

없는 것 보다 있는 것이 낫고, 먹다가 모자란 것보다 남기는 것이 낫다. 다들 이런 말 들어 본 적 있나요? 이 말처럼 조금 아는 것보다 많이, 넘치게 알아봅시다. 각 병원 홈페이지에 들어가서 제일 먼저 병원장의 한마디를 읽어보세요. 병원이 원하는 포부와 자랑을 한눈에 볼 수 있답니다. 이를 잘 흡수하여 내 것으로 만들어 보자구요!

4 성장과정

✎ 질문의도

성장과정을 통해서 면접에서는 알 수 없는 지원자의 배경을 알아보기 위한 질문입니다. 이를 통하여 지원자가 직무를 선택하게 된 과정 및 가치관을 확인할 수 있기 때문이죠.

✎ 작성방법

성장과정을 통해 간호사를 지원하게 된 이유를 설명하는 것이 좋아요. 몇 남 몇 녀몇째로 태어났다는 내용이 아닌 성장과정에서 직무와 관련된 경험과 사건으로 형성된 가치관을 표현하면 됩니다. 부모님의 말씀, 학창시절 경험으로 생겨난 가치관이 간호사를 선택하는 데 큰 기여를 했음을 표현하는 것처럼 여러 에피소드를 더할경우, 면접관은 지원자의 성장과정을 충분히 볼 수 있을 것입니다.

> 나의 성장과정 키워드
>
> #_____ #_____ #_____

🔖 성장과정 출제항목 예시

• 간호사를 선택하게 된 성장과정은?
• 성장과정에서 기억에 남는 일화는?

5 성격

✎ 질문의도

이 질문의 가장 중요한 의도는 '자신에 대하여 잘 알고 있는가'입니다. 따라서 자신을 잘 이해하고 부족한 부분을 해결해 나아가는 점을 적는 것이 좋습니다. 또한, 업무강도가 센 간호업무를 잘 견뎌낼 수 있는지, 함께 일을 할 수 있는 사람인지 파악하기 위한 의도를 가지고 있어요.

✎ 작성방법

물론 성격에 대한 정답은 없지만, 직무와 연관된 성격의 장점을 적는 것이 중요하겠죠. 힘든 간호업무를 잘 견딜 수 있는 인내력과 참을성 있는 성격 등을 표현하는 것도 나쁘지 않아요.
단점은 도드라지게 나타낼 필요가 없어요. 단점을 작성해야 할 경우, 보완책과 이를 극복하여 장점으로 승화한 사례를 서술해야 합니다. 단, '심한 술버릇'등의 너무 솔직하게 작성한 단점은 되려 마이너스 요소가 될 수 있으니 주의해주세요!

> 나의 성격 키워드
>
> #_____ #_____ #_____

🔖 성격 출제항목 예시

• 본인 성격 장점과 단점은?
• 본인 성격의 장점과 직무의 연관성은?
• 스트레스를 어떻게 해결하는 편인가?

6 경험

📌 경험 출제항목 예시

- 직무와 관련된 경험에 대해 서술하라.
- 대내외 주요 활동사항에 대하여 기술하라.
- 협력을 통하여 팀의 성과를 창출했던 경험을 구체적으로 작성해보시오.

✎ **질문의도**

지금까지 살아오면서 여러 가지 경험을 가지고 있을 거예요. 대학 및 사회생활 경험을 통한 직무 역량을 알아 보기 위한 질문, 팀워크와 협력을 통한 경험으로 대인관계를 파악하기 위한 질문, 지원자가 목표 성취를 위하여 얼만큼의 열정을 가졌는지 알아보기 위한 의도로 성취나 성공에 대한 경험 질문 등 다양한 경험관련 질문이 있어요.

✎ **작성방법**

경험관련 질문은 에피소드를 자기소개서에 어떻게 '잘 녹여내는가'가 중요합니다. 먼저 항목에서 말하는 경험, 에피소드를 주제별로 3 ~ 4문장 정리해 보세요. 그런 다음, 지원하는 병원 가치관에 부합하는 에피소드를 추려낸 후 살을 붙여서 작성한다면 좋은 글이 될 수 있어요. 처음부터 길게 정리하려고 생각하다가 중심을 놓칠 수 있기 때문이에요.

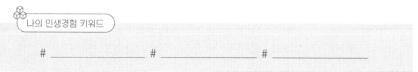

나의 인생경험 키워드

_____   # _____   # _____

8 지원동기, 포부

📌 지원동기·포부 출제항목 예시

- 우리 병원에 지원하는 이유는?
- 입사 이후 자신의 발전계획을 기재하여 보시오.
- 입사 후 실천하고자 하는 차별화된 목표와 계획을 기술하시오.

✎ **질문의도**

지원한 병원에 진심인 것인지 명확하게 확인하기 위한 질문입니다. 사실 이곳저곳에 지원해보잖아요. 병원은 이렇게 그냥 넣어보는 지원자를 거르기 위함이 가장 크죠. 따라서 지원동기와 입사 후 포부에 대한 질문은 어느 병원에서나 등장하는 항목이므로 미리 준비해 두는 것이 좋겠죠?

✎ **작성방법**

병원에 지원한 이유를 설득력 있게 표현해봅시다. 모든 글에는 근거를 제시하여 설득력 있게 하기 위해서는 병원에 대한 기본적인 정보는 필수로 알아야 하겠죠? 가장 큰 핵심은 병원의 가치관에 맞춰서 지원자가 어떻게 성장해 나아갈 것인지, 자신의 입사 후 포부를 계획적으로 보여줄 수 있어야 해요.

계획을 세우기 어렵다면 마인드맵을 통해서 직무 관점의 내 성장 경로를 먼저 그려보는 것도 좋은 방법이 될 수 있어요. p.26_마인드맵 작성하러 가기

나의 포부 키워드

_____   # _____   # _____

9 가치관

✎ 질문의도

성장과정의 연장선이라 할 수 있습니다. 지원자가 어떤 가치관을 가지며 중요하게 생각하는 가치란 무엇인지 파악하려는 의도의 질문입니다. 물론, 병원의 가치관을 한번 더 들춰봐야 합니다. 직무능력이 뛰어난 사람이어도 병원의 구성원으로서 가치관이 맞지 않는다면 함께 일하기 힘들기 때문이에요.

✎ 작성방법

병원이 추구하는 비전이나 인재상 등에 억지로 자신의 가치관을 끼워 맞추려 하기보다는 연결고리가 될 수 있는 구체적인 내용을 찾아서 적어보세요. 갑자기 생긴 가치관은 면접에서 질문을 받을 경우 꿀 먹은 벙어리가 될 수 있어요.

👑 나의 가치관 키워드

\# _____ \# _____ \# _____

♟ 가치관 출제항목 예시

• 직무와 관련하여 어떤 준비가 돼 있으며 어떤 노력을 했는지 서술하라.
• 본원의 핵심가치 중 자신과 부합하다고 생각하는 가치가 무엇이라고 생각하는가?
• 간호사로서 중요하다고 생각하는 덕목?

10 취미, 특기

✎ 질문의도

지원자의 진짜 취미와 특기를 파악하기 위해서 질문하는 것이라기보다는 업무와 연관되어 자기계발에 도움이 되는 활동을 하고 있는가를 묻기 위한 질문이에요. 다양한 상황에서 받는 스트레스가 많은 만큼 스트레스를 적절하게 해소하는 것이 제일 중요합니다. 업무에 적절한 정신건강상태를 유지하기 위해 취미나 특기를 가지고 있는지 확인하고 싶어합니다.

✎ 작성방법

나의 모든 취미를 전부 알려주겠다는 마음으로 구구절절하게 나열하는 것은 마이너스 요소가 될 수 있어요. 취미나 특기가 업무능력에 반영될 수 있는 것을 보여주는 것이 좋습니다.
간호사 면접에서는 지나치게 활동적인 취미나 액티비티를 취미로 적는 것은 업무능력에 좋은 영향을 주지 않는다 생각할 수 있으니 피하는 것이 좋겠죠?

⬡ 나의 취미와 특기 키워드

\# _____ \# _____ \# _____

♟ 취미·특기 출제항목 예시

• 취미나 특기는?
• 스트레스 해소를 하기 위해 하는 취미활동은?
• 여가시간에 즐기는 취미는?

03 나에 대해 알아보기

자기소개서를 먼저 작성하기 전에 나에 대해서 데이터화 하고 알아봅시다.

자기소개서를 작성하기 전에 문장 구성을 명확하게 하기 위해서 항목별로 간략하게 리스트를 작성해보는 것은 유용한 방법입니다. 지기소개서를 쓰기 전에 나에 대해서 최대한 많이 알고 있어야 하며, 나를 알아야 PR도 할 수 있겠죠. 자기소개서를 쓰기 전에 다들 경험과 지원동기를 먼저 생각하려고 합니다. 그러한 생각보다는 내 가치관을 정리하고 그 가치관에 대한 자신감과 믿음을 보여준다면 인사담당자는 자기소개서를 신뢰할 수 있을 것입니다.

✎ 나의 가치관 알아보기

취미	[취미와 이유] • : • : • :
특기	[특기와 직무연관성] • : • : • :
좌우명	[나의 좌우명과 설정 이유]
목표	[내가 가진 목표와 이유]
존경하는 인물	• 존경하는 인물 : • 존경하는 이유 :

✎ 나의 가족 알아보기

가족 구성원	
부모님 가치관	[부모님 가치관과 이유]
부모님 교육관	[부모님 교육관과 이유]

✎ 나의 성장과정 알아보기

인생의 터닝포인트	[내 인생이 바뀌게 된 순간]
기억나는 에피소드	[성장과정에서 기억나는 에피소드와 감정]

✎ 나의 성격 알아보기

장점	[나의 장점 키워드] • • • [이유]
단점	[나의 단점 키워드] • • • [이유]
단점 극복 경험사례	

✎ 나의 성격 장점 예시

긍정적인	사교적인	열정적인	도전적인	논리적인
참을성 많은	호기심 강한	의지가 강한	공감력 강한	집중력이 높은
융통성 있는	자제력 있는	실행력 있는	끈기 있는	통찰력 있는
성실한	깔끔한	세심한	신중한	엄격/단호한
학구적인	헌신적인	혁신적인	합리적인	이타적인
체계적인	주도적인	진취적인	미래지향적인	안정적인

✎ 나의 학창시절 알아보기

초등학교	[초등학교 시절 기억나는 일화]
중학교	[중학교 시절 기억나는 일화]
고등학교	[고등학교 시절 기억나는 일화]

✎ 나의 자격증 알아보기

자격증 이름	취득일	취득한 이유

✏️ 나의 대학교 활동 알아보기

1학년	• 성적 : 1학기 (/) 2학기 (/) • 활동 [과대·과회장 등과 관련한 경험과 당시 느낀점] • 학내 수상내역 :
2학년	• 성적 : 1학기 (/) 2학기 (/) • 활동 [과대·과회장 등과 관련한 경험과 당시 느낀점] • 학내 수상내역 :
3학년	• 성적 : 1학기 (/) 2학기 (/) • 활동 [과대·과회장 등과 관련한 경험과 당시 느낀점] • 학내 수상내역 :
4학년	• 성적 : 1학기 (/) 2학기 (/) • 활동 [과대·과회장 등과 관련한 경험과 당시 느낀점] • 학내 수상내역 :

✎ 나의 대외활동 알아보기

활동명	참여기간	느낀점

참가 공모전	참여기간	수상경험 및 느낀점

✎ 나의 경력 알아보기

근무지	근무기간	업무내용
		[담당업무, 힘들었던 점, 간호업무관련성 등]

04 | 나를 아는 마인드맵

CHAPTER

몰랐던 '나'를 찾는 여행을 떠나보자구요. '나'의 이름을 적고 자유롭게 생각나는 단어들로 '나'를 표현해봅니다.

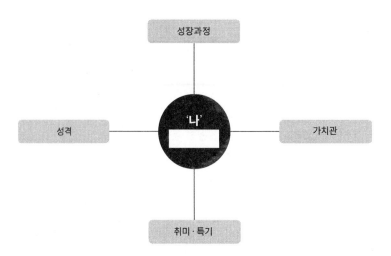

05 | 자가점검표

CHAPTER

자기소개서의 끝은 자가점검 및 수정입니다. 아래의 표를 통해서 완벽한 자기소개서를 만들어 봅시다.

자기소개서 작성을 마무리한 후 자가점검표를 활용해봅시다. 주관적으로 써내려가던 글을 제3자의 입장에서 확인할 수 있어요. 자가점검표에 적혀있는 내용을 기준으로 자기소개서를 수정했더라도 다시 자가점검을 해주세요. 퇴고를 많이 할수록 좋은 글이 만들어진다는 사실을 기억하세요!

NO	질문	YES	NO
1	질문에 명료하게 답을 하였는가?		
2	명칭이 정확하게 들어갔는가?		
3	지원하는 병원명이 정확하게 들어갔는가?		
4	맞춤법·어법·띄어쓰기가 정확하게 들어갔는가?		
5	문장 구성을 장황하지 않고 요점만 간결하게 작성하였는가?		
6	두괄식 구성으로 빠르게 내용을 파악할 수 있도록 작성하였는가?		
7	경험을 나열하지 않고 동기와 과정을 구체적이며 일관성 있게 작성하였는가?		
8	미사어구를 과하게 사용하여 문장을 꾸미지 않았는가?		
9	작성한 내용이 일관성이 있게 한 가지 메시지를 표현하는가?		
10	중복되는 문장이 2개 이상 들어가지 않는가?		
11	정해진 분량에 맞춰 내용을 작성하였는가?		
12	문장의 가독성이 매끄러운가?		
13	나의 장점이 부각되는 글을 작성하였는가?		
14	작성한 경험이 지원하는 직무와 연관이 되어있는가?		
15	합격생의 자기소개서와 내용이 유사한 점은 없는가?		
16	소제목이 내용의 요점만 잘 들어갔는가?		
17	주장하는 내용의 근거를 작성하였는가?		
18	행복하다나 뿌듯했다 등 뚜렷한 주제없이 감정만 작성하지는 않았는가?		
19	자기소개서를 타인에게 검수를 받아보았는가?		
20	자기소개서 퇴고를 하였는가?		

자가점검표 점수 Check

yes 15개 이상 ☺ | 자기소개서에 수정이 거의 없네요. 선택되지 않은 항목을 위주로 다시 확인한 후 접수하세요.
yes 10개 ~ 15개 ☺ | 완벽하다고 생각이 들었을 때 더 꼼꼼히 확인해야 하는 법! 퇴고가 더 필요해요.
yes 10개 이하 ☺ | 수정이 많이 필요해요. 자기소개서 수정 후 다시 점검표로 확인해주세요.

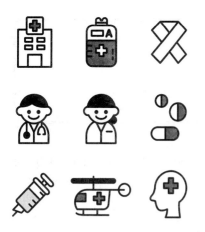

PART

II

면접

01 | 면접의 정의

면접의 경향, 종류, 대표질문 등 면접에 대한 기본적인 부분을 짚고 넘어갈 수 있습니다.

① 면접, 왜 보는 것일까요?

면접이란 지원자의 잠재적인 능력이나 창의력 또는 업무수행력, 사고력 등을 알기 위한 것으로 지원자의 인품, 언행, 지식의 정도를 알아볼 수 있는 최종적으로 하는 구술시험입니다. 면접시험에서 답변은 자기소개서와 마찬가지로 구체적이고 솔직한 경험을 바탕으로 대답해야 합니다.

② 면접의 종류는 무엇이 있나요?

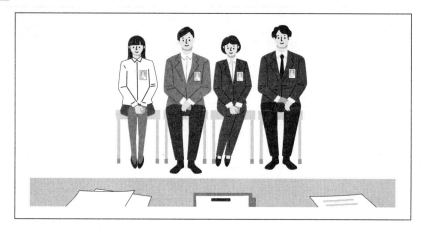

병원별로 다르지만 면접의 종류는 아주 다양해요. 1 : 1 단독면접, 개인면접, 집단면접과 집단토론, 화상면접, AI면접이 있습니다.

✎ 단독면접 (1 : 1)

지원자와 면접관이 1대 1로 마주하는 형식으로 평소 1대 1로 대화하는 연습을 하는 것이 유리합니다. 종합병원 면접에서는 단독면접을 시행하지 않습니다.

핵심 Talk

첫 인상이 좋아보이는 법

• 강렬한 인상을 남길 것
• 좋은 컨디션을 유지할 것
• 첫 인사를 생략하지 말 것
• 상대의 단점을 말하지 말 것
• 공통점을 찾아낼 것

개인면접 (多 : 1)

개인면접은 지원자 한 명에 대해 여러 면접관이 질문하는 형식입니다. 질문을 건넨 면접관에게만 응시하며 답을 하는 태도는 좋지 않습니다. 면접관 전체를 향해 대답 한다는 생각으로 모두를 번갈아 보며 답변하세요. 개인면접에서는 다방면의 질문 이 나올 수 있기 때문에 당황하지 않고 답하는 연습도 필요합니다.

집단면접 (多 : 多)

복수의 지원자들과 복수의 면접관들이 대면하는 방식으로 다른 지원자들과 비교 가 가능하여 공정한 평가로 종합병원에서 진행되는 방식입니다. 집단면접에서 본 인보다 앞서 대답한 지원자와 동일한 대답을 했다고 하여 감점이 이루어지지 않아 요. 다만, 같은 내용이더라도 표현하는 방법을 다르게 하고, 다른 지원자의 응답을 잘 듣고 있는 태도가 중요합니다. 면접관은 본인의 그 태도까지 평가한다는 사실을 잊지 말아야 해요.

집단토론

지원자 다수가 한 가지 주제에 대하여 서로 토론하는 모습을 면접관이 관찰하는 방 식입니다. 주로 지도성, 표현력, 순발력, 분석력, 조직력, 협동심 등에 대해서 평가합 니다. 토론에 부여된 주제에 대해 어떠한 경우에라도 적당한 발언을 끝까지 성의있 게 대답해야 합니다. 지나친 적극성은 좋지 못한 평가가 될 수 있으므로 필요 이상 의 적극성과 소극성은 금물! 본인만 튀려고 하는 태도는 옳지 못하며, 발언 횟수가 점수에 적용되는 것이 아니므로 토론의 주제를 잘 생각한 후 발언해야 합니다. 또한 다른 지원자의 의견을 경청하는 자세도 중요합니다.

화상면접

최근 종합병원에서 자주 사용하는 화상면접은 개인, 집단, 토론 어느 형태든 다 가 능합니다. 코로나19로 비대면면접 진행 방식이 늘어나고 있어요. 화상면접은 면접 전 준비를 철저히 해야 합니다. 인터넷 연결 상태, 화면에 비치는 배경, 화면 앵글, 의 상, 마이크 준비 등이 필요합니다. 대면면접보다 긴장이 덜 된다는 장점이 있지만 그 만큼 실수 할 수도 있으니 주의하도록 합시다.

AI면접

비대면 사회로 AI면접의 중요성이 커졌습니다. 특히 상급 종합병원에서 AI 면접을 많이 진행하고 있어요. 면접의 보조 도구로서 실제 면접 전에 지원자의 역량을 파악 하기 위해 사용된답니다. AI면접은 시간과 장소의 제약이 없어서 원거리 지원자들 까지 수용할 수 있습니다. 기본면접, 성향분석, 상황대처 등 여러 항목에 대한 평가 가 가능하다는 장점을 가져요. 따라서 지원자의 음성과 영상정보로 병원 별 인재상 에 맞는 호감도, 매력도, 감정 전달 능력, 의사 표현 능력 등을 AI가 평가합니다.

개인면접 문제 예시

• 본인의 장단점은?
• 살면서 가장 행복했던 순간은?
• 최근에 본 영화와 소감은?
• 지금 당장 1억이 생긴다면?

집단토론 문제 예시

• 4차 산업혁명과 그에 따른 대 응 전략
• 말기 암 환자에게 병에 대해 알 려야 하는가
• 안락사 찬·반

p.047

AI면접 문제 예시

• 저녁에 중요한 약속이 있다. 동 기가 바쁜 일이 있다며 대신 일 을 해줄 것을 요청했다. 어떻게 대처할 것인가?
• 여행의 선택지가 두 곳이다. 두 친구가 각각 다른 곳을 가고 싶 어 한다. 어떻게 의견을 모을 것 인가?

③ 면접 질문유형은 어떻게 되나요?

대부분 인성질문과 직무관련 질문, 상황대처에 관한 질문이 있어요. 인성질문에서 가장 중요한 것은 작성한 자기소개서를 완벽히 숙지해야 한다는 것입니다. 거짓으로 지어낸 경험은 면접관에게 쉽게 파악될 수 있습니다. 또한, 직무와 상황대처에 관한 질문에는 정확한 전공지식과 설득력을 가지는 대답을 해야 합니다.

④ 면접에서 대표적인 질문들은 무엇이 있나요?

p.253

자기소개와 지원동기

자기소개나 지원동기를 묻는 것은 지원자의 의지를 파악하기 위함입니다. 신입의 열정과 패기를 보여주세요.

p.253

자신의 장단점

병원은 지원자의 장단점을 자세히 알고 싶어해요. 병원이라는 조직에서 적응할 때 지원자의 성격을 아는 것은 중요한 문제이기 때문입니다. 장점은 있는 그대로 얘기하되, 솔직하고 꾸밈없이 이야기합니다. 하지만 단점에는 긍정적인 요소와 극복 방법까지 제시하며 의욕을 표현해주세요. 면접관이 고개를 끄덕일 것입니다.

p.264

지원자를 뽑아야 하는 이유

면접의 단골 질문으로 병원 입장에서 지원자에게 던지는 가장 중요한 질문 중 하나입니다. 지원자의 강점, 실제 경험이나 활동 경력 등을 지원하는 직무와 연관지어 답변하세요. 여기에 끈기와 열정을 녹여내면 더 좋은 답변이 될 것입니다.

p.289

병원 관련 정보 또는 관련 기사

지원하는 병원에 대한 관심과 열정을 확인하기 위한 질문입니다. 병원에 대해 자신이 알고 있는 것과 기억나는 기사들을 답변하세요. 너무 많은 내용을 전달하려 하기보다 요점만 정리하고 모르는 부분은 솔직하게 답변하는 것이 좋습니다.

p.268

간호학과 선택 이유

간호학과 지원동기와 직업에 대한 지원자의 가치관과 선택에 영향을 준 경험 등을 알아보기 위한 질문입니다. 자신이 생각하는 간호사 직업에 대한 가치관, 간호사라는 직업의 매력, 좋은 영향을 받은 간호 경험, 봉사정신 등을 이야기합니다.

✎ 가고 싶은 부서와 이유
♥ p.282

단순히 어떤 부서를 말하기보다 희망 부서와 이유를 구체적으로 답변하세요. 희망 부서를 밝히면서 해당 업무에 대한 자신감을 표현할 수 있고 왜 자신이 그 업무를 해야 하는지 당위성을 밝힐 수 있어야 합니다. 관련 부서에 대해 실습 경험을 살려 답변하는 것이 포인트랍니다.

✎ 원하지 않는 부서에서 일하게 된다면?
♥ p.271

지원자의 인내심을 간접적으로 알아보는 동시에 목표의식을 가지고 있는지 알아보기 위한 질문입니다. 만약 원하는 부서에 가지 못하더라도 다른 부서의 일을 배우는 것도 도움이 될 것이라는 답변을 해보세요.

✎ 실습 중 가장 기억에 남았던 점
♥ p.281

실습으로 지원자가 어떠한 마음가짐으로 임했는지, 지원자의 직무상의 강점과 태도를 알 수 있는 질문인 동시에 취업 후 근태를 예상할 수 있는 질문입니다. 실습에서 겪은 사건과 경험을 알고있는 지식과 자신이 가진 역량에 엮어서 답해봅시다.

✎ 간호사의 중요한 덕목
♥ p.269

환자를 돌보며 인내심과 봉사심이 필요한 직업으로, 열정을 가지고 수행할 의지가 있는가를 알아보기 위한 질문입니다. 자신의 간호 가치관을 생각해보고 지원하려는 병원의 비전과 가치관이 같은 방향이라면 좋은 평가를 남길 것입니다.

✎ 5년 후, 10년 후 자신의 모습
♥ p.265

지원자의 비전과 인생목표를 알아보고자 하는 질문입니다. 자신이 개인적으로 이루고 싶은 목표를 말하고, 스스로 동기부여하여 앞으로 나아가는 사람이라는 것을 어필해보세요!

5 최근 면접 경향은 어떤가요?

多:多 면접이 대부분 이뤄지고 있습니다. 화상면접은 多:1로 진행하거나 특히 상급종합병원에서는 AI면접을 시행하는 곳이 늘어나고 있습니다. AI면접 진행 절차는 1차 AI면접, 2차 AI기반 심층면접으로 이뤄집니다. 면접 방식은 다양하게 진행하고 있으므로 병원별 확인이 필요합니다.

병원별 면접전형

개인면접(多 : 1)	집단면접(多 : 多)	
충북대학교병원, 충남대학교병원, 전남대학교병원, 화순전남대학교병원, 경북대학교병원, 칠곡경북대학교병원, 부산대학교병원. 양산부산대학교병원, 분당서울대	강북삼성병원, 경희대학교병원, 단국대학교병원, 고려대병원 구로, 서울대학교병원, 강남세브란스병원, 이화여대목동병원, 서울아산병원, 중앙대병원, 고려대병원 안암, 인천성모병원, 가천대길병원, 인하대병원, 건양대학교병원, 원광대학교병원, 전북대병원, 조선대학교병원, 계명대동산병원, 대구가톨릭대학교병원, 영남대학교병원, 고신대학교복음병원, 동아대학교병원, 부산백병원, 울산대병원, 경상국립대학교병원, 삼성창원병원, 한림대 성심병원	
화상면접	AI면접	
강북삼성병원, 고려대병원 안산, 삼성창원병원	건국대학교병원, 고려대병원 안암, 서울대학교병원, 강남세브란스병원, 세브란스병원, 서울아산병원, 중앙대학교병원, 인천성모병원, 가천대길병원, 인하대, 분당서울대, 건양대학교병원, 조선대학교병원, 계명대동산병원, 고신대학교복음병원, 부산백병원, 울산대병원, 삼성창원병원, 한림대 성심병원	

2023년 기준

6 면접 전에 어떤 준비를 해야 할까요?

✎ 자기소개서

자기소개서를 쓸 때, 작은 경험이어도 하나하나 정리해 보는 것이 중요합니다. 어떤 상황에서 어떠한 역할로 행동을 하였는지 그 결과는 어떻게 되었는지에 대한 경험을 순서대로 작성해보시기 바랍니다. 또한, 작성한 자기소개는 다듬을수록 탄탄해집니다. 합격자들의 자기소개서에서 문체와 구성을 참고해보는 것도 좋은 방법 중 하나입니다. 가장 중요한 것은 작성한 자기소개서를 완벽히 숙지하는 것입니다. 면접 시 질문에 대한 대답이 자기소개서와 다르면 안 되겠지요?

✎ 카메라로 내 모습 파악하기

면접에 있어 평가의 시작점은 첫인상입니다. 이를 확인하기 위해서 카메라로 촬영하며 내 모습을 파악하는 것이 중요합니다. 단정한 옷을 입고 머리를 정돈하고 액세서리를 하지 않고, 타투를 가리는 것 등 이 모든 것은 의료인으로서의 신뢰감을 주기 위한 한 가지 방법입니다. 또한, 촬영된 자신의 모습을 확인하면서 잘못된 행동을 고치고 웃음 띤 얼굴과 공손하고 예의바른 태도를 갖춘다면 좋은 첫인상을 남길 수 있습니다.

✎ 1분 자기소개 연습하기

1분 자기소개는 핵심만 간단하게 하여 나를 알리는 것입니다. 길고 장황한 설명은 오히려 감점이 될 수 있어요. 자기소개서 내용을 다 알고 있어도 자연스럽게 이어서 설명하기 어려운 경우가 있습니다. 이를 극복하기 위해서는 자기소개서를 소리 내어 읽는 연습과 함께 발음연습을 하여 면접 때 말이 꼬이지 않도록 준비합시다.

✎ 시선처리

면접 전 시선처리 연습도 해야 합니다. 눈동자의 움직임은 생각보다 큽니다. 당황할 경우 눈동자가 흔들릴 수 있는데 이런 모습이 어떻게 보이는지 사전에 점검해보도록 합니다.

🏔 쉬어가기

자기관리 아침 루틴

- 7시 기상 후 잠자리 정리
- 세안 후 물 한 컵 마시기
- 건강한 아침 식사
- 하루 계획 체크하기
- 명상 또는 요가
- 20분 걷기

🏔 쉬어가기

자기관리 저녁 루틴

- 수면 2시간 전 금식
- 잔잔한 음악 듣기
- 아로마테라피하기
- 따뜻한 허브티 마시기
- 다이어리 작성하기
- 내일 하루 계획하기

7 면접 복장은 어떻게 입어야 하나요?

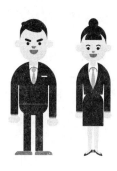

대부분의 병원은 자율복장으로 하고 있으며 지원하는 병원마다 다릅니다. 너무 격식을 차린 정장차림보다는 비즈니스 캐쥬얼을 선호하는 병원도 있습니다. 무엇보다 중요한 것은 깔끔하고 단정한 복장이겠죠. 아무리 자율복장이어도 무엇을 입느냐에 따라 자신의 첫인상이 결정될 수 있기 때문입니다.

8 헤어나 메이크업은 어떻게 하나요?

남성
장발이어도 청결함과 깔끔함을 강조할 수 있는 머리스타일로, 눈과 이마가 드러나도록 앞머리를 왁스나 스프레이 등을 활용하여 정리합니다. 염색은 자연스러운 갈색 외에는 피하는 것이 좋습니다. 면도는 필수입니다.

여성
헤어스타일은 자연스러우면서 단정한 모양이 좋습니다. 심한 웨이브나 밝은 계열의 염색은 피하는 것이 좋습니다. 긴 머리의 경우 흘러내리지 않도록 반 묶음을 하여 깔끔하게 준비합니다. 너무 크거나 화려한 액세서리는 오히려 불쾌감을 초래하므로 주의하도록 합니다. 화장은 자연스럽고 밝은 이미지의 연출을 한다면 좋은 인상을 줄 수 있으나 그 반대로 진한 화장을 한 경우에는 인상이 강해 보일 수 있으므로 피하도록 합니다.

9 면접 스피치 어떻게 연습하면 좋을까요?

스터디 공부 방법
- 나올만한 질문을 예상하고 시사·이슈와 같은 부분은 서로 의견을 모으고 답변을 정리하는 형식으로 진행
- 실제시간과 비슷하게 맞춰두고 진행(모의면접)
- 키워드 정리

스터디공부
대면과 비대면으로 나눠서 진행할 수 있습니다. 오픈채팅으로 질문과 답변을 하는 형식으로 연습을 하기도 하며 화상채팅을 통해 실제 면접관에게 면접을 보듯이 진행하기도 합니다. 화상채팅은 버릇, 표정, 억양 등 부족한 부분을 즉각적으로 보완해주기 힘들다는 단점을 가져요. 대면 스터디는 즉각적인 피드백이 가능하고 다른 사람들이 답변할 때의 반응을 살펴볼 수 있어요. 각자 면접관과 지원자가 되어 역할을 번갈아가면서 대답해보세요. 예상 꼬리질문에 대한 답변 준비도 필수랍니다.

혼자 면접을 준비할 경우
동영상을 찍어 자신의 모습을 직접 모니터링하는 것입니다. 면접장과 같은 분위기를 위해 복장준비부터 입실부터 퇴실까지 실전처럼 연습해보는 것도 좋은 방법입니다. 또는 거울 앞에서 자신의 모습을 보면서 연습하거나, 가족들 앞에서 연습하는 방법도 있으니, 자신에게 맞는 방법으로 열심히 준비해봅시다.

02 | 면접의 준비

면접공부에 필요한 부분부터 면접 유형과 질문별 준비사항을 확인해 봅니다.

1 면접을 준비할 때 무엇을 공부해야 하나요?

① 직무와 관련된 기출은 꼭 많이 보고 내 것으로 정리해두시기 바랍니다. 많이 보는 것도 중요하지만 어떻게 준비하는가가 포인트입니다.

② 인성 관련 기출 공부는 키워드를 중심으로 준비해 보세요. 생각보다 다양한 질문이 많기 때문입니다.

③ 면접의 기본은 나를 아는 것에서부터 시작합니다. 나에 대해서 잘 생각해보고 의견을 정리한다면 답변할 수 있을 것입니다.

핵심 Talk
• 기출문제 보기
• 키워드 중심 정리
• 나를 파악하기

2 면접 대비를 위한 마음가짐을 알려주세요.

면접은 자신의 평가를 위한 것이지만, 혼자 이야기하는 일방적인 상황이 아니예요. 면접관의 질문을 받으면 그에 대한 답을 하고 면접관은 다시 질문합니다. 이를 면접이 아닌 대화라고 생각하고 임해보는 것은 어떨까요? 그렇다면 한결 마음이 편해질 거예요.

많이 긴장하게 되면 머릿속이 하얘지고 실수를 할 수 있지만, 너무 차분한 상태로 면접장에 입장하게 되면 의욕이 없어 보일 수 있다는 점을 기억해야 합니다. 적당한 긴장감을 가지고 임해야 하며 실수했을 경우 대처할 수 있는 자신만의 호흡이 필요하므로 염두에 둡시다.

핵심 Talk
• 대화라고 생각하기
• 적당한 긴장감 유지하기

3 자기소개 관련 질문은 무엇인가요?

자기소개 관련 준비사항

• 자기소개서 내용 숙지
• 자신의 역량 파악
• 자신을 표현할 수 있는 단어

간호사 취업 합격을 위해 가장 중요한 부분은 면접입니다. 대부분의 병원은 자기소개에 대한 질문이 가장 많습니다. 취미, 특기 등 자신의 역량에 관한 질문들은 병원 인재상에 적합한 사람인지 알아볼 수 있으며, 대외활동에 대한 질문을 통하여 특정 분야에 대한 열정과 조직적응력 등을 확인할 수 있습니다. 지원자의 성향과 인간관계 등을 파악할 수 있기 때문에 자주 출제됩니다.

① 자기소개는 보통 30초~1분 정도이다.
② 병원에 따라 자기소개를 하시 않을 수 있으며 직접적인 자기소개 대신 자신을 표현할 수 있는 단어, 별명 등으로 대신 물어볼 수 있다.
③ 자기발전의 중장기적 계획을 세우고, 자신의 부족한 부분은 어떻게 보완할 것인지 그 해결방안을 제시한다.
④ 친구들과 있을 때 솔선수범한 경험, 리더십을 통해 어려움을 극복한 경험을 통하여 자신의 성품과 인간관계를 보여줄 수 있다.
⑤ 봉사활동 경험을 통하여 나눔과 배려, 희생정신 등의 간호사가 지니는 성품과 인성을 드러낼 수 있다.

4 학업과 관련된 질문은 무엇인가요?

학업 관련 준비사항

• 신념과 가치관 정립하기
• 실습을 통한 경험
• 힘들었던 일과 극복하기 위해서 했던 노력

정신적으로, 육체적으로 모두 힘든 직업인 간호사는 그 역량을 키우기까지 많은 시간과 노력이 필요합니다. 따라서 면접관들은 지원자들에게 간호학과 지원 이유에 대한 질문으로 간호업무에 대한 관심도와 업무수행 의지를 확인합니다. 또한, 실습관련 질문으로 지원자들이 무엇을 배웠으며 실제 현장에서 일을 어떻게 수행할 것인지 가늠할 것입니다.

① 간호사를 꿈꾸던 첫 순간을 기억한다.
② 직업에 대한 자신의 신념과 가치관을 정해둔다.
③ 실습 중 자신이 조직의 일원으로 어떠한 역할을 하였고, 어떤 성과를 냈는지 자신의 장점을 꼽아서 실습에서 겪은 경험을 이야기한다.
④ 지원하는 병원의 핵심가치, 비전, 언론 보도자료를 확인하고 자신이 인재상에 적합함을 어필하도록 한다.
⑤ 단순히 실습 업무를 나열하는 것보다는 업무수행 중 힘들었던 일과 이를 극복하기위해 했던 일을 예로 들어 간호사로서의 역량을 갖춘 지원자임을 적극적으로 표현한다.

5 **직무관련 질문은 무엇인가요?**

간호사가 가지는 신념과 가치관, 업무수행 의지를 확인하기 위한 질문으로 도덕적 태도, 기본 윤리에 관한 질문이 자주 출제됩니다. 근무 상황과 관련한 질문을 통하여 업무의 책임감과 지원자의 대처 능력을 확인할 수 있습니다. 또한, 전공지식은 빠질 수 없죠. 전공지식 질문은 정의 → 목적 → 적응증 → 종류 → 준비물 → 순서 → 주의점 → 기타 등의 순으로 한 명씩 물어볼 수 있기 때문에 철저히 준비합시다.

🍷 직무관련 준비사항

• 뚜렷한 간호 가치관과 병원의 미션, 비전을 연결 짓기
• 자신의 역량을 병원 발전에 어떻게 기여할 것인지 생각하기
• 진실성 : 업무와 병원 입장에 치우친 대답은 피하기

6 **직무면접에 자주 나오는 질문을 알려주세요.**

직무면접에서 기본간호학 전 범위는 필수사항으로 빼놓지 말고 준비해야 합니다. 성인간호학은 심혈관계, 호흡기계, 신경계 등에서 많이 출제되고 있습니다. 기출을 보며 빠짐없이 공부하는 것이 중요합니다. 최근 10년간 기출을 예로 들면, 기본간호학 문제가 성인간호학 문제보다는 더 높은 비율로 출제되고 있습니다. 가끔 약물계산식을 묻는 질문도 나오니 염두에 두세요.

① 격리와 역격리에 대하여 설명해보시오.
② 욕창의 호발부위에 대해 말해보시오.
③ IV를 하면 안 되는 부위를 말해보시오.
④ 협심증과 심근경색의 차이를 설명해보시오.
⑤ ICP 상승 환자간호를 말해보시오.

7 **화상면접이 있는데 어떻게 준비해야 할까요?**

① 복장, 화면, 음성, 인터넷 연결 등의 체크가 필요합니다. 거기에 몇 가지 팁을 더 하자면, 환한 인상을 위해 밝은 조명을 켜두는 것이 좋습니다. 지원자 뒤의 배경도 중요하므로 깔끔한 벽 앞에서 진행하도록 합니다.

② 촬영 각도 또한, 신경 써야 할 부분 중 하나입니다. 배꼽 위 상반신만 나오게 하고, 촬영 각도는 카메라가 정면보다 조금 위에 올 수 있도록 하며, 지원자는 카메라 렌즈를 바라볼 수 있어야 합니다.

③ 화상면접은 서로 대화를 주고받아야 합니다. AI와는 다르게 상대방의 목소리까지 잘 들을 수 있도록 사전음질을 체크합니다. 답변할 때 평소보다 크게 말하는 것이 좋으며, 오디오가 겹치지 않도록 2초 후 차분하게 답변하는 것이 중요합니다.

🚶 쉬어가기

합격을 위한 뇌 훈련법

• 무작정 읽기
• 누적학습 하기 (ex.수학)
• 규칙적으로 운동하기
• 퍼즐이나 게임 즐기기
• 악기연주 배우기
• 명상이나 요가하기
• 새로운 언어 배우기

집단토론면접이 있는데 어떻게 준비해야 할지 모르겠어요.

집단토론면접은 30분 정도 진행되며 면접자는 10명 정도입니다. 제시된 주제에 맞춰 찬성, 반대를 정하여 본인의 생각을 말하는 형식으로 진행됩니다. 주제는 찬반 토론이 가능한 질문이 있으며, 본인의 생각을 묻는 주제 등이 있어요.

🖉 집단토론 3가지 Point

• 태도 : 바른 자세는 지원자의 인상을 나타내는 것
• 적극성 : 먼저 손 드는 태도
• 예의바름 : 경청하는 태도

✎ **집단토론면접의 중요한 포인트**

① 말을 잘하는 것도 중요하지만 태도가 훨씬 더 중요합니다.

② 먼저 손들어서 적극적인 모습을 보이되, 동시에 손을 들었을 경우 상대에게 양보하는 모습을 보여야 합니다.

③ 상대방의 대답에도 끄덕이며 경청하는 태도를 유지합니다.

✎ **집단토론면접의 자주 묻는 질문**

① 말기 암 환자에게 병에 대해 알려 주어야 하는가?

② 낙태 합법화에 대하여 찬성하는가?

③ 태움에 대하여 자신의 생각을 말해보시오.

④ 고위층에서 발생하는 성폭행에 대해 어떻게 생각하는가?

9 **병원관련 질문은 무엇인가요?**

지원자는 자신이 지원하는 병원에 대하여 이해하고 파악하고 있어야 해요. 지원하는 병원의 방향성과 나의 목표가 일치하는지, 시간이 흐른 후의 나의 역량은 얼마만큼 성장할 수 있으며 어떻게 병원에 기여할 수 있는지를 생각해보는 시간을 갖고 정리하는 시간을 가져보세요.

🖉 병원 관련 준비사항

• 지원동기
• 10년 후 모습
• 병원의 비전·미션
• 의료계의 흐름 파악

① 지원동기로 병원에 대한 관심을 갖고 있으며 자신의 목표와 병원의 목표가 일치한다는 것을 적극적으로 표현하여 지원 병원에 대한 열정을 보여준다.

② 10년 후 모습에 대한 질문이 자주 등장하므로 단계별 자신의 목표를 세워두는 것이 좋다. 병원 안에서 자신의 모습을 구체적으로 설계해보자.

③ 지원하는 병원에 대한 정확한 정보 숙지는 필수이다. 최신 보도자료, 병원의 비전, 미션 인재상을 꼭 기억하도록 한다.

④ 업무 스트레스, 노조 및 이직에 대한 질문 등이 출제되므로 의료계의 흐름 확인이 필요하다. 답변 시 이유와 해결방안을 신중하게 제시하는 것이 좋다.

10 면접을 준비할 때 시사이슈 꼭 알아야 하나요?

지원자의 사회 관심도를 알아볼 수 있는 질문입니다. 의료 뉴스 기사를 통해서 올해 있었던 의료계 이슈 내용을 확인하고 내 생각을 정리하는 것이 좋아요. 시사이슈를 바탕으로 토론면접을 진행하는 경우도 있기 때문에 이슈 관련 질문을 하는 병원의 경우에는 필수로 준비를 해야 하며, 그렇지 않더라도 다른 답변에서 중요한 소스가 될 수 있으므로 시간 내어 정리하도록 합니다. 답변 시 사실에 근거하여 논리적으로 말해야 한다는 점을 꼭 기억합시다!

11 면접 답변 시 주의해야 할 사항이 있을까요?

① 음성은 또렷하게 합니다. 뜸들이거나 어눌한 답변은 절대 주의합니다.

일단 질문에 대한 답은 내용이 조금 빈약하더라도 당당하게 이야기해야 합니다. 만일 질문에 대해 전혀 모르는 경우는 얼버무리지 말고 '모르겠습니다'라고 정직하게 답변하는 것이 바람직합니다.

② 악습관을 버리기 위해 많은 연습을 합니다.

대화할 때 은연중 자신만이 갖고 있는 독특한 버릇이 나타날 수 있습니다. 따라서 의식적으로라도 양손을 무릎 위에 단정히 놓고 자세를 바르게 합니다. 평소 자기에게 무슨 버릇이 있나, 가족이나 가까운 친구들에게 조언을 얻어 고치도록 노력해야 합니다.

③ 자기 나름대로 정리해서 결론부터 분명하고 간결하게 대답해야 합니다.

집단면접 혹은 집단토론을 할 경우 논리에 맞지 않는 궤변보다는 논란이 될 수 있는 말이 많은 답변, 감정이 실린 답변은 피합니다. 잘못된 답변을 합리화하려다 궤변이 될 수 있습니다.

④ 과장과 거짓된 대답은 압박하면 반드시 허점으로 드러납니다.

질문사항에 대한 거짓이나 과장은 절대 금물! 모르는 것은 큰 죄가 되지 않지만, 모르면서도 아는 척하는 것은 낙방을 자초하는 일이 됩니다.

⑤ 귀를 열어 다른 지원자의 이야기를 경청합니다.

면접관이 말할 때는 입술을 바라보며 진지하게 듣고 있다는 표정을 지으며, 다른 지원자의 이야기도 경청하는 자세를 보여줍니다. 간혹 다른 지원자의 질문이 나에게 돌아오는 경우가 있습니다. 이때, 잘 듣고 있었으며 대답까지 완벽하게 한다면 면접관에게 큰 점수를 받을 수 있을 것입니다.

🍷 **주의사항 5가지 point**

• 또렷한 음성
• 악습관 버리기
• 감정 실린 답변 NO
• 거짓 대답 NO
• 경청하는 자세

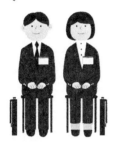
12 면접 답변 시 어떤 태도를 유지해야 하나요?

✎ 자세

앉아있는 자세에서 지원자의 태도가 나옵니다. 허리를 세우고 불필요한 움직임은 최소화합니다. 면접관이 여러 명일 경우, 한 분에만 시선을 집중하는 것보다는 번갈아 가며 시선을 두는 것이 좋습니다. 질문을 받는 경우가 아닐 때에는 다른 지원자의 답을 경청하는 자세 또한 중요합니다.

✎ 목소리

면접은 주로 면접관과 지원자의 대화로 이루어지므로 목소리가 미치는 영향이 매우 큽니다. 목소리는 부드러우면서도 활기차고 생동감이 있어야 상대방에게 호감을 줄 수 있습니다. 콧소리나 날카로운 목소리는 답변의 신뢰성을 떨어뜨리거나 불쾌감을 초래하므로 주의하여야 합니다. 긴장을 하거나 당황하더라도 자신감을 가지고 긍정적이며 확신에 찬 어조로 답해보는 연습을 해야 합니다.

핵심 Talk

- 면접장소 위치 미리 확인하기
- 대기시간 활용하기
- 차분한 마음 가지기

13 면접 준비 시 알아두면 좋은 팁이 있나요?

① 면접 장소의 위치를 확인하고, 이동 경로와 방법, 시간을 꼼꼼하게 체크합니다.

　면접 전 차분한 마음을 유지하기 위해 이동시간은 넉넉히 잡고 움직이는 것이 좋으며, 필수 서류 및 준비물과 간단한 소지품은 미리 준비해 둡니다. 혹시 모를 경우를 대비하여 지원 병원의 전화번호를 알아두는 것도 하나의 TIP입니다.

② 지원하는 병원마다 탈의실을 사용할 수 있는 곳도 있습니다. 이를 확인한다면 면접 복장을 입고 면접장까지 가는 불편함을 해소할 수 있습니다.

③ 대기시간을 활용합니다.

　생각보다 대기시간이 길어질 수 있으므로 마음을 차분히 가지고 준비하는 것이 중요합니다. 핸드폰을 수거하므로 단어장과 같은 면접 노트, 면접 질문을 적어둔 카드 등을 준비하는 것도 좋습니다.

④ 면접 준비를 아무리 많이 해도 면접장에 들어가면 잊어버릴 수 있습니다. 조급해하지 말고, 욕심내지 말고 준비한 것은 다 보여주자는 마음으로 답변합니다.

03 | 1분 자기소개

CHAPTER

1분 자기소개 준비방법과 중점부분을 알아봅니다.

① 1분 자기소개 준비하는 방법?

1분 동안 나를 설명해야 한다고? 처음에는 길다고 생각할 수 있지만, 하나하나 얘기를 하다 보면 정말 짧은 시간이라는 것을 느낄 수 있어요. 면접관은 그 짧은 1분 안에 첫인상을 파악하는 것이죠. 자기소개는 자기소개서가 아니에요. 구체적인 경험을 장황하게 늘어놓고 본인의 역량을 증명했다가는 낭패를 본답니다. 그야말로 나 자신을 소개하며 인사하는 거예요. 따라서 귀에 쏙쏙 들어올 수 있도록 깔끔하게 정리된 대답을 준비해야 합니다.

✎ **1분 자기소개이지만 30초를 기준으로 준비해보자.**

30초 만으로도 충분합니다. 준비했더라도 말을 더하거나 호흡이 느려질 수 있어요.

✎ **참신한 키워드를 중심으로 소개하기**

사실 키워드가 가장 중요합니다. 키워드를 중심으로 소개하되, 면접관이 한 번 더 고개를 들게 만드는 참신한 키워드를 넣어서 대답해보세요. 약품 이름을 넣어서 설명하기, 자신의 이름을 풀어서 설명하는 것도 한 가지 방법입니다.

✎ **자기소개에 질문 하나를 줄여보자.**

1분 자기소개에 지원동기 또는 입사 포부 등을 함께 넣어 대답한다면 질문 하나는 덜어낼 수 있겠죠?

② 1분 자기소개에서 제일 중점을 두어야 하는 부분은 뭘까요?

1분 자기소개를 시키지 않는 곳도 있지만, 대부분의 종합병원에서는 1분 자기소개를 진행합니다. 면접관은 이미 자기소개서로 만난 지원자의 첫인상을 결정할 수 있는 부분이니까요. 따라서 면접 준비의 가장 기본 중의 기본! 자기소개서 숙지입니다. 1분 자기소개에 중점을 두어야 할 부분도 자기소개서에 있습니다. 자기소개서에서 자기를 소개할 수 있을 만한 짧고 임팩트 있는 키워드를 뽑아내야 합니다. 자기소개 후 뒤에 올 수 있는 꼬리질문에 대한 예상 답변도 항상 생각해 두어야 한다는 사실을 기억해둡시다.

🎙 키워드 중심 소개 예시

• 안녕하십니까. 저는 OOO병원의 '소나무'가 되고 싶은 지원자 OOO입니다. 저는 당황스러운 대처상황이 생겨도 소나무처럼 우직하게 병원에서 맡은 바를 다 해낼 것입니다.

• 저는 보조배터리와 같은 사람입니다. 힘들어하는 환자와 동기들에게 항상 밝은 에너지가 되어주기 때문입니다.

04

CHAPTER

AI면접

검사 및 질문유형, 준비사항 등 AI면접의 전반적인 부분을 확인할 수 있습니다.

🔢 AI면접은 어떻게 준비해야 할까요?

✎ 복장

깔끔하게 준비하세요. 가장 무난한 면접 복장으로 흰 셔츠를 추천하며, 하의는 편안한 복장이어도 상관없습니다. 머리카락이 움직이면 부정적으로 인식을 할 수 있기 때문에 머리는 하나로 깔끔하게 묶는 것이 좋습니다. 잔머리가 없도록 앞머리에 핀으로 고정하는 방법도 추천합니다. 인상이 또렷해 보일 수 있도록 화장을 하는 편이 좋습니다. 남성의 경우에도 깔끔하게 보이도록 준비합니다.

✎ 인터넷 연결 상태 체크

매우 중요합니다. 유선의 환경에서 진행하는 것이 좋으며, 무선연결 시 미리 연결을 확인해야 합니다. 무선으로 이용 시 다른 전자기기의 와이파이 연결을 해제하고 인터넷창도 면접창만 띄워두는 것을 추천합니다.

✎ 마이크 테스트

영상통화로 유선이어폰, 무선이어폰, 노트북 마이크 테스트를 해보고 나에게 맞는 마이크를 사용합니다. 동영상 촬영 후 확인하는 것이 효과적입니다. 외부 출력 스피커를 사용할 경우 하울링(소리증폭현상)이 발생할 수 있습니다.

✎ 면접 지원 시간

사람이 많이 몰릴 시간은 피해야 합니다. 서버에 사람이 몰리면 끊길 확률이 크기 때문입니다. AI면접에 응시할 경우, 가족 또는 옆집의 소음이 없는 시간을 택합니다. 또한, 충분히 준비하고 마감 전날 또는 전전날 새벽에 응시하세요. 마감일에는 사람들이 몰려서 많이 끊길 수 있기 때문입니다. 기한이 넘어가면 끝이기 때문에 미리 보는 것을 추천합니다.

📎 **AI면접 녹음 시 주의사항**

AI면접 내용의 캡처 및 동영상 촬영하고 유출할 경우 법적 책임을 물을 수 있습니다.

✎ 녹음

AI면접 답변의 녹음을 추천합니다. 심층대화와 공통질문 부분은 대본처럼 말을 인식한 것을 대면면접 때 면접관분들이 보고 질문할 수 있으므로 녹음을 해서 한번 답변을 정리해보고 오프라인 면접을 준비하세요.

② AI면접에서는 무엇을 물어보나요?

✎ 공통질문

자기소개, 지원동기, 장단점입니다. 이 3가지 질문은 순서를 바꾸어도 바로바로 나올 수 있도록 연습하는 것이 좋습니다. 생각할 수 있는 시간은 30초, 답변 시간은 20초에서 90초 정도입니다. 20초 안에 한번 다시 시작이 가능하지만 20초가 지나면 다시 하기가 불가능합니다. 여기서 지원동기는 가장 원하는 직무에 대한 지원동기, 병원지원동기, 간호사지원동기, 원티드 부서 지원동기 등의 주제가 모두 가능합니다.

✎ 인성검사

문항에 대한 답으로 '매우 그렇다 - 전혀 그렇지 않다'까지의 6점 척도 중 자신에게 맞는 답을 솔직하게 선택을 하는 것입니다. 앞에서 나온 질문이 뒤에서도 나오기 때문에 일관성을 유지하는 것이 중요하며, 페이지 별로 시간제한이 있으니 시간 분배를 잘하여 체크하는 것이 중요합니다.

✎ 상황대처질문

상황을 제시하고 실제상황처럼 대답해야 하며 준비 시간은 30초, 답변 시간은 1분 정도입니다. 한마디로 역할극이라 할 수 있으며 주로 갈등 상황, 문제해결 유형이 나오므로 침착함, 순발력, 약간의 연기력이 필요합니다. 예를 들면, '먼저 환자분 상황에 공감해주는 말을 해야 합니다'가 아닌, '환자분, 많이 힘드셨겠어요. 죄송하지만…'처럼 대화하듯이 대답합니다.

✎ 심층대화

인적성에서 답변한 것을 바탕으로 질문합니다. 약 20,000개의 질문 중에서 어떤 질문이 나올 것인지 모르기 때문에 임기응변이 가장 중요합니다. 첫 번째로 '예, 아니오'를 묻는 질문이 나오며, 답변 후에는 이어서 이유와 추가 꼬리질문이 들어옵니다. 나왔던 질문 리스트들은 오프라인 면접에서 또다시 물어볼 수 있으므로 기억해두는 것이 좋습니다.

🎤 심층대화 예시

- 문제1 : '팀 프로젝트를 하게 되었다. 업무를 명확히 분담하는 것이 좋은가, 공동으로 함께 진행하는 것이 좋은가?' (함께/분담)
- 문제2 : (함께를 선택 시) 함께 진행하였는데, 무임승차를 하는 팀원이 있다면 어떻게 할 것인가?

쉬어가기

메모의 기술

• 작은 수첩, 볼펜 상비하기
• 생각난 그때 쓰기
• 키워드로 요약하기
• 메모들이 쌓이면 파일화
• 무엇이든 쓰기
• 잘 보이는 곳에 메모 두기
• 빨리 쓰기 연습하기
• 메모는 버리지 말기

3 AI면접에서 무엇을 중요하게 생각해야 하나요?

태도

AI는 답변 내용을 인식하지는 못하지만 표정, 어투, 빠르기를 일정하게 유지하는 것이 중요합니다. 또한, AI영상을 면접관들이 이전에 확인했을 경우도 있습니다. AI면접 질문을 대면면접에서 질문할 수 있으므로 심층면접에 대한 답, 자기소개와 장단점, 지원동기는 외워두어야 합니다.

시선 집중

답변 시에는 활짝 웃으면서 시선을 한 곳에 집중합니다. 카메라에서 눈을 떼거나 흔들리지 않는 것이 포인트입니다.

욕설 주의

AI면접 시 게임문제는 녹화되지 않지만 녹음이 된다고 하니 욕설에 주의해야 합니다. 게임문제를 통해 반영되는 가장 중요한 사항은 의사결정 유형과 정보 활용 유형 그리고 집중력 패턴입니다.

4 AI면접 질문은 어떻게 나오나요?

상황질문

특정한 상황에 대한 질문이 나옵니다. 업무관련, 대인관계에서 특별한 상황에 대한 자신의 생각을 진솔하게 답변하면 됩니다.

① 친구와 함께 여행을 간다. 여행 도시는 정해졌으나 서로가 가고 싶은 목적지가 다르다. 어떻게 친구를 설득할 것인가?

② 업무회의 중 맡게 된 업무의 양이 너무 많아 시간이 터무니없이 부족하다. 현재 회의 중이고 이 때 어떻게 말할 것인가?

심층면접

① 주변인의 말을 잘 듣는가? Y/N
1-1 과제 중 내가 생각하는 방향과는 완전히 다른 방향으로 조언하는 사람이 있으면 어떻게 하시겠습니까?

② 주변 사람들의 말을 듣고 후회한 적이 있습니까? Y/N
2-1 어떤 일이었습니까?

③ 상황이나 분위기에 맞춰 행동합니까? Y/N
3-1 상대방이 기분이 안좋을 때 어떻게 행동하십니까?
3-2 나에게 상황에 맞지 않게 행동을 하던 사람이 있었습니까? 어떤 행동을 했습니까?

05 | 면접의 실전

CHAPTER

실전을 위한 면접 노하우들을 확인하고 면접에 들어갑니다.

1 면접장에 입장할 때 유의해야 할 사항이 있나요?

본인 순서가 호명되면 대답을 또렷하게 하고 입실하도록 합니다. 문을 여닫을 때는 소리가 나지 않게 조용히 하며 공손한 자세로 인사를 한 후 면접관의 지시에 따라 본인의 자리에 착석합니다. 착석할 때에는 의자의 끝에 걸터앉지 말고 안쪽으로 깊숙이 앉아 무릎 위에 양손을 가지런히 올리는 것이 좋습니다.

2 면접장에서 실수할 것 같아요. 면접울렁증 어떻게 극복하나요?

① 실수를 방지하기 위해서는 면접 전날 충분한 준비가 필요합니다. 단, 단기간에 하는 준비가 아니라 '나는 잘 할 수 있다'라는 마인드 컨트롤을 말합니다. 이를 위해서는 당일에 집중할 수 있도록 충분한 수면으로 컨디션을 유지가 필요합니다.

② 불안한 마음으로 잠을 설치는 지원자들이 있는데, 이를 방지하기 위해 면접 전날 가벼운 스트레칭, 따뜻한 차를 마시는 등의 방법을 통하여 숙면을 취하여야 합니다. 그래야만 면접 당일 안정적인 상태로 면접에 임할 수 있기 때문입니다.

③ 정답을 궁금해하지 말아야 합니다. 인성질문의 답은 자신의 이야기가 정답입니다. 좋은 평가를 받기 위해서 과장하거나 허위로 지어내는 것은 그 긴장감을 더할 수 있으므로 이것은 실수로 이어질 것입니다. 지어낸 답변은 꼬리를 무는 질문에 대처하기 힘들기 때문에 스스로 불리한 상황을 만들지 않아야 합니다.

핵심 Talk
• 마인드 컨트롤
• 충분한 숙면

3 면접장을 주도하기 위해서 어떻게 하는 것이 좋나요?

면접관의 질문이 나를 향하도록 이끌어냅니다. 즉, 호기심을 끌 수 있도록 나를 소개하는 것입니다. 하지만 허무맹랑한 대답이 아닌 명확한 대답으로 자신을 표현합니다. 토의면접을 진행하는 곳도 있습니다. 순서 없이 대답하는 경우, 양보의 미덕을 보여줄 수도 있지만 자칫 자신의 질문 기회를 놓칠 수 있으므로 기회를 잘 보고 대답해야 합니다.

핵심 Talk
• 호기심 끌어내기
• 명확한 대답
• 적극성

4 **옆 사람을 쳐다본다거나 제스처를 사용하는 것도 괜찮을까요?**

앉아서 보는 면접에서는 되도록 사용하지 않는 것이 좋습니다. 면접관은 대답을 듣고 지원자를 판단해야 하는데 지원자가 제스처를 하게 되면 면접관의 시선이 분산될 수 있기 때문입니다. 또한, 다른 지원자가 대답할 경우 시선은 앞을 향하는 것이 좋습니다. 언제 면접관의 질문을 받을지 모르기 때문입니다. 다른 지원자의 답변을 경청하되, 면접관의 눈을 바라보면서 다음 질문을 기다리고 있다는 모습을 보여주는 것이 바람직합니다.

5 **돌발성 질문에 대해서 어떻게 대처해야 할까요?**

어렵다고 느껴질 수 있는 질문 중 하나입니다. 하지만 너무 깊게 생각하지 말고 평소 생각을 솔직하게 표현해보세요. 면접에는 모범답안이 없고 나의 생각을 인사담당자에게 보여주는 것이니까요!
어떤 곳은 면접관이 분위기를 풀어 주기 위해서 가벼운 질문을 하기도 합니다. 하지만 전혀 생각지도 못한 질문이어서 깜짝 놀랄 수도 있습니다. 예를 들면, '지역의 특산품을 소개해보시오'와 같은 질문들입니다. 당황하지 말고 편안하게 대답해보세요.

6 **면접에서 모르는 질문을 받을 경우 어떻게 해야 하나요?**

병원정보에 대하여 놓쳤거나 직무에 관련하여 모르는 질문에 대해서 솔직하게 대답합니다. '입사 전까지 확실히 공부해 오도록 하겠습니다'라고 빠르게 인정하는 것도 좋은 방법이에요. 우물쭈물 고민하고 있어도 답은 나오지 않고 시간만 갈 뿐입니다. 대답하지 못하더라도 움츠러들지 말고 마지막까지 자신감 있는 태도로 면접을 마치시기 바랍니다.

7 **면접에서 중요한 것은 무엇인가요?**

✎ **자신감과 자연스러움**

면접은 제일 긴장하는 단계 중 하나입니다. 떨리기도 많이 떨리죠. 자신감 있는 모습을 당당하게 말하는 것이 좋은 인상을 주는 중요한 요소라고 생각합니다.

✎ **좋은 답변**

최대한 많은 기출을 직접 써보고 답해보면서 준비하는 것이 중요해요. 어떤 질문이든 자신의 생각을 자유롭게 펼치고 싶다면 다양한 질문에 답해보면서 자신의 가치관을 정립해 봅시다. 자신만의 생각을 표현한다면 깊은 인상을 줄 수 있습니다.

핵심 Talk
• 자신감이 무기!
• 정직함으로 임기응변하기

8 **면접 마무리는 어떻게 하나요?**

모든 일은 마무리가 중요함을 잊지 말아야 합니다. 면접관이 '이제 마치겠습니다. 수고하셨습니다'라고 면접을 끝내면 '감사합니다'라는 정중한 인사를 한 후 자리에서 일어나 면접관을 향해 다시 한 번 인사합니다.

9 **면접장에서 퇴장할 때 유의해야 할 사항이 있나요?**

퇴실할 때에는 문을 열 때까지 조용히 행동하며 비록 면접에서 만족스럽지 못하여도 문을 확 열거나 화를 내며 나가는 일이 없도록 주의합니다. 퇴실 후 복도에서 대기 중인 다른 지원자들과 면접에 대해 이야기하거나 질문을 알려주는 일도 삼가야 합니다.

06 면접 합격 TIP

CHAPTER

면접 시 유의사항과 면접관이 중점적으로 보는 부분을 확인해 봅시다.

1 면접관이 중점적으로 체크하는 것은 무엇인가요?

✎ 진실성과 신뢰성

면접에서 면접관은 서류를 진실하게 쓴 사람인지 확인하며, 지원자의 진실을 바탕에 둔 경험과 설득력을 중점적으로 볼 것입니다.

✎ 긍정적인 이미지와 성실성

같이 일을 하고 싶은 인상을 주는 사람인지 확인합니다. 어딘가 그늘이 있고 어두운 사람보다는 밝고 명랑한 사람이 발전적이라는 평가를 받습니다. 항상 밝을 수는 없지만, 매사에 부정적이거나 의지가 약해 힘이 없어 보이는 경우에는 모든 원하지 않을 것이기 때문입니다.

✎ 성실성 · 진실성 · 협조성

말하는 태도나 표정을 보면 그가 얼마나 진지하고 성실한가를 파악할 수 있습니다. 지원자가 아무리 임기응변이 뛰어나고 언어표현력이 좋아도 면접관은 그가 진실을 담아 자기의 의지를 표현하는가를 알 수 있습니다.

✎ 조직적응력과 판단력

특이한 성격과 습관으로 인해 조직적응력이 약한 사람이 있습니다. 그래서 더욱 복잡한 질문을 던져 정확한 답을 요구하고 좀 더 어려운 상황을 만들어 해결방안을 이끌어 내고자 합니다.

2 면접관이 선호하는 지원자는 어떤 유형인가요?

① 긍정적이고 밝은 사람

② 적극적이고 능동적인 사람

③ 협동심이 있고 최선을 다하는 사람

④ 지원동기에 대해 뚜렷한 주관이 있는 사람

⑤ 성실하고 주변 사람들을 배려할 줄 아는 사람

⑥ 입사에 열망이 있고 자신이 왜 이 병원에 적합한지 적극적으로 어필하는 사람

⑦ 용모와 복장이 단정한 사람

⑧ 발전 가능성이 있고 패기가 있어 보이는 사람

⑨ 자신의 생각을 조리 있게 말 할 수 있는 사람

3 면접관이 기피하는 지원자는 어떤 유형인가요?

① 시간약속을 지키지 못하는 사람

② 지원하는 병원에 대하여 아무 정보도 모르는 사람

③ 질문의 요점을 모르고 동문서답 하는 사람

④ 현실을 직시하지 못하고 수동적인 사람

⑤ 자기중심적이고 단체에 부합되지 못하는 사람

⑥ 합격해도 그만, 안 해도 그만인 태도로 성의 없는 답변을 하는 사람

⑦ 발전 가능성이 없고 패기가 없는 사람

⑧ 발을 포개거나 팔짱을 끼는 등의 태도를 보이는 사람

⑨ 자신의 생각이 아닌 모범답안을 외워서 말하는 사람

4 면접관은 어떤 답변을 싫어할까요?

① 자기소개, 지원동기 등 국어책 읽듯이 영혼 없이 외운 대답, 불필요한 설명을 장황하게 늘어놓는 경우를 싫어합니다. 모두 핵심을 앞에 두고 지원자의 경험과 관련하여 준비하세요.

② 유추할 수 있는 대답과 병원 인재상에 지원자를 끼워 맞춘 것 같은 대답, '언제까지 다닐 것인가'라는 질문에 뼈를 묻을 것이라는 현실성 없는 아부발언은 오히려 독이 됩니다. 따라서 구체적으로 자신의 열정을 보여주는 대답이 필요합니다.

③ '아...음...그게...' 추임새로 시간을 끌지 말아야 합니다. 답변할 시간이 줄어들 뿐만 아니라, 준비되지 않은 지원자로 낙인찍힐 수 있습니다.

핵심 Talk

• 외운 대답 No !
• 현실성 없는 대답 No !
• 시간을 끄는 추임새 No !

07 | 알아두면 유용한 정보

CHAPTER

아무도 알려주지 않은 유용한 정보들을 모아 두었습니다.

핵심 Talk

· 마스크 착용 시 눈웃음
· 큰 목소리로 대답하기

1 마스크를 착용한 상태에서 면접을 진행하나요?

거리유지도 하며 칸막이를 두는 경우가 있어서 마스크를 착용하지 않은 상태에서 면접을 진행합니다. 자기소개 시 신분확인을 위해 마스크를 벗고 면접을 진행하는 경우도 있지만, 계속 마스크를 쓰고 대답하는 경우도 있습니다. 만약 마스크 쓰고 면접을 진행할 경우 지원자의 표정이 다 보이지 않으므로 눈으로 웃는 연습하는 것이 필요합니다. 또한, 마스크를 쓸 경우 목소리가 작게 들릴 수 있으므로 목소리를 크게 내는 것도 중요하겠죠?

2 병원마다 면접장 분위기가 다르다고 하는데, 너무 떨려요.

병원마다 다르기도 하고, 면접장에 들어가서 어떤 면접관을 만나는가에 따라서도 그 분위기가 천차만별일 것입니다. 어떤 곳은 정말 숨이 막힐 정도로 조용하고 딱딱한 분위기의 면접장이 있습니다. 지원자들 모두 똑같이 느끼고 있을 것이라는 생각으로 임해봅시다.'나만 떨고 있는 것이 아니다, 모두 나와 같다' 한결 편안해지지 않을까요?

3 원티드 부서 솔직하게 말하는 것이 좋을까요?

'원하는 부서가 어디인가' 이 질문은 면접관이 지원자가 간호사로서 목표를 가지고 있는가 생각해 볼 수 있는 질문입니다. 이에 대해 원하는 부서를 솔직하게 말하되, 그 이유를 뚜렷이 제시해야 합니다. 이때, 자신의 실습 경험과 연결하여 말하는 것도 하나의 방법입니다. 원하는 부서를 제시할 경우, 그에 맞는 직무관련 질문을 받을 수 있습니다. 따라서 자신이 지원하고 싶은 부서에 대한 충분한 공부가 필요합니다.

4 면접 진행시간은 몇 분인가요?

진행시간은 짧으면 10분, 평균 20~30분 정도입니다. 병원마다 그리고 면접관과 지원자에 따라 다릅니다.

5 인성질문이랑 전공질문 비중이 얼마나 될까요?

병원별로 출제 비율이 다르기 때문에 가능한 많은 기출문제를 보고 가시기 바랍니다. 병원에 따라서 1차 직무 질문을 한 뒤 2차 인성질문을 하는 경우도 있고, 필기시험 후 면접만 보는 곳도 있습니다. 평균적으로 인성문제가 직무문제보다 출제 비율이 높습니다.

6 남자 지원자들이 받는 질문이 따로 있나요?

네, 있습니다. 첫째는, 군 복무와 관련된 질문으로 어느 부대와 어떤 보직을 맡았으며 그에 대한 경험을 물어보는 질문입니다. 둘째는 간호학과 재학 중 남자라서 힘들었던 경험에 대한 질문입니다. 근무환경에 잘 적응할 수 있는지 조직적응력을 알아보는 질문입니다. 간호사는 대부분 여자 간호사가 많고 남자 간호사가 적은 직업입니다. 이러한 근무환경에 잘 적응할 수 있는지, 문제의 상황일 경우 어떻게 대처할 것인지에 대한 질문을 많이 받을 수 있습니다.

핵심 Talk
- 군대
- 조직적응력
- 학교생활

7 면접 스크립트 준비해야 하나요?

네, 스크립트가 없는 상태에서 자신 있게 면접장에서 들어가게 될 경우를 생각해보셨나요? 긴장해서 말이 길어지거나 할 말이 생각나지 않거나, 이 두 가지 경우 중하나로 면접의 쓴맛과 직결될 것입니다. 자신을 믿을 수 없다면, 무조건 스크립트는 써 봅시다.

스크립트 준비 방법
- 키워드를 수집합니다.
- 스크립트를 키워드를 중심으로 작성해봅니다.
- 핵심이 될 수 있는 키워드를 중심으로 스크립트의 구조에 맞게 간추려봅니다.
- 스크립트는 없는 것이라 생각하고, 키워드만 머릿속에 남겨놓고 말해봅니다.
- 대답에서 문어체를 사용할 수 있으므로 녹음한 내용은 꼭 들어보고 자연스럽게 수정해봅니다.

8 혹시 선배님 저희에게 해주고 싶은 이야기가 있나요?

가장 중요한 것은 자신감과 겸손함! 그리고 지원자의 역량을 마음껏 펼칠 수 있는 준비성, 미처 준비하지 못한 상황에도 대처할 수 있는 순발력 등을 가지고 면접장에 들어갑시다. 막상 들어가면 하얗게 잊을 수도 있습니다. 앞서 얘기한 모든 것들을 마음에 담아두고 면접에 임해주세요. 조바심내지 말고, 차근차근 생각해내어 면접에 꼭 합격하시기를 바랍니다

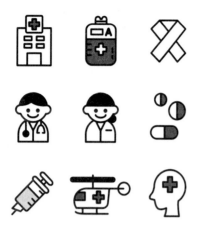

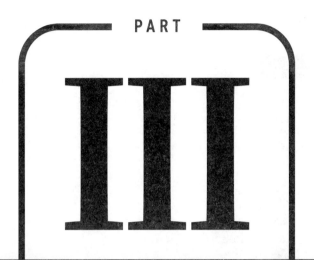

PART

III

면접 기출

기본간호학

생 생 한 **분석차트**

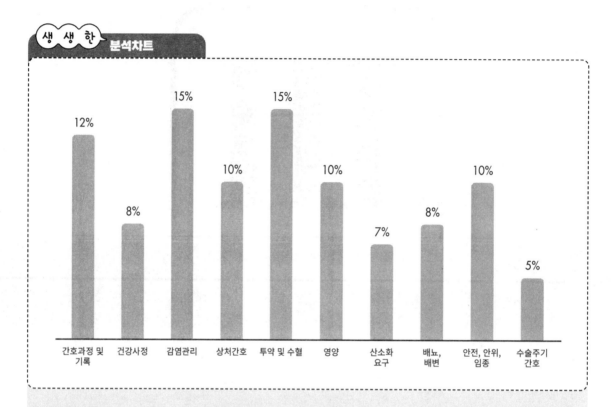

기본간호는 간호행위의 기본이 되는 것이며 전문직의 모든 간호의 토대입니다. 간호 전문인으로서 간호의 기본 개념과 간호과정을 이해하고 있으며 간호대상자의 요구를 충족시키기 위한 간호지식을 가지고 있어야 합니다. 기본간호는 신입이 임상에서 가장 먼저 하고 항상 행하는 것이므로 병원에서는 기본간호학 질문을 많이 출제합니다. 따라서 모든 항목을 빠짐없이 알아두기를 바랍니다. 지난 상급 종합병원 항목별 출제율을 참고하여 공부해봅시다.

생 생 한 **기출 키워드**

신체사정   # 흉부 물리요법   # 신체사정   # 완전 비경구 영양   # 비위관 삽관   # 단순도뇨   # 유치도뇨   # 관장의 종류

통증사정도구   # 욕창간호   # 격리와 역격리   # 접촉주의   # 약물관리   # 손 위생   # 수혈부작용과 간호중재   # AST

수술 주기 간호   # 죽음에 대한 심리적 적응 단계   # 억제대 적용   # 부동환자간호중재

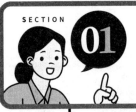
간호과정 및 기록

출제빈도 ●●●●○

키포인트 가장 기본이 되는 부분입니다. 간호기록 관련 문제가 자주 출제되었습니다.

➕
간호기록 방법
- 문제중심기록
- 초점기록(DAR)
- PIE기록

(1) 간호과정
- 정의 : 비판적 사고를 통해 건강 및 질병에 대한 환자의 반응을 간호문제로 진단하고, 개별화된 간호중재를 제공하는 문제해결 과정이다.
- 단계 : 간호사정 → (❶   ) → 간호계획 → (❷   ) → 간호평가

(2) 간호기록
- 정보중심기록 : 일정 시간 또는 중요한 사건별로 정보를 기록하여 보관한다.
- 문제중심기록(❸   ) : 환자가 느끼고 생각한 것을 기록하는 Subjective data(주관적 자료), 진단 검사·증상·징후 등 객관적 자료로서 간호사가 관찰한 내용을 기록하는 Objective data(객관적 자료), 주관적·객관적 자료를 활용하여 분석 후 진단을 내리는 Assessment(사정), 간호계획을 수립하는 Planning(계획)을 건강문제와 관련하여 작성하는 간호경과기록이다.
- PIE기록 : (❹   ,   ,   )로 구성되어 간호계획을 따로 분리하지 않는 것이 특징이다.
- (❺   ) : 환자와 환자의 관심에 간호의 초점을 두는 환자 중심의 기록이다. Data(자료) 주관적 자료 및 객관적 자료, Action(활동) 중재한 내용, Response(반응)은 환자의 반응 및 치료결과를 서술하여 기록한다.

1. 간호진단 2. 간호수행 3. SOAP 4. Problem(문제),Intervenion(중재),Evalution(평가) 5. 초점기록

01 간호기록을 작성하는 목적을 설명해보시오.

의료진들 간의 의사소통 도구, 법적 자료, 간호과정 검토, 환자의 사정 및 간호계획, 연구 및 교육 자료, 통계 자료, 진료비 산정 근거로 사용됩니다.

➕
간호기록의 중요성
- 환자의 간호를 파악할 수 있습니다.
- 의료진 간의 의사소통 도구로써 사용합니다.
- 법적인 문제 시 스스로를 보호하고 입증할 수 있는 근거로 사용합니다.
- 진료비 산정근거로 사용합니다.
- 통계자료, 연구 및 교육자료로 사용합니다.
- 간호계획 시 사용합니다.

(2016) (2015)

02 매슬로우(Maslow)의 욕구 단계를 설명해보시오.

매슬로우 욕구 단계의 간호 적용

각 단계별로 욕구가 충족되는지 확인하여 환자 개별적으로 맞는 간호과정을 수립할 수 있습니다.

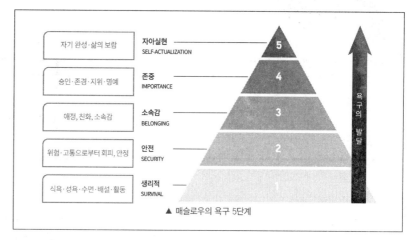

▲ 매슬로우의 욕구 5단계

① 매슬로우의 욕구 단계는 인간은 5가지의 욕구를 가지며 이는 단계를 이루고 있어 밑의 단계 욕구를 충족하면 위의 단계 욕구가 발생한다는 이론입니다.

② 1단계는 가장 기본적인 욕구로 식욕, 성욕, 수면, 배설 등 있습니다. 2단계는 신체적·감정적인 위험으로부터 보호받고 안전해지길 바라는 것입니다. 3단계는 동료를 찾고 집단에 소속되기를 바라는 것입니다. 4단계는 능력을 평가·인정받고 싶은 욕구입니다. 5단계는 자기 발전을 위한 성취 욕구입니다.

 선배들의 **TIP**

아무도 모르는 곳에 떨어졌다고 생각해보세요.

일단 아무리 위험해도 살기 위해서는 먹을 것(생리적 욕구)을 구해야겠죠? 배불러지니 동굴(안전의 욕구)을 찾습니다. 안전해지니 혼자서 외로워져요. 나와 같은 동료(사랑과 소속의 욕구)를 찾아요. 집단을 이루니 우두머리(존중의 욕구)가 되고 싶어졌어요. 그렇게 살다가 노년에 '라떼 is horse ~ '라는 자서전(자아실현의 욕구)이 쓰고 싶어졌네요.

03 간호 메타패러다임과 자신이 생각하는 간호에 대하여 말해보시오.

간호의 메타패러다임은 인간, 환경, 건강, 간호의 4가지 개념으로 구성되어 있습니다. 이를 바탕으로 제가 생각하는 이상적인 간호는 각각 분리된 항목이 아닌 서로 영향을 미치는 것들이며 이를 다 고려하되 우선순위에 따라 간호를 하는 것입니다.

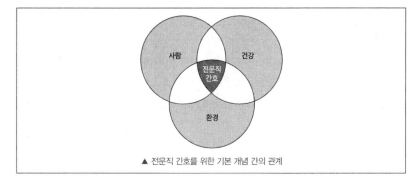

▲ 전문직 간호를 위한 기본 개념 간의 관계

알고가기 간호학에서 정의하는 간호 메타패러다임의 특징

① **인간(Human)** : 공통된 기본 욕구를 가지며, 환경과 상호작용을 통해 변화에 따른 행동적 요소를 지닌다.
② **환경(Environment)** : 인간과 상호작용을 주고 받는 통합된 체계이다.
③ **건강(Health)** : 동적인 개념으로 건강 및 질병의 연속, 인간과 환경간의 조화로 신체적·정신적·사회적·영적 영역이 포함된다.
④ **간호(Nursing)** : 돌보는 것, 돕는 것, 보호하는 것, 유지하는 것, 예방하는 것 등 지속으로 발전하는 개념이다.

04 환자간호를 간호과정으로 설명해보시오.

간호과정은 사정, 진단, 계획, 수행, 평가의 5단계입니다. 환자간호에 있어 간호사정은 단순한 정보 수집만이 아니라 정서적 지지를 통하여 라포(Rapport)를 형성에 하는 데 중요한 역할을 합니다. 사정을 통해 내린 간호진단은 개별적인 간호 제공을 가능하게 합니다. 진단별 구체적으로 만들어지는 간호계획은 적절하고 우선적으로 제공해야 하는 간호중재를 결정합니다. 계획대로 시행되는 간호수행은 간호를 제공하며 이에 따른 반응을 볼 수 있습니다. 수행한 간호평가는 기대되는 간호목표와 비교하여 평가 및 재사정, 수정을 하게 됩니다.

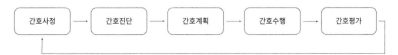

plus NOTE

➕ **메타패러다임**
학문 분야별 공통 합의의 개념

➕ **간호과정(Nursing process)**
환자의 간호문제를 규명하고, 이를 위해 간호사로서의 지식과 행위를 통한 해결 과정입니다. 환자에 대한 책임감, 지식에 대한 동기부여, 전문적 성장이 가능합니다.

(2018) (2017)

05 간호중재란 무엇인지 말해보시오.

간호중재란 환자의 건강 향상을 위한 간호진단 및 목표 수립, 이를 수행하는 모든 간호를 말합니다. 직·간접간호 및 독자적 행위, 의존적 행위, 협력적 행위를 포함합니다. 환자에게 있어서는 처음 입원 시부터 퇴원 후 방문간호를 말합니다.

알고가기 간호중재 유형

① **직접 간호중재** : 환자에게 직접 수행 **예** 상담
② **간접 간호중재** : 환자가 없는 상황에서 환자를 위해 수행 **예** 기록, 환경관리, 약물, 점검
③ **독자적 간호중재** : 간호사의 자율적인 행위 **예** 교육, 안위, 지지
④ **의존적 간호중재** : 의사가 처방한 것을 수행하는 행위 **예** 투약, 검사
⑤ **상호의존적(협력적) 간호중재** : 다른 부서와 협동으로 수행하는 행위 **예** 사회복지사와 연결

(2020) (2019)

06 간호기록의 작성방법에 대하여 말해보시오.

간호기록은 환자의 간호를 파악할 수 있고 의사소통과 법적근거의 자료로 사용할 수 있기 때문에 사실에 기초해 작성해야 하며 일어난 순서에 따라 기록해야 합니다.

알고가기 간호기록의 원칙

① 사실에 기초하여 당사자 본인이 기록하며 기록 후 서명해야 합니다.
② 간호수행 후 되도록 지연 없이 기록하며, 일어난 순서대로 기록합니다.
③ 여백을 남기지 말아야 하고 빈칸이 남아있는 경우 선을 긋고 서명을 합니다.
④ 검정 펜으로만 작성하며 실수로 기록한 것은 수정액을 사용하지 않고 빨간 펜으로 두 줄을 그은 후 "기록상 실수"를 적고 서명합니다.
⑤ 정확하고 간결해야 하며 존칭 및 존대어는 사용하지 않습니다.
⑥ 공식적이거나 병원 지침에 따른 약어를 사용해야 합니다.

07 SOAP차팅이 무엇인지 설명해보시오.

문제중심의 대상자 기록(Problem oriented patient records) 중 대표적인 기록 방법입니다. S는 주관적인 자료로 환자의 말을 그대로 기록한 것입니다. O는 객관적인 자료로 간호사가 관찰한 자료입니다. 환자의 신체 검진, 상태 사정, V/S, 검사결과 등이 있습니다. A는 사정으로 앞서 모은 주관적 자료와 객관적 자료를 통해 내린 진단입니다. P는 계획으로 진단과 문제를 해결하기 위한 간호중재 설계하는 단계입니다.

> **알고가기** SOAP 차팅 예시
>
> ① S(Subject data) : "내일이 수술인데 수술은 처음이라서 불안해요"
> ② O(Object deta) : 복도를 서성이며 불안감을 표현
> ③ A(Assessment) : 수술에 대한 지식 결핍(부족)과 관련된 불안
> ④ P(Planning) : 수술 전·후 처치에 대한 교육 및 정서적 지지

08 간호기록지에서 환자 입원 시 작성해야 하는 내용을 말해보십시오.

환자와 관련해서 주 증상, 내원과정, 과거 병력 및 수술력, 복용중인 약 및 최근 투약 상태, 알러지, 의식상태 및 필요시 관련 사정 점수, 진료과별 필수 신체 평가 항목, V/S, BST, 가지고 있는 보조기 및 낙상, 욕창, 통증사정평가도구점수를 기록합니다. 또한 입원생활에 대한 안내 및 주의사항 교육 내용도 기록합니다.

> **알고가기** 간호정보조사지 내용(병원 내규마다 다름)
>
> ① **일반 정보** : 사생활 보호 요구 여부, 정보제공자, 신체계측(키, 몸무게, V/S), 사회 및 경제 상태, 직업, 종교, 교육정도, 결혼상태, 국적, 연락처, 비상 연락처 및 관계
> ② **입원 관련 정보** : 입원경로(외래, 응급실, 전원, 기타), 입원방법(도보, 휠체어, 이동침대, 기타), 입원동기(C.C., P.I., onset), 가족력 및 가계도, 과거 병력 및 입원·수술 경험, 알러지(음식, 약물, 기타), 복용중인 약 및 최근 투약 상태, 낙상평가, 욕창평가
> ③ **건강과 관련된 정보** : 의식상태, 일상생활 기능평가, 정서상태(지남력, 의사소통 가능 여부, 정서상태), 신체적 상태(순환장애, 호흡장애, 소화장애, 피부상태 및 부종 양상, 시력장애, 청력장애, 치아상태), 습관(수면상태, 위생상태, 배뇨·배변 양상, 음주, 흡연, 독감 및 폐렴 예방접종, LMP), 보조기 유무
> ④ **입원 시 병동 안내 및 교육 내용** : 보호자 면회시간 및 식사 시간, 회진시간, 병동·병원 시설, 호출방법, 귀중품 도난 예방, 금연 교육, 전열기구 사용금지 및 화재 방지·대피로 안내, 낙상·욕창·통증 교육 의무기록 발급 안내, 불만 고충처리 안내
> ⑤ **그 외** : 식이, 알고 있는 혈액형, 기본 신체사정 및 신체 검진(소화기 장애, 호흡기 장애, 순환기 장애, 신경계 장애 등), 산과력
> ⑥ **소아** : 출생정보(제태기간, 분만형태, 출생 시 몸무게), 이차성징, 예방접종, 교육기관, 형제·부모정보(이름, 연락처, 나이, 직업 등)

plus NOTE

○ **SOAPIER(SOAP + IER)**
- I (Implementation) : 계획 중 실제로 수행한 활동
- E (Evaluation) : 수행 후 결과 및 반응을 확인하는 평가 단계
- R (Revision) : 추론으로 수행 결과에서 수정된 사항 기록 단계

○ **기한 입원 시 기록 사항**
24시간 이내 입원기록, 간호정보조사지, 욕창도구, 낙상도구, 통증도구를 기록해야 합니다.

(2019) (2015)

09 QI 란 무엇인가?

QI(Quality Improvement)란 의료 서비스의 질 향상을 뜻합니다. 환자에게 안전하고 수준 높은 의료 서비스를 제공하고자 목표를 수행하는 일련의 활동이기도 합니다.

(2020) (2019)

10 영성간호가 무엇이라고 생각하는가?

WHO의 건강 정의에 의하면 '완전한 신체적·정신적·사회적·영적인 안녕상태'로 영적인 안녕은 건강 주요 요소입니다. 특정 종교가 정해진 것이 아니라 환자의 영성을 존중하면서 돕는 행위입니다.

➕
영성간호

개인·집단의 영적인식에 부정적 영향을 미치는 스트레스에 대응하여 인간의 통합적 건강을 증진시키기 위한 간호행위

(2012) (2011)

11 간호기록 보관 연도에 대하여 말해보시오.

간호기록 보관 연도는 5년입니다.

알고가기	의무기록의 보관 연도

① 10년 : 진료기록, 수술기록

② 5년 : 간호기록, 조산기록, 검사소견, 방사선 사진 및 소견, 환자명부

③ 3년 : 진단서, 사망진단서, 사체검안서 등의 부본

④ 2년 : 처방전

(2020) (2019)

12 설명의 의무를 반드시 지켜야 하는 3가지는 무엇인가?

첫째, '고지'로 투약·검사·치료에 대한 설명으로 환자의 알 권리입니다. 둘째로 '조언'은 진단 결과와 질병 유무·예후·방치할 경우 상태·치료 중 부수적으로 나타날 수 있는 위험에 대한 설명으로 환자의 자기 결정권입니다. 마지막, '요양방법 지도'로 이는 불이행 시 치료 과실로 인정되는 항목입니다.

(2018)(2017)

13 간호사 비밀유지의 의무란 무엇인가?

간호에서 알게 된 환자의 정보를 공개하지 않는 의무입니다.

알고가기 간호사의 법적 의무

① 주의의 의무 : 유해한 결과가 발생하지 않도록 주의를 기울여야 할 의무, 결과예견의무, 결과
회피의무

② 확인의 의무 : 간호의 내용 및 행위, 간호보조행위, 의약품과 가자재 사용, 의료인의 행위(의사처
방이 불명확한 경우 등), 투약 시 등 확인할 의무

③ 설명 및 동의 의무 : 간호사는 환자에게 간호행위를 제공하기 전 충분한 설명을 해야 하는 의무

④ 비밀유지의 의무 : 환자의 정보를 공개하지 않는 의무

⑤ 간호기록부의 기록 및 보존 의무

⑥ 진료 요청에 응할 의무

(2018)(2017)

14 간호자 비밀유지의 의무에서 예외적인 사항은 무엇인가?

비밀유지의 의무에서 예외적인 경우는 우선 본인의 동의가 있는 경우가 있는 경우입
니다. 그리고 동의가 없더라도 전염병이나 아동학대 등의 신고 같이 법령에 의한 요
구, 결핵환자 발견 시 직장에 보고하는 등의 정당한 업무 행위, 공익으로 법원에서
증언 할 경우에도 비밀유지의 의무 예외에 해당합니다.

간호사의 책임이 되는 예시

• 신규 간호사가 잘못된 의사처방
을 거르지 못하고 잘못된 투약
을 진행했다.
→ 결과예견의무

• 수혈 시 15분 후 V/S 측정하지
않은 상태에서 부작용 발생하였
다. 이때, 적절한 조치가 이루어
지지 않았다.
→ 결과회피의무

(2020) (2019)

15 환자의 권리에 대해 말해보시오.

환자의 권리는 '진료받을 권리, 알 권리 및 자기 결정권, 비밀을 보호받을 권리, 상담 및 조정을 신청할 권리'가 있습니다.

선배들의 TIP

쉽게 외워봐요.
병원마다 환자의 권리는 다르지만 위의 4가지는 의료법상 나와 있는 환자의 권리와 의무에 필수적으로 들어갑니다. 하지만 지원 병원 홈페이지에 들어가서 미리 숙지할 것을 추천해 드립니다. 외우기 팁으로 앞글자만 따서 읽어보세요! 진알비상, 지날(랄)비상!

알고가기 환자의 권리(병원 내규마다 다름)

① **진료받을 권리** : 환자는 자신의 건강보호와 증진을 위하여 적절한 보건의료 서비스를 받을 권리를 갖습니다. 성별·나이·장애·신념·종교·신분 및 경제적 사정 등을 이유로 차별 받거나 건강에 관한 권리를 침해받지 아니하며, 의료인은 정당한 사유 없이 진료를 거부하지 못합니다.

② **알 권리 및 자기 결정권** : 환자는 담당 의사, 간호사 등의 의료진으로부터 질병상태·치료계획·치료방법·치료 예상 결과 및 부작용·의학적 연구 대상 여부·장기이식 여부 및 진료비용 등에 관해 충분한 설명을 듣고 자세히 물어볼 수 있으며, 이에 관한 동의 여부를 결정할 권리를 가집니다.

③ **비밀을 보호받을 권리** : 환자는 진료와 관련된 신체상·건강상의 비밀과 사생활의 비밀을 침해받지 아니하며, 의료인과 의료기관은 환자의 동의를 받거나 범죄 수사 등 법률에서 정한 경우 외에는 비밀을 누설·발표하지 못합니다.

④ **상담 및 조정을 신청할 권리** : 환자는 의료 서비스 관련 분쟁이 발생한 경우, 한국의료분쟁조정중재원 등의 상담 및 조정 신청을 할 수 있습니다.

알고가기 병원별 환자의 권리와 지켜야 하는 의무

병원	환자의 권리	환자의 의무
한림 대학교 성심병원	• 진료받을 권리 • 알 권리 및 자기 결정권 • 비밀을 보호받을 권리 • 상담 및 조정을 신청할 권리	• 의료진에 대한 신뢰 및 존중의 의무 • 부정한 방법으로 진료를 받지 않을 의무
삼성 서울 병원	• 진료받을 권리 • 알 권리 및 자기결정권 • 비밀을 보호받을 권리 • 상담 및 조정을 신청할 권리 • 가치관이나 신념을 존중받을 권리 • 안전한 의료환경에서 의료서비스를 제공받을 권리	• 의료진에 대한 신뢰, 존중의 의무 • 부정한 방법으로 진료를 받지 않을 의무 • 병원 내 관련 규정 준수 의무
경희 대학교 병원	• 진료받을 권리 • 알 권리 및 자기 결정권 • 비밀을 보호받을 권리 • 상담·조정을 신청할 권리	• 의료진에 대한 신뢰, 존중 의무 • 부정한 방법으로 진료를 받지 않을 의무 • 진료비 납부 및 제반 병원규정 준수 의무

➕
환자가 지켜야 하는 의무
• 의료인에 대한 신뢰 및 존중 의무
• 부정한 방법으로 진료를 받지 않을 의무

2019 **2018**

16 **환자 확인을 하는 이유를 말해보시오.**

환자 확인은 환자에게 안전하고 정확한 의료를 제공하기 위해서 필수로 거쳐야 하는 과정이며 반드시 필요합니다.

 선배들의 **TIP**

> 진행 순서로 생각해보세요!
>
> 외우기 쉽게 수술해야 하는 환자가 입원을 했다고 생각하세요. 일단 외래에서 의사를 만나 겠지요(진료 전). '의사가 수술하셔야 합니다'라고 하고 입원을 시킵니다. 입원할 때 뭘 하지 요? 네, 피검사랑 영상검사를 합니다(검사 시행 전). 입원해서 병동에 올라와 수술하네요 (처치 및 시술 전). 약품이 들어갑니다(의약품 투여 전). 수술하고 나와서 수혈처방이 났습 니다(혈액제제 투여 전).

2020 **2019** **2018**

17 **환자 확인 방법을 설명해보시오.**

환자확인 방법은 모든 장소와 상황에서 일관된 방법으로 진행해야 합니다. 또한 환자에게 확인을 할 때 개방형 질문으로 두가지 이상의 지표를 확인합니다. 확인 과정에서 환자가 참여해야 하며, 만약 의식이 없거나 의사표현이 어려운 환자의 경우에는 보호자에게 질문합니다. 보호자가 없다면 팔찌의 이름과 등록번호를 확인합니다. 이렇게 확인한 환자의 정보는 의료진이 확인 가능한 정보와 일치하는지 대조해야 합니다.

2016 **2014**

18 **환자사정을 위해 무엇을 노력할 것인가?**

제일 먼저 환자상태에 맞게 적절하고 정확한 사정방법을 습득하도록 노력할 것입니다. 학교에서 이론을 배우고 실습을 하면서 케이스 스터디로 적용을 했었습니다만, 실습할 때 보았던 간호사 선생님들처럼 환자 개인별·질환별로 우선순위대로, 물 흐르듯 사정할 수 있도록 노력할 것입니다.

 plus NOTE

➕
환자 확인 필요시점
- 의약품 투여 전
- 혈액제제 투여 전
- 검사 시행 전
- 처치 및 시술 전

➕
지표(Indicator)
- 환자 이름
- 생년월일
- 등록번호
- 병실 호수, 침대위치 확인 X

(2020) (2019)

19 의료사고 예방법에 대하여 설명해보시오.

환자안전에서 가장 중요한 것은 사후대처가 아닌 사전 예방입니다. 이를 위해서는 위험 요소의 사전 파악과 방지 및 교육이 필요합니다. 또한 오류의 보고와 실태에 대해서 환자안전문화 조성 및 재발 방지를 위한 시스템 개발도 필요합니다.

(2022) (2021) (2018) (2013) (2012)

20 간호 안전사고 분류 3가지를 말해보시오.

① 근접오류란 일어날 뻔했지만 일어나지 않은 오류를 말합니다.

② 위해사건이란 오류로 인한 일시적 손상으로 치료 및 중재가 필요하거나 입원기간이 연장된 경우를 말합니다.

③ 적신호 사건이란 환자 질병 및 기저질환과 상관없이 집중적인 치료가 필요한 경우, 영구적 손상이 발생한 경우 또는 사망한 경우를 말합니다.

무조건 적신호 사건인 경우

- 다른 사람 또는 다른 신체 부위에 시행된 수술
- 수술 및 시술 후 비계획적인 이물질 잔재
- 혈액형 부적합에 의한 용혈성 수혈 반응
- 영아 유괴, 잘못된 영아인계
- 퇴원·입원환자의 자살, 폭행, 살인계

알고가기 Safety level(병원별로 상이함)

Level	근접오류의 범위	분류	
0	오류가 발생할뻔 함	근접오류(Near miss)	
1	발생하였으나 손상 없음	위해사건 (Adverse event)	무해사건 (No harm event)
2	발생으로 평가요구 증가, 그러나 변화없고 손상 없음		
3	발생으로 일시적 손상치료나 중재 필요		위해사건 (Adverse event)
4	발생으로 일시적 손상, 입원필요 또는 재원기간 늘어남		
5	발생으로 영구적 손상	적신호 사건(Sentinel event)	
6	발생으로 사망		

(2017) (2016)

21 나이팅게일의 업적에 대하여 말해보시오.

① 나이팅게일은 현재 간호학의 기틀을 잡고 발전시켰습니다. 전쟁터에 지원하여 위생도입을 확립하였고, 그 당시 하대 받던 간호사의 이미지를 긍정적으로 변화하였습니다.

② 자신의 간호철학을 바탕으로 최초 근대식 간호학교를 설립하고 간호체계를 확립하였습니다. 나이팅게일의 정신은 현재까지도 영향을 끼쳐 이를 기리기 위해 대학 졸업 시 나이팅게일 선서 의식을 합니다.

22 병동의 직무기술을 말해보시오.

간호진단 수립, 간호중재 평가, 간호계획 수립, 간호기록, 환자 사정 및 보고, 의사처방 수행, 기본 간호 및 처치 업무, 활력징후·섭취배설량 등 측정 및 기록, 간호 순회 및 인계, 환자 교육, 안전사고 예방 관리, 물품 작동 상태 점검 및 관리, 비품 관리, 환경 관리, 수가 입력 등이 있습니다.

2020 2019

23 항암제를 다른 약들과 따로 보관하는 이유에 대하여 설명해보시오.

항암제는 고위험 약물입니다. 발암성, 유전자 독성, 기형, 가임장애 등의 문제로 다른 약물과 따로 보관 및 관리합니다.

알고가기 항암제 파손 및 오염 대책

위험 표지판을 설치 후 처리할 인력을 제외한 사람들은 피하도록 합니다(통제 필요). Spill kit를 가져와서 첨부 지시에 따라 처리합니다.

2020 2019

24 처방전 없이는 약국에서 항생제를 팔지 않는 이유를 말해보시오.

항생제는 전문의약품이기 때문입니다. 의사처방·관리 하에 사용하지 않으면 효과가 없을 수도 있고, 부작용이 나타나거나 내성이 생길 수 있습니다. 특히 높은 항생제 내성률과 다제내성균 등은 의료에 큰 문제가 될 수 있습니다. 따라서 항생제는 오용·남용될 우려가 큰 약품이기에 의사처방을 받아야만 구입할 수 있습니다.

알고가기 환자에게 퇴원 약으로 항생제가 처방 났을 경우

처방일수에 맞춰서 복용해야 하며, 부작용이 있을 경우 자가로 임의 중단한 상태로 있지 말고 병원에 내원해야 함을 설명합니다.

---

plus NOTE

⊕ Spill kit

혈액, 체액, 유해물질 등 유출 시 안전하게 처리하기 위한 물품들을 구비한 세트(혈액·체액, 유해화학물질 2가지)

⊕ 중환자간호

중환자실(ICU)에 입원한 급성·중증 및 질환을 가진 대상자에게 간호중재를 적용하여 질병 치료·예방와 건강유지 등을 목적으로 간호수행을 합니다.
- 대상자 증상 및 징후에 근거한 정보 수집 및 신체 검진 기록
- 검사결과 확인 및 해석
- 자료 통한 대상자 상태 감별
- 대상자 상태 및 자료에 근거한 간호진단 순위 선정
- 근거 기반 간호중재 계획수립
- 진단검사, 약물요법, 시술 등을 수행 후 간호
- CPR 및 응급처치 시행하여 응급상황 관리
- 특수간호(기계적 순환보조, 두개내압 상승관리, 인공환기요법 등) 제공
- 중재결과 평가 후 수정

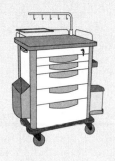

E-Cart(Emergency cart, 응급 키트)

(2016) (2015)

25 E - cart에는 몇 종류의 약이 있는지와 어떤 약이 있는지 설명해보시오.

병원마다 E - cart 약품 및 기구 종류와 비품 개수가 다릅니다. 대표적인 응급카트 응급약물은 에피네프린, 바소프레신, 노르에피네프린, 아데노신, 베라파밀, 아미오다론, 리도카인, 도파민, 도부타민, 아트로핀, 중탄산나트륨, 글루콘산 칼슘, 황산마그네슘 등이 있습니다.

| 알고가기 | 응급약물 간단정리 |

약물명	설명
에피네프린 (Epinephrine)	• 교감신경흥분제로 심근 수축력 증가 • 심정지 · 쇼크 · 발작 시 사용 • bivon과 함께 투여할 시 효과 감소 • 혈관 누출 시 괴사 가능성 높아 주의해야 함
바소프레신 (Vasopressin)	• 항이뇨호르몬제이나 혈관 수축 기능 • 심정지 시, 응급상황 시 에피네프린 대신 사용
노르에피네프린 (Norepinephrine)	• 교감신경흥분제로 강력한 혈관 수축 발생 • 쇼크나 심부전 시 사용
아데노신 (Adenosine)	• 방실결절 전도 속도 저하 • PSVT(발작성심실상성빈맥) 시 사용 • 금기증이 많음 • 투여 후 일시적인 부작용으로 심전도 변화 · 호흡곤란 · 흉통이 올 수 있어 심전도 모니터링과 제세동기 준비가 필수
베라파밀 (Verapamil)	'이솝틴', 칼슘채널차단제, 방실결절 불응기 지연으로 부정맥 치료에 사용
아미오다론 (Amiodarone)	• '코다론', 칼륨통로 차단으로 부정맥 치료 • 심정지 시 제세동과 에피네프린 투여 후 심실빈맥 · 심실세동 지속 시 사용 • 투약 후 저혈압 · 서맥 모니터링 필요
리도카인 (Lidocaine)	• 평소 국소마취제로 시술 시행 전 사용되나, 응급 시에는 항부정맥제로 사용 • '아디오다론'이 없는 경우 사용
도파민 (Dopamine)	• 저용량(0.5 ~ 2.0mcg/kg/min)은 'renal dose'라 부르며 소변량 저하 시 사용 • 고용량은 심근 수축력 증가로 심부전 · 저혈압 등에 사용
도부타민 (Dobutamine)	• 저혈압, 쇼크 시, N/S 또는 D/W 희석하여 단독 line에 infusion pump로 투여 • 심박동수가 10% 이상 증가하는지 관찰해야 함
아트로핀 (Atropine)	• 부교감신경차단제, 심박수 증가 • 수술 전 분비물 억제를 위해서 사용하기도 하지만 응급 시, 서맥 시 사용
중탄산나트륨 (Sodium bicarbonate)	산증 완충제, 일명 '비본'
글루콘산칼슘 (Calcium gluconate)	평소 Ca 교정 시에 사용하고 응급 시 심근 수축력 강화 위해 사용
마그네슘 (Magnesium)	• 평소 Mg 교정 시에 사용 • 응급 시에는 부정맥 예방, 칼슘채널차단제 역할로 사용

26 생명윤리의 기본 원칙중 자율성이란 무엇인가?

자율성 존중의 원칙은 '충분한 정보에 의거한 동의를 말합니다. 스스로의 생각으로 선택한 사항을 중요시하는 것입니다. 이를 위해 환자는 기본적으로 동의할 수 있는 능력이 있어야 하며, 외부의 영향이 없어야 하고 필요한 정보를 제공 받고 이해할 수 있어야 합니다.

알고가기 생명 윤리의 4개 기본원칙(Principle of biomedical ethics)

① '자율성 존중'의 원칙

내용	• 충분한 정보에 의거한 동의(Informed consent) • 스스로의 생각으로 선택한 사항을 중요시하는 것 • 이를 위해서는 기본적으로 동의할 수 있는 능력이 있어야 하며, 외부의 영향이 없어야 하고, 필요한 정보를 제공 받고 이해할 수 있어야 함
적용	의료진은 치료 전 충분한 정보를 가감 없이 제공하고, 환자는 자발적 선택으로 동의해야 함
예외	• 의사결정능력이 없는 경우 • 자율적인 결정이 공공의 피해를 일으키는 경우 • 다른 대안이 없는 경우 등

② '선행'의 원칙

내용	• 온정적 간섭주의 • 해를 가해서 안 되고, 이를 방지·제거해야 하며, 선을 행하고 증진시킴
적용	• 자율성 존중의 원칙과 상충되었을 경우 이를 무시함 • '해의 원리(하지 않으면 해가 됨)'와 '승인의 원리(자율성 확보 시 승낙할 것임)'가 기본적으로 밑바탕이 되어야 함 • 응급환자진료 등
예외	**예** 여호와의 증인에게 긴급수혈이 필요하여 시행하였을 때 의료분쟁에서 병원이 패소함

③ '악행금지'의 원칙

내용	의도적으로 해를 입거나 해를 입힐 위험을 초래하는 행위를 하지 말해서 할 의무
적용	• 의료인은 환자에게 신체적, 정신적으로 해를 미치면 안 됨 • 더 나아가 환자에게 가해지는 위험과 고통을 최소화해야 함 **예** 보라매병원 사건(인공호흡기 부착 환자를 보호자의 요청으로 퇴원시킴) : 의사를 살인방조죄로 처벌함
예외	• 의학적 권고에 반하는 환자의 퇴원(DAMA, Discharge against medical advice)이 인정되는 경우 • 연명의료결정법(=존엄사법)

④ '정의'의 원칙

내용	• 분배적 정의 • 능력·성과·노력·필요에 따른 분배
적용	국민건강보험 시스템

➕
생명윤리의 규칙
• 정직의 규칙 : 진실 말하기
• 신의의 규칙 : 환자의 사생활 유지 및 비밀보장
• 성실의 규칙 : 약속 지키기

➕
연명의료 결정법
• 의학적으로 무의미한 연명의료(CPR, 항암제, 수혈, 투석, 인공호흡기, 승압제 등)를 받고 있다고 의사가 판단한 경우 환자의 의견을 존중하여 연명의료를 시행하지 않거나 중단할 수 있는 제도입니다.
• 통증완화 및 물과 영양분의 공급은 중단할 수 없습니다.

27 중환자와 검사받는 환자를 인수인계 할 때, 자세하게 전달해야 하는 이유를 말해보시오.

① 중환자는 말 그대로 중증도가 높고 복잡한 치료가 요구되는 환자입니다. 일반 환자와 다르기 때문에 약물부터 처치·의료기계 등 생소할 수 있고, 주의를 기울여야 하는 불안정한 환자상태 때문에 더욱 자세하고 확실한 인계가 필요합니다.

② 검사의 경우 시행 전 확인해야 하는 사항들이 누락되지 않도록 자세한 인계가 필요합니다. 예를 들어 금식, 동의서 작성, 혈액검사결과, IV line 등 여러 가지 필요사항이 검사마다 다르고 다양하기 때문입니다.

 선배들의 **TIP**

> 자세한 전달의 필요성
> 사소한 일이더라도 자세하게 전달하지 않으면 오해가 생깁니다. 인공호흡장치, 심세동제거기, 삽관절개기구 등 중환자실에는 다양한 장치와 다양한 케이스의 환자가 있습니다. 모두가 예민한 중환자실에서는 인수인계를 할 때 긴장 상태를 유지하며 상세히 전달하여 주의사항을 숙지하도록 해야 합니다.

S E C T I O N

02 건강사정

출제빈도 ●●●○○

키포인트 신체 검진 방법 및 체온, 맥박, 호흡, 혈압의 측정에 대해 익히고 가면 좋아요!

(1) 활력징후(Vital sign)

• 정의 : 체온(Temperature), 맥박(Pulse), 호흡(Respiration), 혈압(Blood pressure)을 총칭한다.

• 정상범위

체온(°C)	맥박(회/분)	호흡(회/분)	혈압(mmHg)
36.1 ~ 37.2°C	(❶　　　)회/분	(❷　　　)회/분	수축기 90 ~ 140mmHg 이완기 (❸　　　)mmHg

• 활력징후 측정이 필요한 경우 : 입원 시, 의사의 지시로 정규적 절차인 경우, 의료기관이나 건강기관에 방문한 경우, 수술 전·후, 침습적 시술 전·후, 심혈관계나 호흡기능에 영향을 주는 약물투여 전·후, 전신적 상태가 갑자기 나빠진 경우, 환자가 이상한 증상이나 신체적 고통 호소 시

(2) 체온

• 측정 부위 : (❹　　　,　　　,　　　,　　　,　　　)

• 조절 기관 : 중추신경계의 시상하부에서 체온의 변화를 감지하고 열 생산과 열 소실을 조절하여 일정하게 정상범위의 체온을 유지할 수 있도록 한다.

• 발열단계 : 오한기 → 발열기 → 해열기

(3) 맥박

• 심박출량(CO, Cardiac output) : 1분 동안 심장에서 나가는 혈액량을 의미한다. 심박출량을 구하기 위해서 (❺　　　 × 　　　)로 도출한다.

• 맥박측정 가능 부위 : 측두맥박, 총경맥박, 심첨맥박, 상완맥박, 요골맥박, 척골맥박, 대퇴맥박, 슬와맥박, 후경골맥박, 족배맥박

(4) 혈압

• 혈압(Blood pressure) : 심장에서 혈관 벽을 향해 혈액이 흐르는 힘을 말한다.

• 맥압(Pulse pressure) : 수축기와 이완기 압의 차이를 말한다.

1. 60 ~ 100 2. 12 ~ 20 3. 60 ~ 90 4. 구강,직장,액와,고막,이마 5. 심박동수 × 1회 박출량

CHECK

01 **체온이 상승하는 경우를 말해보세요.**

열 생산은 기초대사율, 근육운동 및 전율, 갑상샘 호르몬, 교감신경에 의해 생기고 열 소실은 방사, 전도, 대류, 증발에 의해 나타납니다.

(CHECK)

02 맥박에 영향을 주는 요인을 설명해보세요.

① 상승 : 심한 운동, 체온의 상승, 약물 사용(Epinephrine), 출혈, 스트레스 영향을 받는다.
② 하강 : 연령 증가, 운동선수, 약물 사용(Digitalis) 영향을 받는다.

(CHECK)

03 호흡에 영향을 주는 요인을 설명해보세요.

① 상승 : 스트레스, 열, 운동, 흡연, 고지대의 영향을 받는다.
② 하강 : 진정제 및 마약성 진통제 사용, 뇌손상(뇌간 장애)의 영향을 받는다.

(CHECK)

04 혈압에 영향을 주는 요인을 설명해보세요.

① 상승 : 연령 증가, 늦은 오후, 완경기 여성, 교감신경 자극, 급성통증, 신장 질환, 신체 운동, 비만의 영향을 받는다.
② 하강 : 약물 사용(이뇨제 및 항고혈압제), 이른 아침의 영향을 받는다.

(2023)

05 혈압 측정 시 발생하는 오류

① 실제보다 높게 측정되는 경우 : 커프가 짧거나 좁을 때, 커프가 헐거울 때, 커프의 공기를 너무 천천히 뺐을 때, 커프가 심장보다 낮게 위치할 때, 수은 기둥을 올려다 볼 때 혈압이 높게 측정됩니다.
② 실제보다 낮게 측정되는 경우 : 커프가 넓을 때, 커프의 공기를 너무 빨리 뺐을 때, 커프가 심장보다 높게 위치할 때, 수은 기둥을 내려다볼 때 혈압이 낮게 측정됩니다.

(2020)

06 **유방암 자가진단법에 대하여 설명해보시오.**

① 거울 앞에서 시진합니다. 양쪽 유방의 색깔·형태에 변화가 있는지, 유두에 분비물이 있는지를 관찰합니다. 양손을 머리 뒤로 깍지 끼고 몸을 흔들며 형태에 변화가 있는지 관찰합니다. 양손을 허리 옆구리에 짚고 어깨와 팔을 앞으로 구부려 유방이 함몰되는지 관찰합니다.

② 비누칠을 하거나 로션을 바르고 앉아서 촉진합니다. 오른쪽 유방을 촉진할 때는 오른손을 머리 뒤로 하여 왼쪽 귀를 잡습니다. 왼손가락 2, 3, 4번째 손가락 끝으로 겨드랑이 쪽 윗부분부터 시작하여, 원을 그리며 유두를 향해 만져봅니다. 유두 주변까지 원을 그리며 만진 후에는 유두를 사방으로 짜보아 분비물이 있는지 확인합니다.

③ 누워서 촉진합니다. 오른쪽 유방을 촉진할 때는 오른쪽 어깨에 수건을 대고 오른팔을 위로 올립니다. 그 외에는 위에 촉진했던 내용과 같습니다.

알고가기 유방암 자가진단 체크리스트

유두가 들어가 있다.

유두에서 분비물이 나온다.

림프절에서 멍울이 만져진다.

가슴에 멍울이 만져진다.

피부가 오렌지 껍질처럼 변한다.

유방이 늘어지거나 커진다.

유방 부위 피부가 움푹 들어간다.

유방의 모양이 변한다.

유방 피부에 염증이 생긴다.

plus NOTE

유방암 자가진단 시기

20세 이후로 생리 끝난 후 3 ~ 5일 후에, 완경 여성은 날짜를 지정해서 한 달에 한 번 정기적으로 자가진단하는 것이 좋습니다.

plus NOTE

알고가기　그림으로 자세히 보는 유방 촉진방법

① 1단계 서서 거울보기 : 유방의 윤곽과 모양을 점검한다.

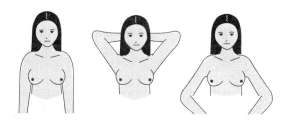

② 2단계 유방 촉진 : 로션이나 젤을 이용하여 서거나 앉아서 촉진한다.

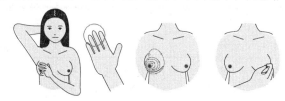

③ 3단계 누워서 유방 촉진 : 자세를 변경하여 다시 촉진한다.

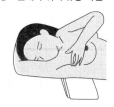

♥ 체위 더 보기 p.319

(2017) (2016) (2015)

07 복부검진 시 자세와 이유를 설명해보시오.

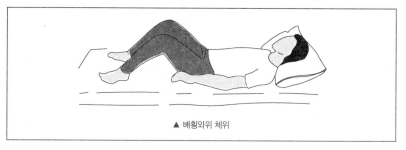

▲ 배횡와위 체위

복부검진 시 자세는 배횡와위로 환자 똑바로 눕는 상태로 무릎을 굽히는 자세입니다.
이 자세는 배의 근육을 느슨하게 풀어 줘 통증을 경감시켜 줍니다.

(2014) (2013)

08 신체사정방법에 대해 말해보시오.

기본적인 신체사정방법 순서는 '시진 → 촉진 → 타진 → 청진'입니다. 침습적인 순서로
사정합니다.

알고가기 부위에 따른 사정방법

① 눈 : 시력, 백내장·녹내장 유무, 증상 여부
② 귀·코·목 : 외이도 시진, 이경으로 고막확인, 대칭성 시진 및 림프절 촉진, 증상 여부
③ 유방 : 시진 및 촉진
④ 흉곽 및 폐 : 흉곽, 피부색, 손톱, 곤봉손가락 시진, 대칭성 촉진, 타진음, 호흡음 청진
⑤ 심장 : 맥박 및 심음 청진, 부종 촉진, Allen 검사
⑥ 복부 : 복부윤곽시진, 장음 청진, 피부상태 및 장기 촉진
⑦ 골격계 : 근력 측정, ROM 사정 등
⑧ 신경계 : 의식 수준, GCS, 뇌신경 사정, 심부건 반사, 바빈스키 반사 등

(2017) (2016)

09 복부검진 시 순서를 설명해보시오.

복부 진찰 시에는 촉진과 타진이 장음에 영향을 줄 수 있으므로 '시진 → 청진 → 타
진 → 촉진' 순서로 진찰을 합니다.

(2020) (2014)

10 온열요법의 효과를 말해보시오.

통증 감소, 울혈 감소, 회복 증진, 만성 염증 감소, 체온상승 등의 효과가 있습니다. 근
육조직을 이완시켜 통증이 완화되며, 혈관의 확장으로 혈액순환이 원활해져 울혈 감
소되고, 영양공급도 원활해져 만성 염증이 완화되어 회복이 빨라집니다.

알고가기 온열요법 주의사항

① 화상 가능성이 있으므로 수건 등에 감싸 적용 후 자주 피부상태를 사정합니다.
② 무의식환자나 의사를 전달하지 못하는 경우 사용하지 않습니다.
③ 혈액순환이 증진되기 때문에 출혈·염증·부종이 악화 될 수 있어 부상의 초기에는 적용하지 않
   고, 급성 증상이 사라진 후 상태에 맞게 적용합니다.
④ 심혈관계 질환 등 혈액순환이 좋지 않은 경우, 전달된 열이 퍼지지 못해 오히려 손상을 입을 수
   있으므로 가급적 사용하지 않는 것이 좋습니다.

냉요법(냉찜질)

• 효과 : 통증 감소, 출혈 감소, 염
  증 감소, 부종 감소, 체온 하강
  등 입니다.
• 주의사항 : 무의식환자와 의사를
  전달하지 못하는 경우, 혈액순환
  이 좋지 않은 경우 적용하지 않
  습니다.

(2017) (2012)

11 아이와 성인의 고막체온 측정의 차이점을 말해보시오.

고막으로 체온을 잴 때 귀를 잡아당기는 방향은 성인의 경우 후상방, 유아의 경우 후하방입니다(3세 이상부터 후상방). 외이도의 구조 차이로 체온계의 적외선 센서가 고막에 잘 닿게 하기 위해 아이와 성인의 측정방향이 다른 것입니다.

알고가기 귓속형 적외선 체온계 올바른 사용방법

① 3세 이상 사용방법

 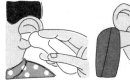 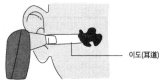

이도(耳道)

② 3세 미만 사용방법

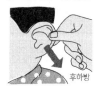 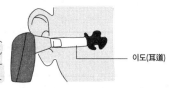

이도(耳道)

12 맥박은 어디서 측정하는가?

맥박은 동맥이 지나가는 곳으로 측정합니다.

알고가기 맥박측정 가능 동맥위치

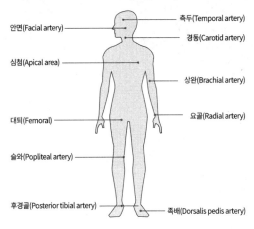

안면(Facial artery)
측두(Temporal artery)
경동(Carotid artery)
심첨(Apical area)
상완(Brachial artery)
요골(Radial artery)
대퇴(Femoral)
슬와(Popliteal artery)
후경골(Posterior tibial artery)
족배(Dorsalis pedis artery)

① 측두동맥 Temporal artery – Side of forehead
② 대퇴동맥 Femoral artery – Groin
③ 슬와동맥 Popliteal artery – Back of the knee
④ 후경골동맥 Posterior tibial artery – Inner ankle
⑤ 경동맥 Carotid artery – Neck
⑥ 상완동맥 Brachial artery – Inner elbow
⑦ 요골동맥 Radial artery – Wrist
⑧ 족배동맥 Dorsalis pedis artery – Front of foot
⑨ 심첨부위 Apical area
⑩ 안면동맥 facial artery – Lower jew

 선배들의 **TIP**

주의합시다!
촉진으로 맥박을 측정할 때, 엄지손가락을 제외한 2, 3번째 손가락을 이용합니다. 엄지손가락의 동맥은 환자의 맥박과 혼동될 가능성이 있으므로 엄지를 사용하지 않습니다.

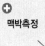
맥박측정

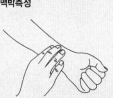

(2016) (2015)

13 심첨맥박위치, 혈압 측정 위치에 대해 말해보시오.

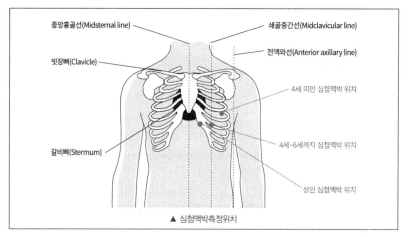

▲ 심첨맥박측정위치

심첨맥박의 위치는 좌측 쇄골 중앙선(Lt midclavicular line)과 4 ~ 5번째 늑간(4 ~ 5th intercostal space)이 만나는 곳입니다. 혈압측정위치의 우선 선택은 상완(Upper arm)입니다. 만약 상완이 너무 두꺼운 경우 하완부위(Lower arm, forearm)에서 잴 수 있습니다. 상지에서 혈압을 못 잴 경우 하지에서 혈압을 잽니다.

알고가기 혈압 측정 시 맥박측정 가능 동맥위치

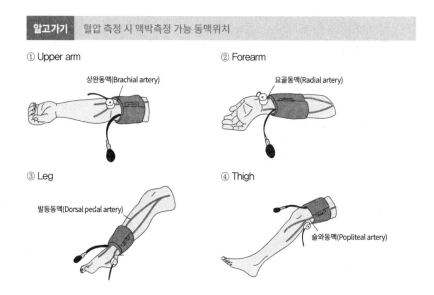

① Upper arm

상완동맥(Brachial artery)

② Forearm

요골동맥(Radial artery)

③ Leg

발등동맥(Dorsal pedal artery)

④ Thigh

슬와동맥(Popliteal artery)

(2021) (2016) (2015)

14 상완에 퍼프를 재면 안 되는 환자를 말해보시오.

Arm save 하고 있는 팔, 즉 AV fistula, 유방절제술을 한 쪽에서는 측정하면 안 됩니다. 또한 수술한 부위, 부종 및 상처가 있는 경우, A - line 소지 중인 곳, 뇌졸중으로 약해진 사지에도 혈압을 측정하면 안 됩니다.

(2017) (2014)

15 혈압이 70/40인 환자에게 어떤 간호를 할 것인가?

BP 재측정 및 환자 의식상태 및 증상을 사정합니다. Shock position을 취해주고 담당 의사에게 보고합니다. 처방대로 시행합니다.

(2018) (2017)

16 환자가 무의식일 경우 혈액형 확인 방법을 말해보시오.

무의식환자 환자 확인 방법과 동일하게 진행합니다. 보호자가 있는 경우에는 보호자에게 개방형으로 알고 있는 혈액형을 질문하고, 없는 경우라면 환자 팔찌에 적혀있는 혈액형과 대조해봅니다.

(2014) (2011)

17 저체온 증상에 대해 말해보시오.

저체온은 체온이 35℃ 이하로 떨어진 상태입니다. 33 ~ 35℃ 이상인 경증일 경우 떨림, 오한, 창백한 피부, 파란 입술, 저혈압, 차가운 느낌 호소, 근육 조정 어려움 등의 증상을 나타냅니다. 32℃ 이하의 중증인 경우에는 오히려 몸의 떨림은 없어지고 근육 강직이 일어납니다. 맥박과 호흡 감소, 혼수상태 등의 증상을 나타냅니다.

(2023) (2014) (2011)

18 탈수 증상에 대해 말해보시오.

탈수는 설사나 구토, 화상, 일사병 등으로 몸의 수분이 감소해 일어납니다. 증상으로는 갈증, 구갈, 소변 감소, 어지러움, 맥박과 호흡 증가, 저혈압, 피부탄력 감소 등의 증상을 나타내며, 유아의 경우 천문이 함몰되기도 합니다.

➕
체중 손실에 따른 탈수 종류
• 경증 : 5% 이하
• 중등도 : 5 ~ 10%
• 중증 : 10% 이상

(2017) (2015)

19 설사와 탈수 관련된 간호진단 3가지를 말해보시오.

설사와 탈수로 인한 체액부족, 위험성설사와 탈수로 인한 영양결핍, 위험성설사와 탈수로 인한 수분 전해질 불균형 위험성입니다.

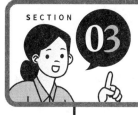

SECTION **03** 감염관리

출제빈도 ●●●●◐

키포인트 코로나19의 영향으로 중요해요! 감염관리에 대한 내용은 모두 익혀둡시다.

(1) 손 씻기

- **정의** : 병원 감염예방의 가장 중요한 기본 단계이다. 효과적 손 씻기는 물과 비누를 사용하여 10 ~ 15초 이상 씻거나 손 소독제를 이용하여 손을 씻는 것이다.
- **손 위생이 필요한 5가지 경우** : 환자 접촉 전, 무균 처치 전, 체액노출 위험 후, 환자 접촉 후, 환자주변 환경 접촉 후
- (❶   )무균법 : 미생물의 수를 한정하거나 줄이는 것이다.
- (❷   )무균법 : 기구, 물체 및 특정한 부위의 모든 미생물을 사멸시키는 것이다.

(2) 격리와 역격리

- **격리** : 환자의 전염병으로부터 타인을 보호하는 것으로 환자가 전염성 질환(반코마이신 내성 장알균, CRE 등)을 가졌을 때 격리시킨다. 격리환자간호는 환자에게 사용되는 물품과 기구는 격리기간이 끝날 때까지 병실 안에서만 사용한다.
- **역격리** : 면역력이 약한 환자를 외부 균으로부터 보호하는 것으로 질병이나 상처, 면역억제제의 사용으로 신체 방어력이 감소한 환자에게 필요하다. 역격리 환자간호로는 양압 유지 병실 및 1인실 사용, 멸균식이, 멸균·소독물품사용, 보호구 착용을 한다.

(3) 감염관리

- **표준주의** : 가장 기본적인 지침으로 병원에 있는 모든 환자를 간호할 때 적용하는 격리법이다.
- **공기주의** : 5㎛ 이하의 작은 비말 공기를 매개로 전파되는 병원균(폐결핵, 수두, 홍역 등)을 차단한다. 음압병실을 사용하며 호흡기계 보호구(N95마스크)를 착용해야 한다.
- (❸   ) : 5㎛ 이상의 전파되는 병원균(인플루엔자, 폐렴, 풍진, 유행성 이하선염 등)을 차단하며, 질병이 있거나 의심되는 환자에게 적용한다. 일회용 마스크를 착용하며 1인실 혹은 코호트(Cohort) 격리를 한다.
- **접촉주의** : 직접 또는 간접접촉에 의해 전파되는 병원균(VRE, CRE, MRSA, 장티푸스 등)을 차단하며, 질병이 있거나 의심되는 환자에게 적용한다. 1인실 혹은 코호트 격리를 한다.
- (❹   ) : 같은 균이 나오는 환자끼리 한 장소에 모아서 격리하는 방법을 말한다.

(4) 소독

- (❺   ) : 160 ~ 170℃ 열에서 소독하는 방법으로 분말, 기름, 유리·금속제품에 적용한다.
- **자비소독** : 100℃ 이상 끓는 물에 담궈 소독하는 방법으로 가정에서도 시행할 수 있으나 아포나 일부 바이러스 제거에 한계가 있다.
- (❻   ) : 자외선을 이용해 소독하는 방법으로 열에 민감한 제품에 사용한다.

1. 내과적 2. 외과적 3. 비말주의 4. 코호트 격리 5.건열소독 6.자외선소독

(2022) (2020) (2019)

01 접촉감염의 대표적인 질환과 예방법을 말해보시오.

접촉감염의 대표적인 질환은 다제내성균, 클로스트리디움 디피실(Clostridium difficile), 로타바이러스(Rotavirus), A형 간염(Hepatitis A) 등이 있습니다. 이를 예방하는 방법은 표준주의 격리방법에 접촉주의 격리를 시행하는 것입니다.

알고가기 표준주의 및 추가조치 시행

① **병실** : 가능한 1인실 → 코호트 격리 → 감염관리 전문가 자문 의뢰
② **장갑** : 병실 들어가기 전 착용, 병실 나오기 전 벗고 손 위생
③ **가운** : 처치 시 감염원(체액, 분비물이 많을 경우)과 접촉하여 옷이 오염될 가능성이 있는 경우 착용, 처치 후 환자 병실을 떠나기 전 탈착
④ **환자이동** : 가능하면 제한, 이동 시 주위 환경을 오염시키지 않도록 주의
⑤ **물품** : 매일 깨끗이 청소, 청진기·혈압계 등은 환자 전용으로 마련, 재사용물품이나 퇴원 후 사용하던 물품은 적절한 방법으로 소독

(2020) (2013) (2012)

02 비말감염환자의 증상과 예방법을 말해보시오.

비말감염의 증상은 기침과 재채기이지만, 무증상인 경우도 많습니다. 이를 예방하는 방법은 표준주의 격리방법에 비말주의 격리를 시행하는 것입니다.

알고가기 표준주의 및 추가조치 시행

① **병실** : 가능한 1인실 → 코호트 격리 → 타인과 1m 이상 간격 유지
② **마스크** : 환자와 1m 이내에서 접촉할 경우에 착용
③ **환자이동** : 가능한 최소화하고 불가피할 경우 마스크 착용

비말주의
· 비말감염 : 감염균을 가진 큰 입자($5\mu m$ 이상)가 단거리(1미터 이내) 내에서 비말접촉으로 전염
· 대표적 질환 : 인플루엔자(Influenza), 풍진(Rubella), 유행성이하선염(Mumps) 등

(2023) (2020) (2019) (2017) (2014)

03 공기매개감염의 대표적인 질환과 예방법을 말해보시오.

공기매개감염의 대표적인 질환으로는 수두(Varicella, including disseminated zoster), 홍역(Measles), 활동성 호흡기 결핵(Tuberculosis) 등이 있습니다. 이를 예방하는 방법은 표준주의 격리방법에 공기주의 격리를 시행하는 것입니다.

공기주의 감염원
· 감염을 유발하는 작은($5\mu m$ 이하) 비말(airborne droplet nuclei)
· 공기 중의 먼지 입자와 함께 떠다니다가 흡입에 의해 감염됩니다.

알고가기 표준주의 및 추가조치 시행

① **병실** : 음압이 유지되는 1인실, 출입 시 복도 쪽 문은 반드시 닫기
② **마스크** : 직원이나 보호자 등은 병실 들어가기 전 N95 마스크를 착용, 병실을 나온 후 겉면에 손이 닿지 않게 벗은 후 손 씻기
③ **환자이동** : 가능한 최소화하고 불가피할 경우 환자에게 수술용 마스크 착용

알고가기 N95 마스크

① **착용 법** : 손 위생 → 위 머리밴드 고정 → 아래 머리밴드 고정 → 코 고정 → 마스크 감싸고 공기누설여부 확인

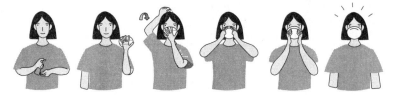

② **벗는 법** : 손 위생 → 아래 머리밴드를 뒤에서 끈을 잡고 머리 위로 당겨 벗음 → 위 머리밴드도 같은 방식으로 제거 → 끈만 잡고 버리기 → 손 위생

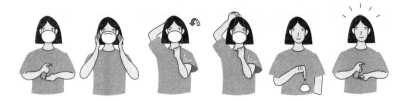

2023 2019 2017

04 간호사가 할 수 있는 감염관리방법에 대해 말해보시오.

① 손 위생을 철저히 합니다.
② 말초정맥관, 중심정맥과, 유치도뇨관, 호흡장비 감염관리법을 숙지합니다.
③ 감염관리 업무수행이 필요한 교육을 받고 그에 따라 시행합니다.
④ 감염관리 매뉴얼(격리, 보호구, 의료기구, 폐기물, 세탁물, 물품, 소독제 등의 사용법 및 관리법 등)을 숙지하고 그에 따라 시행합니다.
⑤ 감염관리관련 QI활동(지침 개선 등)을 시행합니다.

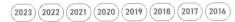

(2020) (2016) (2015)

05 양압병실과 음압병실에 대해 설명해보시오.

① **양압병실** : 대기압보다 병실 내 기압이 높은 상태인 병실입니다. 따라서 바깥 공기가 병실 안으로 들어오지 못하도록 격리하는 병실입니다.

② **음압병실** : 대기압보다 병실 내 기압이 낮은 상태인 병실입니다. 따라서 환자가 호흡한 병실 내의 공기는 바깥으로 나오지 못하도록 격리하는 병실입니다.

(2023) (2022) (2021) (2020) (2019) (2018) (2017) (2016)

06 손 위생이 필요한 경우를 말해보시오.

환자 접촉 전·후, 환자에게 치료적 행위(청결·무균시술) 시행 전, 환자의 신체 부위에서 접촉하고 다른 신체 부위 접촉 전, 체액 및 분비물 접촉 후 또는 노출되었을 가능성이 있는 행위 후, 환자의 주변 환경(의료장비 포함) 접촉 후, 장갑을 벗은 후, 투약과 음식 준비 전과 후입니다.

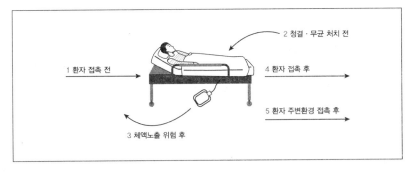

알고가기 손 위생 방법

① **물과 비누를 이용한 손 위생이 필요한 경우**
- 손에 혈액이나 체액이 묻거나 눈에 보이는 오염이 있는 경우
- 화장실을 이용한 후
- Clostridium difficile 등 아포를 형성하는 세균에 오염되었을 가능성이 있는 경우(눈에 보이는 오염이 없다면 손 소독제를 이용하여 손 위생 가능)

② **알코올 젤을 이용한 손 소독(물 없이 적용하는 손 소독)**
- 단계는 손 씻기 단계와 같음
- 걸리는 소요시간 : 건조될 때까지(20 ~ 30초 이상)
- 알코올 젤의 개봉 후 유효 기간은 1년
- 알코올 젤 펌핑 시 끝까지 누른 것이 1회 분량

③ **외과적 손 위생**
- 걸리는 소요시간 : 2분 이상(일반적으로 2 ~ 5분 정도)
- 손을 팔꿈치보다 위로 하여 적절한 손 소독제 이용
- 손톱 밑, 각 손가락, 손바닥, 손등, 손목, 전완부, 팔꿈치 위 5cm까지 순차적으로 씻음(되돌아가거나 다시 만지면 안 됨)

손 위생(Hand hygiene)

- 손 씻기(Hand washing)
- 물 없이 적용하는 손 소독
  (Antiseptic hand rubbing)
- 외과적 손 위생(Surgical hand
  antisepsis 또는 Surgical hand
  preparation)

(2023) (2021) (2020) (2019) (2018) (2017) (2016)

07 손 씻기에 대해 말해보시오.

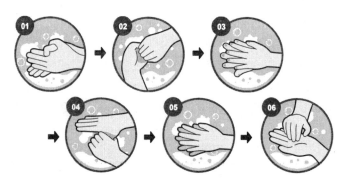

① 내과적 손 씻기
- 손이 팔꿈치보다 아래에 위치한다.
- 깨끗하고 흐르는 미지근한 물에 손을 적신 후 비누를 사용한다.
- 30초 이상 강하게 손을 비비면서 씻는다.

② 외과적 손 씻기
- 손이 팔꿈치보다 위에 위치한다.
- 깨끗하고 흐르는 미지근한 물에 손을 적신 후 손 소독제 또는 전용 세제로 씻는다.
- 2 ~ 5분 동안 솔을 이용하여 피부 주름 및 손톱 밑까지 씻는다.

격리예방지침

- 표준주의 : 가장 기본적인 지침
- 공기주의 : 5㎛ 이하의 비말 매개
  병원균 차단
- 비말주의 : 5㎛ 이상의 비말 매개
  병원균 차단
- 접촉주의 : 직접 또는 간접접촉
  병원균 차단

(2020)

08 격리의 종류를 말해보시오.

격리 유형은 4가지가 있습니다. 표준주의(Standard precautions), 공기주의(Airborne precautions), 비말주의(Droplet precautions), 접촉주의(Contact precautions)입니다.

(2023) (2020) (2019) (2017) (2016) (2012)

09 격리와 역격리에 대해 설명하고 그 예를 들어보시오.

① 격리 : 전염성 질환을 가지고 있는 환자 및 보균자를 격리하는 것입니다. 예를 들어 공기매개감염인 결핵 등이 있습니다.

② 역격리 : 감염 감수성이 크고 감염에 취약한 환자를 외부 감염으로부터 보호하기 위해 격리하는 것입니다. 예를 들어 백혈병, 방사선 치료환자 등이 있습니다.

10 내과적·외과적 무균법의 차이점에 대해 설명해보시오.

① 내과적 무균술(Medical asepsis) : 소독을 뜻하며, 병원균의 수를 줄이거나 조절하기 위한 방법입니다.

② 외과적 무균술(Surgical asepsis) : 멸균을 뜻하며, 아포를 포함한 모든 미생물이 없는 상태를 말한다.

(2020) (2019)

11 주사침 관리에 대해 말해보시오.

① 일회용 제품을 사용하며, 절대로 재사용하지 않습니다.

② 포장 상태로 보관해야 하고, 사용직전에 포장을 제거합니다.

③ 포장 제거 전 포장과 유효기간을 확인합니다. 포장이 손상된 경우 오염으로 간주하고 폐기합니다.

④ 사용한 주사바늘은 즉시 손상성 의료폐기물 전용용기에 폐기합니다.

⑤ 사용한 주사바늘은 구부리거나 만지거나 리캐핑하지 않습니다. 만약 부득이하게 다시 뚜껑을 씌워야 하는 상황이 온다면 한 손으로 조작하여 다시 씌웁니다.

⑥ 바늘 끝이 사용자의 몸 쪽으로 향하지 않도록 합니다.

⑦ 폐기물 또는 세탁물 접촉 시 손이나 발로 누르는 행위를 하지 않습니다.

⑧ 내용물이 2/3 이상 시 교환합니다.

⑨ 폐기 시 뚜껑이 완전 밀폐되었음을 확인합니다.

⑩ 불필요한 주사침 사용은 하지 않습니다.

(2020)

12 MRSA의 간호에 대해 말해보시오.

① 다제내성균으로 접촉주의에 해당하는 격리를 시행하면서 간호를 합니다. 즉, 1인실이나 코호트 격리로 분리하며, 혈압계·체온계 등의 물품은 개별 사용 후 퇴원 시에는 적절한 소독 방법을 시행합니다.

② 오염이 우려 되는 경우에는 장갑과 가운을 착용하며, 병실에 나오기 전에는 벗고 나와야 합니다. 손 위생에 주의를 기울여야 하며, 병실 등 주변 환경을 매일 소독하고 관리를 합니다.

---

plus NOTE

➕ **멸균의 원칙**

• 멸균물품끼리만 멸균 상태가 유지됩니다.

• 포장의 훼손, 젖음(멸균생리식염수로 젖은 경우 포함) 등 오염으로 간주합니다.

• 멸균인지 오염인지 의심스러울 경우 오염으로 간주합니다

• 멸균 영역 가장자리(2.5cm = 1인치)는 오염구간입니다.

• 시야에서 벗어나면 오염에 간주하며, 허리선 밑도 오염구간입니다.

➕ **의료폐기물 유효기간**

• 손상성 의료폐기물 : 30일

• 일반 의료폐기물 : 15일

• 격리 의료폐기물 : 7일

➕ **MRSA Full term**

Methicillin – Resistant
Staphylococcus Aureus
메티실린내성황색포도알균

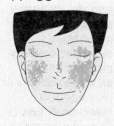

루푸스 증상

로타바이러스(Rotavirus)

가장 흔한 영유아 위장염 바이러스입니다. 전염성이 매우 강합니다. 2~3일간의 잠복기를 거친 후 구토, 설사, 복통, 발열 등의 증상을 나타냅니다. 지사제는 권유하지 않습니다. 그룹 A형 로타바이러스인 경우 법정감염병으로 신고를 해야 합니다.

(2020) (2017)

13 SLE(루푸스) 환자의 중재법을 말해보시오.

① 스테로이드(부신피질호르몬제) 투여로 심할 경우 면역억제제와 병용 투여하여 증상을 완화시킵니다. 그 후 약물 감량을 유지하고 재발을 방지합니다.

② 약제에 대한 복용법 및 부작용 등 교육이 필요합니다. 합병증으로 감염, 발작, 고혈압, 골다공증, 피부 통합성 문제 등이 나타날 수 있어 관련 교육도 시행합니다. 자외선·피로 등의 악화인자 및 균형잡힌 식이, 적절한 운동 등에 대해서도 교육합니다.

(2019) (2018)

14 노로바이러스란 무엇인지 설명해보시오.

노로바이러스(Norovirus)는 비세균성 급성위장염을 일으키는 바이러스입니다. 보통 여름에 활발하게 활동하는 일반적인 식중독과 다르게 겨울철 식중독의 주된 원인입니다. 1~2일 후 잠복기를 거친 후 구토, 설사, 복통, 발열 등의 증상이 나타납니다. 대부분 자연스럽게 회복하나 노약자인 경우 입원치료를 고려합니다. 전염성이 매우 강하여 예방을 위해서는 손 위생과 식자재 청결 및 가열이 중요합니다.

 선배들의 TIP

로타바이러스는 뭘까요?

소아에게 가장 흔한 장염 바이러스는 노로바이러스와 로타바이러스입니다. 로타바이러스는 신고해야 하는 법정 감염병이며, 기저귀를 차거나(보통 3세이지만) 대소변을 못 가리는 6세 이하의 아동, 변실금 환자의 경우에 접촉 격리를 해야 합니다. 여기서, 변기를 사용할 수 있으면 접촉 격리 대상이 아닙니다! 격리 기간은 치료 기간 동안(퇴원 시 자동 해제)입니다.

(2022) (2020)

15 VRE 환자가 고열이 나는 상황이다. 가장 먼저해야 하는 중재는 무엇인가?

접촉주의를 준수하며 활력징후(V/S) 측정 및 환자 증상 등을 사정합니다. 담당 의사에게 보고 후 처방대로 시행합니다.

알고가기 의료관련 다제내성균 감염병의 6종류

① 반코마이신내성황색포도알균(VRSA) 감염증
② 반코마이신내성장알균(VRE) 감염증
③ 메티실린내성황색포도알균(MRSA) 감염증
④ 다제내성녹농균(MRPA) 감염증
⑤ 다제내성아시네토박터바우마니균(MRAB) 감염증
⑥ 카바페넴내성장내세균속균종(CRE) 감염증

알고가기 다제내성균의 종류에 따른 감염관리지침

구분	VRSA	VRE	MRSA	MRPA/MRAB	CRE
병실사용	1인실 격리	1인실 격리, 코호트 격리	코호트 격리 권장		1인실 격리, 코호트 격리
물품준비	개별 의료기구 (청진기, 혈압계, 체온계, 토니켓, 대소변기, 기타 개별적으로 사용이 가능한 물품)				
손 위생	환자(병원체 보유자 포함), 물품이나 환경 접촉 전·후				
장갑 & 가운	오염이 우려될 경우 반드시 착용				
환자이동	• 오염우려의 창상은 드레싱을 유지하면서 이송 • 이송할 때 사용한 이송용기를 포함하여 모든 물품은 소독				
환경관리	병실표면, 반복 사용기구와 물품은 매일 소독				
	퇴원 시 환경표면 전반의 소독 (Terminal cleaning)			퇴원 시 환경표면, 공조기, 필터 표면 포함 소독 (Deep terminal cleaning)	퇴원 시 환경표면 전반의 소독 (Terminal cleaning)
능동감시배양 고려대상	• VRSA 검출 이력 환자 • VRSA 양성 환자 접촉자	• 고위험부서 입원환자는 매주 검사 • VRE 검출 이력 환자 • 의료관련시설 및 요양시설에서 전원 온 환자 • VRE 양성환자 접촉자	• 고위험부서 입원환자는 매주 검사 • MRSA 검출 이력 환자 • 의료관련시설 및 요양시설에서 전원 온 환자	• 유행이 알려진 기관에서 유행기간 중에 입원력이 있는 환자 • 중환자실 유행 발생상황	• CRE 검출 이력 환자 • 의료관련시설에서 전원 온 환자 • CRE유행이 알려진 기관에서 유행기간 중에 입원력이 있는 환자
격리해제	분리된 감염부위(검체 채취가 어렵거나 혈액분리인 경우는 보균검사결과로 판단)와 보균검사에서 3일 ~ 1주 간격으로 검사하여 연속 3회 이상 음성일 경우, 항균제를 수 주간 사용하지 않은 경우 검사간격과 횟수 조정 가능				

SECTION 04 상처간호

출제빈도 ●●●●○

키포인트 욕창부분 자주 물어봐요. 욕창간호, 치료법, 호발부위는 꼭 알아두세요.

(1) 욕창(Decubitus ulcer, Bed sore, Pressure sore)
- 호발부위 : 천골, 대전자, 척추극상돌기, 무릎, 전면경골능, 후두골, 복사뼈, 발뒤꿈치 등에 발생한다.
- 위험요소 : 외부압력, 마찰과 응전력, 부동, 부적절한 영양, 피부 습기 및 온도

(2) 욕창 단계
- 1단계 : (❶   )은 있으나 피부 손상은 없다.
- 2단계 : 표피와 진피를 포함하여 벗겨지거나 수포와 얕은 궤양과 같은 부분적인 피부 손상이 있다.
- 3단계 : (❷   )이 손실되어, 건막에 가까운 깊은 진피 손상과 조직괴사가 발생한다.
- 4단계 : 조직괴사, 근육, 뼈, 지지조직 심부 피부조직이 광범위하게 손상된다.

(3) 욕창 간호
- 2시간마다 체위변경이 필요하다. 이때, 끌기보다는 들어 올려야 한다.
- 뼈 돌출부위의 (❸   ) 감소를 위해 도넛베개 또는 링베개를 제외한 베개를 사용한다.
- 뼈 돌출부위의 (❹   )를 금지한다.
- 실금 및 상처의 습기로부터 피부를 보호해야 한다.
- 에어매트리스를 적용하여 신체 부위 압박을 완화시킨다.
- (❺   ,   ) 식이를 공급한다.
- 욕창 발생 시 삼출물을 흡수하는 드레싱 제제를 사용하여 소독을 시행한다.
- 욕창이 심한 경우, 필요에 따라 피부 이식을 진행한다.

1. 발적 2. 심부 피부조직 3. 압력 4. 마사지 5. 고단백, 고비타민

2020 2019 2018

01 욕창의 사전적 정의가 무엇인지 말해보시오.

신체에 압력이 가해져 모세혈관 순환장애가 발생하여 피부조직에 괴사가 일어난 상태를 뜻합니다.

02 **어떤 환자에게 욕창 발생률이 높은가?**

부동, 노인, 불량한 영양상태, 약한 피부, 비만, 실금, 피부염, 욕창사정도구 위험군 등
의 환자가 욕창 발생률이 높습니다.

03 **욕창 발생부위 체위와 함께 말해보시오.**

① 측와위(Lateral position)

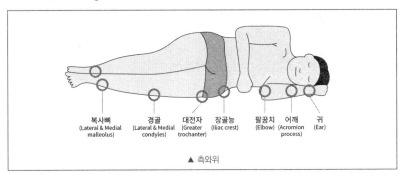

▲ 측와위

장골능(Iliac crest), 대전자(Greater trochanter), 복사뼈(Lateral & Medial
malleolus), 경골(Lateral & Medial condyles), 어깨(Acromion process), 팔꿈치
(Elbow), 귀(Ear)입니다.

② 복와위(Prone position)

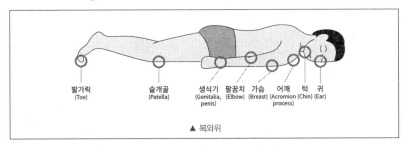

▲ 복와위

발가락(Toe), 슬개골(Patella), 팔꿈치(Elbow), 어깨(Acromion process), 턱(Chin),
귀(Ear), 생식기(Genitalia, penis), 가슴(Breast)입니다.

(2020) (2019)

04 앙와위(Supine position)일 경우 욕창의 호발부위를 말해보시오.

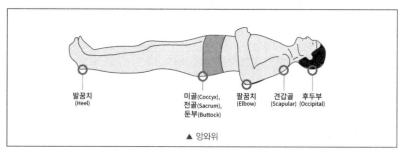

▲ 앙와위

미골(Coccyx), 천골(Sacrum), 둔부(Buttock), 발꿈치(Heel), 견갑골(Scapular), 후두부(Occipital), 팔꿈치(Elbow)입니다.

 선배들의 **TIP**

> 잘 안 외워진다구요?
>
> 누워있을 때 침대와 맞닿는 부분을 생각하면 됩니다. 그리고 닿은 면적의 무게가 무거울수록 호발되겠지요. 아래의 욕창 호발부위를 확인해보세요.

알고가기 헷갈릴 수 있는 엉덩이 부위 명칭

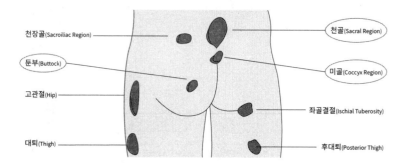

05 욕창 예방을 위한 간호중재를 말해보시오.

① 2시간마다 체위 변경을 시행하며, 이때 끌지 않고 들어올려야 합니다.

② 응전력에 의한 발생을 감소시키기 위해 상체는 30°이상 올리지 않습니다.

③ 피부를 건조하고 청결하게 유지하도록 합니다.

④ 적절한 마사지로 순환을 촉진하나, 손상 피부나 뼈 돌출 부위에는 마사지를 하지 않습니다.

⑤ 충분한 영양과 수분을 섭취하도록 합니다.

06 욕창 간호와 단계별 치료 방법에 대해 말해보시오.

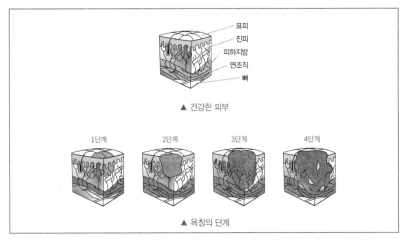

▲ 건강한 피부

▲ 욕창의 단계

① 1단계 : 국소적인 비창백성 홍반으로 피부 손상은 없는 상태입니다. 압박 제거 30분 이상 후에도 홍반은 지속됩니다. 하지만 체위변경 등의 예방적 조치만으로도 회복이 될 수 있으므로 관련 교육 및 에어매트리스 사용 등을 시행합니다.

② 2단계 : 표피와 진피 일부의 부분적 손상이 있습니다. 통증, 물집, 찰과상 등이 관찰됩니다. 상태에 맞는 소독을 시행하고 욕창 관리를 지속합니다(2단계부터 주 1회 이상 욕창 사정 및 치유 정도를 기록합니다 - 병원 내규마다 다름).

③ 3단계 : 표피, 진피를 지나서 피하지방조직까지 손상된 상태입니다. 궤양이 발생하며 통증은 없습니다. 처방에 따라 항생제를 투여할 수도 있습니다.

④ 4단계 : 뼈, 인대, 근육 등의 노출, 심하게는 뼈까지 손상이 일어난 상태입니다. 수술적 치료가 필요합니다.

⑤ 미분류 : 손상 부위의 겉이 죽은 조직으로 덮여있어 손상의 깊이를 알 수 없습니다. 죽은 조직을 제거하면 대개는 3 ~ 4단계인 경우가 많습니다.

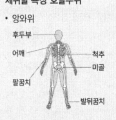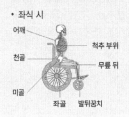

욕창 단계별 드레싱
- 1단계 : 투명, 하이드로콜로이드 드레싱
- 2단계 : 투명, 하이드로콜로이드 드레싱
- 3단계 : 하이드로콜로이드+하이드로겔(삼출물이 적을 때), 칼슘알지네이트(삼출물이 많을 때)
- 4단계 : 하이드로콜로이드+하이드로겔+칼슘알지네이트

 선배들의 **TIP**

욕창 Key Point!
욕창은 사전 예방과 사후 악화 방지 및 회복이 중요하답니다.

알고가기 욕창 환자 공통 간호

① 부동 등 위험성이 높은 환자는 욕창이 발생하기 전부터 체위변경을 자주 해야 하고 관련된 내용을 교육한다. 이때 반좌위나 90°측위의 압력 증가 자세는 피한다.
② 욕창 발생 환자에게는 욕창 악화 및 추가 발생 가능성을 인지시킨다.
③ 균형잡힌 식이와 충분한 수분을 제공하며, 가능한 활동량을 증가시킨다.
④ 피부상태 사정 및 실금 등을 관리하여 피부를 건조하고 청결하게 유지하도록한다.
⑤ 상처 부위 오염을 주의 깊게 보고 뼈 돌출부위는 직접 닿지 않도록 하며 베개 등으로 지지해준다.
⑥ 감염예방을 위해 표준주의지침 및 손 위생을 준수한다.
⑦ 압력 감소를 위해 도넛베개, 링 베개를 금지 한다.

▲ 욕창환자 주의사항

욕창 사정 시점
(병원 내규마다 다름)
- 입원 시 : 24시간 이내 욕창 초기평가 실시 및 기록
- 정기적 : 중환자실(최소 24시간 마다) 일반병동(주 1회)
- 수술 후, 전동 시
- 대상자의 상태 변화 시

(2022) (2020) (2019) (2018) (2017)

07 욕창위험사정도구에 대해 설명해보시오.

가장 많이 쓰이는 도구는 'Braden scale' 입니다. 감각 인지, 습기, 활동, 움직임, 영양 상태, 마찰·전단력의 6가지 요소로 구성되어 있습니다. 점수 범위는 6 ~ 23점이고, 낮을수록 욕창 위험이 증가됩니다. 18점 이하부터 욕창 위험군으로 분류합니다.

알고가기 Braden scale 욕창 위험군 분류

분류	중증도	점수
욕창발생 고위험군	초고위험군	9점 이하
	고위험군	10 ~ 12점
욕창발생 위험군	중위험군	13 ~ 14점
	저위험군	15 ~ 18점

(2017)

08 부동 환자 간호에 대해 설명해보시오.

① 위축, 구축, Foot drop 등을 예방하기 위해 잦은 체위변경 및 ROM 운동 등을 시행해줍니다.

② 부종, 욕창 등을 예방하기 위해 잦은 체위변경 및 피부 사정, 에어매트리스 사용 등을 시행합니다.

③ 호흡기계 합병증 예방으로 EDBC 교육, 위장관계 및 비뇨기계 합병증 예방을 위해 I/O 사정, 수분섭취 격려 등이 필요합니다.

알고가기 부동환자 합병증 및 예방간호

기관	합병증	예방
근골격계	위축, 구축, Foot drop(피부, 힘줄, 인대의 수축 및 탄력 저하, 근육 손실) 골다공증	잦은 체위변경 및 ROM 운동 등
피부계	피부 손상, 부종, 감각상실, 욕창	잦은 체위변경 및 피부상태 사정, 에어매트리스 사용
호흡기계	• 초기 : 느린 호흡(대사 감소로 산소 요구량 감소) • 후기 : 폐렴, 무기폐(폐의 팽창 및 효율 저하)	EDBC 교육 등
위장관계	변비, 식욕감소, 영양실조, 빈혈, 비만 등	I/O 사정 등
비뇨기계	UTI	수분섭취 격려

SECTION 05 투약 및 수혈

출제빈도 ●●●●●
키포인트 빈출파트예요. 투약 목적과 방법, 환자사례 관련 간호중재를 자주 물어봐요.

(1) 투약의 원칙

- 5right : 정확한 대상자(Right client), 정확한 약물(Right drug), 정확한 용량(Right dose), 정확한 경로(Right route), 정확한 시간(Right time)
- 7right : 투약의 기본원칙(5right), (❶   ), 정확한 기록(Right documentation)

(2) 약물투약

- 약물의 흡수속도 : 정맥 → 근육 → 피하 → 경구
- 정맥주사 : 혈관 속 약물의 직접적인 투여로 신속한 효과가 나타나며, 지속적인 약물 주입이 가능하다. 합병증으로는 혈종, 정맥염, 침윤 등이 있다. 주사부위는 손가락정맥, 중수정맥, 요측피정맥, 척측피정맥, 정중상완정맥, 주정중피정맥이다.
- (❷   ) : 신경 및 혈관 손상 위험, 공기색전, 감염, 조직손상 위험이 있고 경구투약보다 부작용이 빠르다. 주사부위는 둔부의 배면, 둔부의 복면, 외측광근, 대퇴직근, 삼각근과 삼두근이다. Z-track기법이 있다.
- 피하주사 : 인슐린이나 헤파린 등을 투여한다. 주사부위는 상완 외측 후면, 하복부, 대퇴 전면, 등의 상부, 배둔근 윗부분이다.
- 피내주사 : 항생제 반응검사(AST), 투베르쿨린 반응 검사 등 검사 목적으로 이용한다.

(3) 수혈

- 수혈 전 간호 : 동의서 확인 및 수혈 전 환자 혈액형 검사 → 수혈을 위한 정맥 Route (❸   ) 확보 → 환자의 수혈 경험·부작용 유무·혈액형·활력징후 확인 → 혈액은행에서 수령받은 혈액을 의료인 2인 이상이 확인
- 수혈 중 간호 : 수혈 여과장치가 있는 세트 사용 → 생리식염수 이외에는 따로 주입 → 부작용 발생 즉시 수혈 중단 후 의사에게 보고
- 수혈 후 간호 : 오심, 구토, 발적, 오한, 핍뇨, 혈뇨 등 부작용 여부를 관찰 → 수혈 기록지에 수혈 시작 시간·종료 시간·부작용 발현 유무·이상반응 등을 기록
- 수혈 부작용 : 용혈반응, (❹   ), 알레르기반응, 순환과잉, 패혈증

1. 정확한 교육(right teaching) 2. 근육주사 3. 18G ~ 20G 4. 발열반응

(2023) (2020) (2019) (2018)

01 고위험 약물은 무엇이며 사용법에 대해 설명해보시오.

① 고위험 약물이란 오류가 있을 경우 치명적인 위해를 줄 수 있거나 잠재적으로 높은 위험성을 가진 의약품을 말합니다. 사용 용량이 제한되어 있어 부작용이 발현될 위험이 높아 '처방, 보관, 조제, 이송, 투여, 폐기'시 특별한 주의가 필요합니다.

② 대표적으로 고농축 전해질(NaCl, KCl), 헤파린이 있습니다. 이들은 다른 약품과 구별하여 '고위험 의약품' 라벨이 부착된 장소에 분리 보관해야 합니다. 고농축전해질은 '반드시 희석 후 사용' 별도의 라벨을 부착한 장소에 보관합니다. 사용하고 남은 약은 바로 폐기하며, 개봉 보관 가능한 약제는 개봉일을 표기합니다.

알고가기 4주기 급성기 병원 인증기준(2023~2026년)에 따른 고위험의약품 대상 및 보관

구분	내용
대상	중등도 진정 의약품, 항암제, 고농도 전해질 제제, 주사용 항혈전제, 신경근차단제, 주사용인슐린 제제, 조영제(의료기관에서 선택 가능) 등
보관 방법	• 다른 의약품과 분리보관 및 고위험 표시, 유효기간 표시 • 고농도전해질 제제 보관장소에는 '반드시 희석 후 사용' 라벨링 • 개봉한 약제는 의약품명, 개봉일자, 유효기간을 포함하여 라벨링

(2023) (2022) (2014) (2012)

02 AST 목적에 대해 말해보시오.

피부반응검사는 말 그대로 약물에 대한 반응을 알기 위해 피부에 미리 검사하는 것입니다. 이는 알레르기 가능 여부를 감별하여 아나필락시스 반응을 예방하기 위해서 입니다.

 선배들의 **TIP**

병원 내규마다 다르기 때문에 조영제는 AST를 하지 않을 수도 있어요!

• MRI(contrast) : 24G, 복부 쪽 아니면 금식이 필요 없음, 조영제 AST 안함

• CT(EN) : 18G, 금식필요, 조영제 AST 여부, pre 항히스타민제 여부

• 공통적 : 조영제·검사 동의서, 신기능 lab(BUN/Cr/eGFR) 결과 확인, 수액 및 direct 3way

plus NOTE

➕
급성기 병원 인증기준(2018)에 따른 고위험의약품 범위

중증도 진정 의약품, 항암제, 고농도 전해질 제제, 주사용 항혈전제, 주사용 인슐린 제제, 조영제 등 의료기관이 정한다.

➕
AST Full term

after skin test
피부반응검사

03 AST 전 확인사항을 말해보시오.

① AST에 대한 약물 종류 및 희석 농도에 대해 숙지합니다.

② 약물에 대한 알레르기 과거력을 재확인합니다(AST로 Shock은 드물지만 가능합니다).

③ 피부상태를 확인합니다.

④ Arm save이거나 수술 예정인 상지, 상처·염증·소양감·멍이 있는 곳, 파스 등 적용한 곳, 털이나 모반 등으로 판독에 방해를 받을만한 부위도 제외합니다.

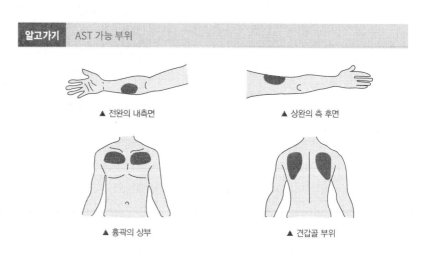

| 알고가기 | AST 가능 부위 |

▲ 전완의 내측면   ▲ 상완의 측 후면

▲ 흉곽의 상부   ▲ 견갑골 부위

AST 판독 기준

- 양성 : 10mm 이상의 발적 또는 팽진 시. 이상증세 나타날 시
- 의양성 : 6 ~ 9mm 발적 또는 팽진 시 N/S 대조검사 시행
- 음성 : 5mm 이하의 발적 또는 팽진 시

04 AST 양성을 어떻게 확인하는가?

10mm 이상의 발적이나 팽진 시, 어지러움·오심·두통·이명 등의 이상증세 발생 시에 양성 판정을 내립니다. 발적 경계가 모호하거나 알 수 없는 경우 담당 의사에게 보고 후 처방대로 시행합니다.

 선배들의 **TIP**

애매하다 싶을 때에는?
물론, 그전에 선임선생님께 한 번 봐달라고 부탁해야 합니다. 아무도 없다! 이럴 때는 양해를 구해서 사진이라도 찍고 상급자나 담당 의사에게 보고합니다.

(2023) (2022) (2020)

05 AST 검사방법을 말해보시오.

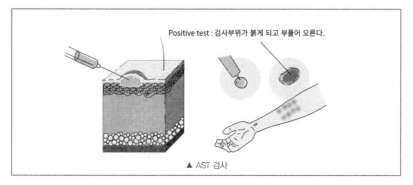

Positive test : 검사부위가 붉게 되고 부풀어 오른다.

▲ AST 검사

① 의사처방이 나면 5right를 확인하고 손 위생 후 AST 약품을 준비합니다.

② 환자확인을 개방형을 확인 후, 자기소개와 투약 목적·방법을 설명합니다.

③ 피부 사정 후 5right를 재확인하고 손 위생을 합니다.

④ 알코올 솜으로 피부를 소독하고 엄지와 검지를 이용하여 주사할 부위의 피부를 팽팽히 당깁니다.

⑤ 주사기 바늘의 사면이 위로 향하도록 하며 5 ~ 15° 각도로 5 ~ 10mm 수포가 형성되도록 0.1mL 이하의 약물을 주입합니다.

⑥ 바늘 제거 후 볼펜으로 표시하고 약간 떨어진 곳에 시간·약명을 씁니다.

⑦ 15분 뒤 확인 설명 후 손 위생을 하면서 나옵니다.

⑧ 15분 뒤 AST 주입 주위를 확인합니다.

(2020) (2017)

06 AST를 시행해야 하는 항생제 이름을 말해보시오.

AST를 하는 항생제는 보통 페니실린계, 세팔로스포린 계열입니다.

알고가기 AST 시행 항생제 이름

① 페니실린계 : 암피실린나트륨(오구멘틴주, 오구멘틴정, 오구멘틴시럽), 설박탐나트륨+암피실린나트륨(유바실린주, 유박탐주, 암박탐주), 타조박탐+피페라실린(타조신주, 타박신주)

② 세팔로스포린 1세대 : 세프테졸나트륨(세프테졸주), 세파제돈나트륨(세파제돈주, 파지돈주), 세파졸린나트륨(세파졸린주), 세프라딘수화물(메가세프캡슐)

③ 세팔로스포린 2세대 : 세프메타졸나트륨(메타키트주), 세포테탄(세포테탄주), 플로목세프나트륨(후루마린주), 세포티암염산염(곰티암주), 세파클러수화물(세파클러캡슐)

④ 세팔로스포린 3세대 : 세프트리악손나트륨(뉴락손주), 세포탁심나트륨(세포탁심주), 세픽심수화물(포세프캡슐), 세프타지딤수화물(세프타지딤주, 딤세프주, 딤세프캡슐)

선배들의 **TIP**

> TMI지만, 미리 공부합시다.
>
> 입사하자마자 항생제는 페니실린계, 세팔로스포린 세대별 등등등의 계열별과 약품명, 제품명 정도는 공부합시다. 경구 약도 포함해서요! AST하는 항생제 종류, 희석 농도, 만드는 직경 크기, 판독 크기 및 시간 등의 기준은 병원마다 다를 수 있습니다. 그리고 AST하여 사용했던 항생제라도 장기간 입원환자라면 다시 항생제를 시작하는 경우가 있습니다. 그 때, AST를 또 해야 하는지도 병원 내규마다 다르니(보통 마지막 항생제 투여 후 1 ~ 2주 경과시 시행) 이것 역시 입사 후 숙지가 필요합니다.

(2016) (2012)

07 마약류는 무엇이 있으며 마약류 보관방법을 말해보시오.

마약류는 마약, 항정신성의약품 및 대마를 말합니다. 마약류는 다른 의약품과 구별하여 별도로 보관해야 합니다. 또한 이중 잠금장치가 된 철제 금고에 보관합니다. 항정신성의약품은 잠금장치가 설치된 장소에 보관합니다. 잔여, 반품, 파손, 유효기간경과 마약 등 폐기마약은 약제과에서 공문을 내리기 전까지 위와 동일한 장소에 보관합니다. 보관장소에는 무인경비장치 또는 CCTV를 설치합니다.

알고가기　마약류 보관방법

① 인수인계는 정확하게 하며 눈으로도 직접 확인합니다.
② 잔량도 앰플과 함께 반납합니다.
③ 미사용 마약은 반납 list 출력하여 반환합니다.
④ 마약 이동 시 파손되지 않도록 이동형 마약보관장에 넣어 이동합니다.
⑤ 마약 용기·첨부문서에 붉은색 '마약' 표기를 쉽게 볼 수 있는 부위에 부착합니다.
⑤ 향정신성의약품, 예고임시마약류 또는 임시마약류는 잠금장치가 설치된 장소에 보관하되, 조제를 목적으로 업무시간 중 조제대에 비치하는 향정신성의약품은 제외합니다.

(2023) (2021) (2020) (2017) (2016) (2015)

08 투약오류에 대해 말해보시오.

투약오류는 5right 미준수를 비롯하여 유효기간 지나거나 불순물이 포함된 의약품, 잘못된 의사처방, 투여 전 적절한 환자상태 파악 등을 확인하지 않고 투약을 시행하였을 때의 나타나는 오류입니다.

✚
투약오류를 줄이기 위해서는?
• 5right 확인
• 환자확인 시 개방형의 질문
• 환자 개별 사정
• 약 상태 재확인 등

09 5R에 대해 설명해보시오.

5right는 투약 시 확인해야 하는 5가지로 Right patient(정확한 환자), Right drug(정확한 약물), Right dose(정확한 용량), Right time(정확한 시간), Right route(정확한 경로)입니다.

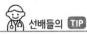 선배들의 **TIP**

> 5R은 쉬운데, 6R, 7R을 자꾸 잊어버려요!
>
> 저의 주관적인 생각으로 외운 방법입니다. 기존 5right에서 추가된 이유는 아무래도 소송이지 않을까요? 5right 확인 후 정확히 투약을 해도 기록이 틀리면 '오투약'인 거죠. 그래서 정확한 기록이 추가된 것이고 췄다는 기록만 있으면 뭐합니까. 환자가 주의사항 못 들어서 부작용이 나타나서 고소하겠다고 하는데요. 그래서 교육, 정확히 말해서 '복용 방법 및 부작용 등등을 교육했다!' 는 차팅이 추가된 것이지요.

10 경구투약 간호중재에 대해 말해보시오.

투여 준비 시 색의 변화 등 약 상태 확인을 합니다. 환자가 부재중이어도 침상에 약물을 두고 오지 않습니다. 환자에게는 상태가 투약에 적절한지를 파악해야 합니다. 예를 들어, 강심제의 경우에는 맥박이 60회/분 이하일 경우 투여하지 않고 담당 의사에게 다시 확인해야 합니다. 그리고 환자에게 투여하는 약물에 대해서 설명을 한 후 흡인이 되지 않는 체위에서 복용시켜야 하며, 투약 후에는 부작용 유무를 관찰합니다.

알고가기 경구투약 전 확인해야 하는 대표 약물

① **강심제** : HR 60회/분 이하일 경우 투여 전 담당 의사 보고
② **수면제·마약** : RR 12회/분 이하일 경우 투여 전 담당 의사 보고
③ **고혈압약·당뇨약** : 혈압, 혈당 확인

plus NOTE

➕
6R 및 7R
· 6R
정확한 환자, 정확한 약물, 정확한 용량, 정확한 시간, 정확한 경로, 정확한 기록
· 7R
정확한 환자, 정확한 약물, 정확한 용량, 정확한 시간, 정확한 경로, 정확한 기록, 정확한 교육

11 피내주사 시 각도를 말해보시오.

피내주사 각도는 5 ~ 15°입니다.

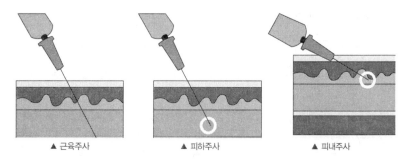

▲ 근육주사   ▲ 피하주사   ▲ 피내주사

(2018) (2017)

12 근육주사 시 주의사항에 대해 말해보시오.

① 1회 용량은 2 ~ 2.5cc 정도이며 최대 5cc 이내로 제한됩니다. 바늘은 보통 23G를 사용합니다. 먼저 맞았던 부분은 피해서 놓습니다. 최대한 빠르게 찌르고 약물은 천천히 주입합니다.

② 주사 후에는 주사부위의 통증, 가려움, 경결 등의 증상이 나타나는지 사정합니다.

(2019) (2018) (2017)

13 인슐린 투여방법을 말해보시오.

① 의사처방이 나면 5right를 확인하고 손 위생 후 인슐린을 준비합니다.

② 환자에게 다가가 손 위생을 하면서 개방형으로 환자확인 후, 자기소개와 투약 목적·방법을 설명합니다.

③ 피부 사정 시행 후 5right를 재확인합니다.

④ 손 위생 후 알코올 솜으로 피부를 소독합니다.

⑤ 엄지와 검지를 이용하여 주사할 부위의 피부를 집어 올린 후 45 ~ 90°로 찌르고 투여합니다.

⑥ 10초 경과 후 제거하고 알코올 솜으로 가볍게 닦은 후 물품을 정리합니다. 손 위생을 한 후 부작용 유무를 관찰합니다.

알고가기 유의사항

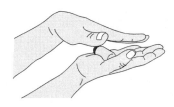
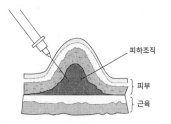

피하조직

} 피부

} 근육

① 불투명한(현탁액) 인슐린은 가볍게 굴려서 섞습니다.

② 냉장고에 있던 경우 너무 차가우면 통증이 심하므로 15분 후 투여합니다.

③ 주사기 내의 공기방울은 제거 후 투여합니다.

④ 피부를 집어 올리는 것은 피하조직의 깊이를 깊게 만드는 안전한 방법입니다(인슐린은 피하주사, Subcutaneous injection).

⑤ 마른 환자의 경우에는 45°로 찌릅니다.

⑥ 주사 후 마사지는 흡수를 증가시켜 저혈당 유발하므로 금지합니다.

⑦ 주사부위는 순환하면서 주사합니다.

선배들의 TIP

> 인슐린은 IV도 가능하다!
>
> 실제로 당뇨병 환자가 수술로 장시간 금식일 경우 GIK(포도당수액 + 인슐린 + KCl) fluid 가 처방나기도 한답니다.

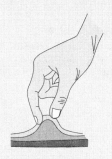

• 잘못된 방법

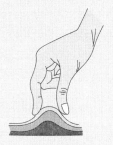

(2021) (2019) (2017)

14 인슐린 주사부위를 왜 돌려가면서 주사하는 것인지 설명해보시오.

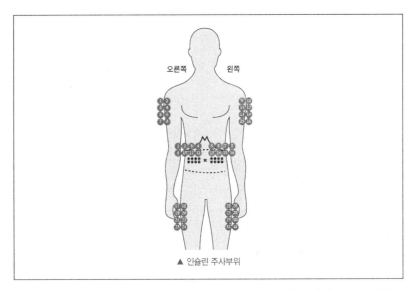

▲ 인슐린 주사부위

같은 부위에 반복적으로 투여 시 지방 위축, 지방 증식 및 비후가 생길 수 있습니다. 또한 인슐린의 주사 효과를 반감시켜 흡수속도가 느려지기 때문에 이를 예방하기 위하여 주사부위를 옮겨 사용해야 합니다.

알고가기 인슐린 흡수율

인슐린은 '복부 → 상완부 → 대퇴부 → 둔부' 순서로 흡수율이 크다.

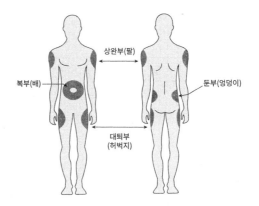

＋

인슐린 용량

1unit = 0.01cc

100unit = 1cc

제일 작은 눈금으로 기억하세요.
1unit은 1cc 주사기의 제일 작은
눈금입니다.

＋

인슐린 주사 간호술기

- 손 위생 실시
- 혈당측정 후 R-I Scale 확인
- 투약원칙 및 투약처방카드 확인
- 인슐린 주사기 준비
- 인슐린 주사부위 기록지 및 피하주사에 필요한 물품 준비
- 대상자 확인 미 투여목적과 유의사항 설명
- 손 소독 후 인슐린 부위 기록지를 확인하여 주사부위 선택
- 주사부위를 바깥쪽을 둥글게 소독
- 45~90°로 정확하게 삽입 후 약물 주입
- 주사바늘 제거 후 주사부위 소독
- 사용물품 정리 후 손 위생
- 투약 기록지 작성

15 인슐린 주사의 목적과 효과를 말해보시오.

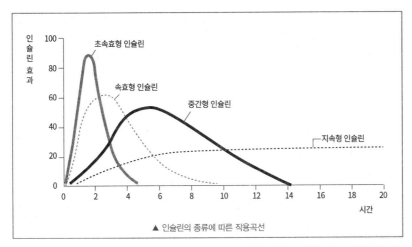

▲ 인슐린의 종류에 따른 작용곡선

인슐린 주사의 목적은 정상적인 혈당을 유지하기 위함입니다. 인슐린 주사의 효과는 종류마다 다릅니다. 초속효성 인슐린의 경우 투약 후 5 ~ 15분 후 작용하며 30 ~ 90분 사이에 최대효과를 가지고 3 ~ 4시간 동안 지속됩니다. 속효성 인슐린의 경우 투약 후 30 ~ 60분 후 작용하여 2 ~ 3시간 사이에 최대효과를 가지고 3 ~ 6시간 동안 지속됩니다. 중간형 인슐린의 경우 투약 후 2 ~ 4시간 후 작용하여 4 ~ 10시간 사이에 최대효과를 가지고 10 ~ 18시간 동안 지속됩니다. 지속형인 경우 투약 후 1 ~ 2시간 후 작용하여 12 ~ 24시간 동안 지속됩니다. 혼합형인 경우 혼합비율에 따라 작용 시작 시간 및 최대효과, 지속시간이 다릅니다.

알고가기 인슐린 주사 종류와 시간

속성	약물	작용시간	최대효과 시간	지속시간
초속효성 Rapid acting	• 리스프로(lispro) : 휴마로그 • 아스파트(aspart) : 노보래피드 • 글루리신(glulisine) : 애피드라	5 ~ 15분	30 ~ 90분	3 ~ 4시간
속효성 Regular	RI(휴물린 알, 노보린 알)	30 ~ 60분	2 ~ 3시간	3 ~ 6시간
중간형 (현탁액)	NPH(휴물린 엔, 노보린 엔)	2 ~ 4시간	4 ~ 10시간	10 ~ 18시간
지속형	란투스, 레버미어, 투제오, 트레시바	1 ~ 2시간	×	12 ~ 24시간
혼합형	• 리스프로+중간형 : 휴마로그믹스 • 아스파트+중간형 : 노보믹스 • 아스파트+지속형 : 리조덱	혼합비율마다 다름		

plus note

인슐린과 일반 주사기 차이점

정확한 양의 인슐린 주입을 위하여 사강(Dead Space)이 없습니다. 보통의 주사기는 주사기와 바늘이 연결되는 부위가 있고 이를 사강이라고 부르지만, 인슐린 전용 주사기는 주사기와 바늘이 분리되지 않습니다. 따라서 인슐린 주사 시에는 인슐린 전용 주사기 사용을 권장합니다.

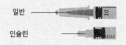

(2020) (2019)

16 정맥주사 시 주의 깊게 봐야하는 것은 무엇인가?

정맥주사(Ⅳ)는 약물의 효과가 신속하게 발생합니다. 그렇기 때문에 주사 시 부작용에 대해서 주의 깊게 봐야합니다. 또한 삽입부위의 발적 및 부종 등의 이상증세가 있는지 주기적인 확인이 필요합니다.

(2020) (2019)

17 정맥주사 적응증은 어떤 것이 있는가?

신속한 약물 효과, 적절한 수분과 전해질 균형, 혈액제제, 응급상황 시, 다른 주입경로보다 정맥으로의 부작용이 낮은 약물을 투여할 때 사용합니다. 보통 치료 기간이 1주 이내인 경우에 많이 선택합니다.

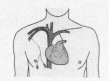

중심정맥관

- 정맥을 통한 심장 가까이에 있는 굵은 혈관까지 삽입되는 관
- 한번 삽입 후 장기간 사용 가능
- 치료할 때 마다 정맥확보가 필요 없음
- 항암제, 혈액채취, 수혈, 고농도 영양제 주입에 유용함

(2020) (2019)

18 중심정맥 적응증을 설명해보시오.

① 수액이나 수혈이 다수일 경우
② 장기간의 주입이 필요한 경우
③ 정맥염의 위험이 큰 약물의 주입 시
④ 말초 정맥 접근이 불가능하지만 정맥로의 확보가 필요한 경우
⑤ 항암제의 사용(3개월 이상 예상 시)
⑥ 장기간의 항생제, TPN, 정맥염의 위험이 큰 약물의 주입 시
⑦ 침습적인 혈류역학적 모니터링, 혈장교환술, 혈액투석용 등

2020 **2019**

19 IV의 금기 부위는 어디인가?

Arm save인 유방암 수술, AV fistula인 상지, 수술(예정) 부위, 상처·부종·통증·감염·경화 부위, 뇌졸중으로 약해진 사지 등 입니다.

 선배들의 **TIP**

> IV 주사 시 부위에 대해서 알려드릴게요!
>
> 우선 고려 사항은 잘 쓰지 않는 상지입니다. 매번 주사 놓을 때 오른손잡이인지 왼손잡이인지를 물어봅시다. 그 후 굴곡 부위, 혈압을 재야하는 부위, 멍이 있는 곳을 피하지만 금기는 아닙니다. 그 외 피해야 할 부위에 삽입을 해야 한다면 담당 의사에게 확인받으면 가능합니다.

2020 **2017**

20 IV를 거듭 실패하였을 경우 어떻게 대처할 것인가?

죄송하다고 사과합니다. 지혈을 취해준 후 다른 선생님이나 IV 전담팀이 있는 경우에 연락을 취합니다.

 선배들의 **TIP**

> IV 부탁 시 주의할 점을 알려줄게요!
>
> 일단 세팅은 완벽하게 준비해주세요. 그리고 몇 번 실패했고, 왜 실패했고(혈관이 좋은데 찌르자마자 터졌다, 움직여서 안 들어가 피도 나오지 않았다 등), 환자 성향은 어떤지, 어떻게 응대했는지도 함께 알려주세요(선임도 사람인지라 마음의 준비가 필요하며, 도착해서 환자에 대한 대처를 해야 하고, 피드백을 줄 수 있습니다). 그리고 사실 이 질문에서 제일 중요한 것은 '거듭'이 안 됩니다. 꼭 한 번만 시도하고, 아니 묶어보고 혈관이 잘 안보이면 환자에게 말을 건네세요. '이전에는 어디에 놨었나요', '혈액검사는 어디서 했나요' 뭐 이런거요. 예민하거나 혈관을 찾기 힘든 사람이라면 바로 대답이 나옵니다. 그럼 try! 자신 있으면 해보고, 아니면 바로 도움을 요청하세요.

정맥주사부위(안전한 순서대로)

- 팔(상완)
- 손, 손목
- 다리
- 발
- 서혜부
- 목

2020 **2017**

21 환자가 IV를 거부한다면 어떻게 해결 할 것인가?

먼저 거부 이유를 물어 봅니다. 그러면서 치료적 목적으로 수액이 처방되었음을 알리고 거부 이유에 맞춰서 설득을 시도해봅니다. 지속 거부 시에는 상급자 및 담당 의사에게 보고 후 처방대로 시행합니다.

> **알고가기** 환자 반응별 대처법
>
> ① 이걸 제가 왜 맞아야 해요?
>
>   수액에 대한 설명을 했더라도 납득을 못한 경우도 있습니다. 더 자세히 치료적인 목적에 대해서 설명합니다.
>
> ② 바늘공포증(첨단공포증)이 있어요!
>
>   진단은 받은 적이 있는지, 입원 전 담당 의사에게 미리 말한 사항인지를 물어봅니다. 이후 특이사항에도 기록합니다.
>
> ③ 이전에 입원할 때 맞았는데 너무 아팠어요!
>
>   어디에 맞은 것인지, 무슨 목적으로 입원했던 것인지(수술이면 굵은 바늘이니) 등을 물어보고 가능한 불편감이 없도록 신경 쓰겠다고 설득해봅니다.

➕ **일혈(Extravasation)**
- 정의 : 조직의 손상을 유발할 수 있는 약물이 혈관 밖으로 유출되는 것입니다.
- 증상 : 통증, 작열감, 발적, 부종 등
- 세포독성약물 분류 : 발포제(Vesican), 자극제(Irritant), 비발포제(Non-vesicant)

2020 **2017**

22 IV 유지 중 환자가 주사부위 통증을 호소하며 일혈을 보이면 어떤 간호를 할 것인가?

바로 수액 주입을 중단, IV 카테터를 제거합니다. 치료를 유지하기 위해서 다른 부위에 IV start를 시행합니다. 통증을 호소했던 IV remove site가 지혈 되었으면 피부상태를 사정 후 적절한 중재를 해줍니다.

> **알고가기** 항암제의 일혈
>
> ① 주입을 즉각 중단하고 역류시켜 최대한 약물을 흡인합니다.
>
> ② 상급자와 담당 의사에게 바로 보고합니다.
>
> ③ 해독제 필요시 카테터를 유지하여 투여하며 필요 없는 경우 카테터를 제거합니다.
>
> ④ 카테터 제거 후 상승시키고 약물에 따라 냉찜질 또는 온찜질을 적용합니다.
>   - DNA binding type : 냉찜질(혈관 수축 → 주위 조직손상 확대 방지)
>   - DNA non-binding type : 온찜질(혈관 확장 → 분산, 확산 → 중화)

(2020) (2015)

23 **수액세트 교환주기를 말해보시오.**

① 일반적으로 정맥 수액세트는 96시간 간격, TPI 같은 고영양 수액요법 세트는 24시간 간격, 지질제는 매 병마다 또는 12시간 간격, 수혈은 1pint 또는 4시간 간격, 프로포폴은 6 ~ 12시간 간격으로 교환해야 합니다.

② 중심정맥관 수액 주입세트는 혈액, 혈액산물 또는 지방 유탁액을 주입하지 않았다면 96시간 내에 교체할 필요는 없으나, 적어도 7일 이내에는 교체해야 합니다.

(2017)

24 **수액 투여 시 부었을 경우 간호중재에 대해 말해보시오.**

바로 제거 후 다른 부위에 다시 잡습니다. 통증경감과 붓기가 흡수됨을 설명합니다. 하지만 통증 및 붓기 지속 호소 시 상태에 맞게 적절한 중재(냉찜질 및 Elevation, Compression 등)를 시행 후 호전여부를 살펴봅니다. 이런 중재 후에도 해결되지 않는다면 상급자 및 담당 의사에게 보고합니다.

(2023) (2021) (2020) (2019)

25 **수혈 전 간호에 대해 설명해보시오.**

수혈처방이 나면 수혈 목적 및 방법, 부작용 등을 설명 후 수혈 동의서 작성 여부를 확인합니다. 수혈처방과 함께 수혈 검사인 ABO Rh type, cross matching, pre 항히스타민 주사, post 이뇨제 주사 여부도 함께 확인합니다. 수혈 검사를 진행하면서 IV route도 20G 이상 확보 여부를 확인 합니다. cross matching 검사결과가 나왔으면 환자가 알고 있는 혈액형과 맞는지 확인합니다. 일치한다면, 환자상태 평가를 진행합니다. 특히, 발열 여부 등을 사정 후에 혈액을 수령합니다.

> **알고가기** 수혈 전 간호(병원 내규마다 다름)

① 수혈 동의서 : 입원 시 1번
② X – matching 유효기간 : RBC 3일, 혈소판&FFP 2주 유효
③ 소아의 경우 : 24 ~ 22G까지도 가능

---

plus NOTE

➕
수혈 종류

· 자가수혈 : 자신의 혈액을 재수혈하는 것
· 동종수혈 : 공혈자 혈액을 주입하는 것
· 직접수혈 : 특정 공혈자가 혈액을 제공하여 수혈하는 것
· 성분수혈 : 필요한 혈액성분만 수혈하는 것

혈액 종류별 주입 시간

- 적혈구 : 1unit 당 2 ~ 3시간
- 혈소판 : full drop
- 혈장 : 1unit 당 30분 정도
  (혈장은 해동 후 3시간 이내로 종료)

(2020) (2018) (2016) (2015)

26 수혈 시 중요사항에 대해 말해보시오.

① 제일 중요한 것은 부작용 확인입니다. 수혈 시작 전에 미리 환자에게 나타날 수 있는 주요 부작용을 설명 후 즉시 간호사실에 알리도록 교육합니다. 부작용 예방을 위해 처방된 항히스타민제를 투여합니다. 주요 수혈 부작용인 아나필락시스 반응, 용혈반응, 패혈성 쇼크 등은 대부분 수혈 후 15분 이내에 발생하므로, 이 때 주의 깊게 관찰합니다. 수혈 시작 전, 수혈 시작 15분 후, 수혈이 끝날 때에 V/S 및 환자 상태를 평가하고 기록합니다.

② 수혈 속도도 중요합니다. 첫 15분간은 1 ~ 2cc/min 속도로 부작용 여부를 관찰합니다. 출고 후 30분 이내로 수혈 시작을 해야 하며, 4시간 이내로 수혈을 마쳐야 합니다. 수혈세트는 1unit 당 1개 사용이 원칙입니다. Chamber는 혈구 파괴 위험성이 있으므로 3/4 정도 채우고 수혈합니다.

수혈 부작용 종류

- 발열
- 알레르기 반응
- 체액 과부담
- 급성 용혈반응

(2023) (2021) (2020) (2019) (2018) (2016) (2015) (2013)

27 수혈의 부작용이 나타났을 때 간호를 어떻게 할 것인가?

① 수혈의 가장 흔한 부작용은 발열입니다. 발열은 처방에 따라 해열제 투여와 배양검사를 진행하게 됩니다. 예방을 위해서는 수혈 시 손 위생과 침습적 처치 시 무균적으로 시행합니다.

② 알레르기 반응으로 가려움, 두드러기, 부종, 발진, 호흡곤란 등을 호소할 수 있습니다. 처방에 따라 항스타민제, 에피네프린 등을 투여합니다.

③ 체액 과부담으로 호흡곤란 등을 호소할 수 있습니다. 예방으로는 적절한 주입속도를 준수하는 것이 필요합니다. 처방에 따라 산소공급 및 이뇨제를 투여합니다.

④ 급성 용혈반응은 오한, 발열, 혈압하강, 옆구리·등 통증, 혈뇨 등을 호소합니다. 예방으로는 보통 부적합 수혈로 유발되므로 수혈 원칙 확인을 잘 해야 합니다. 처방에 따라 N/S hydration, 검사, 이뇨제 투여, foley cath. 삽입, I/O 등을 시행합니다.

알고가기 수혈 부작용 시 공통 사항

즉시 주입하던 수혈 line clamping → 환자상태 사정 → side로 준비되어 있던 N/S fluid로 IV route 유지 → 담당의 보고 후 처방대로 시행 → 수혈이 중단된 경우 남은 혈액은 냉장 보관(혈소판은 실온보관) → 상태에 따라 수혈 재개 또는 폐기(사유서와 함께 진검실에 내리기)

(2015) (2013)

28 수혈사고 예방법에 대해 말해보시오.

수혈처방 후 채혈 시 환자확인을 할 때 개방형 질문으로 두 가지 지표를 사용합니다.
채혈 후에 자필 서명을 합니다. 혈액형 결과가 나오면 환자가 알고 있는 혈액형과 비교
합니다. 불일치하는 경우 재검사 의뢰를 하게 됩니다. 출고된 혈액은 의사와 간호사가
Double check를 하며, 수혈 직전에도 의료인 2명이 환자확인을 개방형 질문으로 재
확인 합니다.

(2017) (2015)

29 수혈 적응증에 대하여 말해보시오.

전혈의 경우 급성으로 총 혈액량의 25% 이상 출혈이 있을 경우, 농축적혈구의 혈색소
수치가 7g/dL 이하일 경우, 농축혈소판의 경우 혈소판 결핍증 환자의 출혈예방과 치료
를 위해 수혈합니다.

알고가기 수혈 방법

① 수혈처방을 확인하고 수혈 동의서를 확인한다.
② 의료인 2인이 혈액은행에서 수령한 혈액을 확인한다.
③ 손 위생 후 필요한 물품을 준비한다.
④ 대상자에게 자신을 소개하고 손 위생을 실시한다.
⑤ 대상자 개방형으로 확인 후 유의사항과 부작용 및 상태를 확인한다.
⑥ 손 위생 후 청결장갑 착용하고 수혈세트 조절기를 잠근다.
⑦ 삽입 침을 혈액 백에 삽입하여 수혈세트와 혈액 백을 연결한다.
⑧ drip chamber에 2/3 ~ 3/4 혈액을 채우고 수혈세트 조절기를 열어 공기를 제거한다.
⑨ 3 - way 조절기 돌려 혈액제제 주입하고 다른 수액 주입되지 않도록 한다.
⑩ 수혈세트 조절기를 열어 상태를 확인한다.
⑪ 15분간 15 ~ 20gtts/분으로 주입속도를 맞추고 상태를 관찰한다.
⑬ 15분 이후 활력징후 측정한다.
⑭ 사용한 물품을 정리하고 손 위생을 한다.
⑮ 간호기록지에 수행 결과를 기록한다.

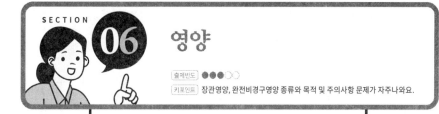

SECTION **06 영양**

출제빈도 ●●●○○

키포인트 장관영양, 완전비경구영양 종류와 목적 및 주의사항 문제가 자주나와요.

(1) 경장영양

- 비위관 : 비강을 통해 위까지 튜브를 삽입한다. 위세척, 가스제거, 위 내용물 흡인을 목적으로 비강을 통해 위까지 튜브를 삽입한다.
- 비위관 위치 확인 : 튜브 끝에 주사기를 꽂아 위액 흡인하여 산도가 pH(❶   )인지 확인한다. 튜브 끝에 주사기를 연결 후에 공기를 10 ~ 20mL를 주입하면서 청진기로 상복부 청진하거나 방사선 영상을 통해 튜브 위치 확인한다.
- 비장관 : 위내 병변이 있거나 위를 비우는 시간이 지연이 있는 환자에게 적용한다. 비위관보다 폐 흡인 위험성이 적다. 위 유문관을 지나쳐 관이 위치하기 때문에 음식물이 빠르게 소장으로 내려가서 (❷   )이 나타날 수 있다.
- 경장영양 주의사항 : 튜브 삽입 시 구역감과 목 부위 불편감 설명하며 입으로 숨을 쉬면서 삼키도록 교육한다. 흡인 예방을 위하여 좌위 혹은 반좌위로 체위 취하도록 한다.튜브 길이는 코에서 귓불을 지나 검상돌기까지의 길이를 측정한다.

(2) 총비경구영양(TPN, Total parenteral nutrition)

- 목적 : 포도당, 단백가수분해, 미네랄, 비타민으로 구성된 (❸   )을 말초 또는 중심정맥을 통해 효과적으로 공급하기 위해 시행한다. 충분한 영양을 흡수할 수 없거나 신경성 식욕부진이나 오심, 구토 및 설사 등으로 위장관 흡수가 방해를 받는 환자에게 영양을 공급한다.
- 주의사항 : 감염예방, 고혈당, 수분과다, 공기색전

1. 0 ~ 4 2. 덤핑신드롬 3. 고장액

(2019)

01 L − tube 사용 시 흡인 예방법은 무엇인지 말해보시오.

30분 ~ 1시간 동안 상체를 들어올린 자세를 취하여 흡인을 예방합니다.

(2023) (2021) (2019) (2018)

02 **TPN의 Full Term과 간호중재에 대하여 말해보시오.**

TPN이란, Total Parenteral Nutrition으로 총 비경구 영양요법을 의미합니다. TPN을 주입하는 수액세트는 24시간마다 교체하여 감염의 위험을 예방하고, 사용 직전에 개봉하고 필터를 사용하여 미생물, 침전물 및 오염을 예방합니다. 또한 고농축 약물이므로 말초혈관으로 주입하는 경우 혈관 자극이 있을 수 있으므로 환자의 혈관상태를 살피고, 당뇨 환자의 경우 TPN 주입으로 인한 혈당의 변화를 확인하도록 합니다. TPN 시 감염, 고혈당, 수분 과다, 공기색전에 주의해야 합니다.

(2023)

03 **TPN의 목적에 대하여 말해보시오.**

질병으로 충분한 영양을 흡수할 수 없는 환자에게 영양을 공급합니다. 신경성 식욕부진이나 오심, 구토 및 설사 등 위장관 흡수가 방해를 받는 환자에게 영양을 공급하고, 궤양성 장염 등의 위장관 손상 치료를 위해 사용합니다.

(2019) (2017)

04 **TPN 주입 시 확인사항을 말해보시오.**

① 용액 주입 전 유효기간을 확인합니다. Central, Peripheral 용이 구분되어있으므로 주의합니다.
② 투여 직전에 mix를 시행합니다.
③ 처방된 수액속도를 준수합니다.
④ 24시간마다 수액세트를 교환합니다.
⑤ 당뇨 기저질환을 가진 환자에게는 혈당이 잘 조절되고 있는지 관찰하고 저혈당증상 시 바로 간호사실에 알리도록 교육합니다.
⑥ 감염 및 색전증의 증상 등을 사정 및 교육을 시행합니다.
⑦ 말초 정맥관에 주입하는 경우 Phlebitis, Swelling, Pain 등의 증상을 사정합니다.
⑧ 중심 정맥관에 주입할 경우에 무균술을 준수하며 매 근무 시 소독상태를 확인합니다.
⑨ 만약 공기색전의 징후가 발견되면 산소를 공급하고 왼쪽으로 눕혀 머리를 낮추도록 합니다.

알고가기 공기색전증 증상, 호흡곤란, 흉통, 저혈압, 청색증 등 발생 시

흉곽 내 압력을 감소시키기 위해 머리를 내리고, 공기가 폐동맥으로 들어가는 것을 예방하기 위해 왼쪽으로 눕힙니다.

⊕
덤핑증후군 증상

복부팽만, 복통, 오심, 구토, 빈맥,
어지러움, 발한 등이 있습니다.

(2023) (2022) (2021) (2019) (2018)

05 덤핑신드롬이 무엇인지 설명해보시오.

위에 있던 다량의 음식물들이 소장에 급속 이동하면서 발생하게 되는 증상을 말합니다.
보통 위절제술 후 합병증으로 나타납니다.

알고가기 덤핑증후군의 증상

① **조기 덤핑증후군**(식후 30분 ~ 1시간)
• 소화기증상(장의 팽창) : 복부팽만, 복통, 오심, 구토
• 탈수증상(혈액량 감소) : 빈맥, 어지러움, 발한

② **후기 덤핑증후군**(식후 1시간 30분 ~ 3시간) : 혈당증상(탄수화물 흡수↑, 혈당↑, 인슐린분비↑)으
로 인한 발한, 어지러움, 빈맥, 혼미

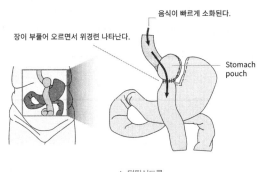

▲ 덤핑신드롬

 선배들의 **TIP**

덤핑증후군의 이해하기 위해서는?

원래 정상적으로는 음식물을 섭취 후, 위의 유문이 음식물들을 천천히 통과시켜 소화하는
데요. 부분 또는 전체 위절제술을 받아 유문이 없는 경우, 이런 조절 기능 상실로 음식물
(심지어 위절제로 위가 거의 없어 잘 mix 되지 않은 상태!)이 한꺼번에 소장으로 들어가게
됩니다. 그렇게 되면 음식물은 고장성 용액인 상태이므로 등장성을 맞추기 위한 노력을 하
죠. 바로 삼투압 작용으로 체내의 fluid가 소장으로 이동합니다. 이로 인해 소장에 수분이
모이면서 혈액량이 감소하고 장이 팽창하며 소화 분비물이 증가해요!

(2022) (2020) (2019) (2018)

06 덤핑증후군의 간호중재에 대해 말해보시오.

덤핑증후군은 사전 예방을 위한 교육이 중요합니다. 관련된 식이 교육을 진행 후 제공합니다. 또한 나타날 수 있는 증상 및 호출 방법에 대해서도 교육을 합니다.

> **알고가기** 덤핑증후군 예방을 위한 식이 교육
>
> ① 적게 자주 먹기(소량의 아침·점심·저녁 외 2 ~ 3회 이상의 간식)
> ② 식사 시에는 천천히 오래 씹기
> ③ 주로 식간 사이에만 물 섭취(속도 지연)
> ④ 저탄수화물·저수분·고지방·고단백 식이
> ⑤ 찬 음식 피하기(위 운동 증가)
> ⑥ 식사 시 횡와위, 반횡와위, 식사 후 누운 자세(속도 지연)로 30분간 휴식

(2019) (2016)

07 L - tube 위치확인 방법에 대해 말해보시오.

L - tube의 위치 확인 방법 중 가장 확실한 것이 방사선 촬영입니다. X - ray를 찍어서 적절한 장소에 있는지 확인이 가능합니다. 삽입 후 제일 먼저 하는 방법은 위 내용물을 흡인하여 확인하거나 20cc 정도의 공기를 넣어 왼쪽 상복부에 청진을 통해 확인합니다. tube 끝부분을 물에 넣어서 공기방울이 나오는지 확인할 수도 있습니다. 흡인된 위 내용물의 산도를 측정하는 방법도 있습니다.

(2023) (2019) (2016) (2014)

08 L - tube 사용 목적에 대해 말해보시오.

가장 많이 사용되는 목적은 연하곤란 등으로 인해 구강으로 섭취할 수 없는 환자에게 영양분을 공급하고 투약 경로를 확보하기 위함입니다. 그리고 위장 내의 가스 감압이나 내용물 제거, 독성물질 섭취 후 위세척을 위해 삽입합니다. 진단적 검사 혹은 상부 위장관 출혈 확인 등의 모니터링을 위해 삽입할 수도 있습니다.

<plus NOTE>

⊕
L - tube 또 다른 사용 목적
- 위장 내 가스 감압 시
- 위장 내 내용물 제거 시
- 독성물질 제거를 위한 위세척 시
- 진단적 검사 시
- 상부 위장관 출혈 확인 시

(2019) (2016)

09 L - tube 삽입 길이 측정하는 법을 말해보시오.

L - tube는 NEX(Nose - earlobe - xiphisternum) 측정법을 이용하여 미리 삽입할 관의 길이를 예상합니다. NEX 측정법은 코의 위치부터 귓불을 지나 흉골 검상돌기에 이르는 길이를 측정하는 것입니다.

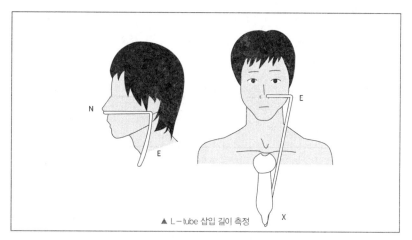

▲ L－tube 삽입 길이 측정

① 대상자에게 앞을 보게하고 똑바로 앉힌다.
② 튜브의 끝부분을 대상자의 코(N)에 놓는다.
③ 튜브를 귀(E) 끝까지 편 후 검상돌기(X)까지 곧게 편다.

(2016) (2014)

10 L - tube 환자가 구토할 경우 어떻게 대처할 것인가?

Feeding 중이라면 바로 중단합니다. 기도흡인 방지를 위해 고개를 옆으로 돌립니다. 필요시 흡인을 시행할 수 있습니다. 활력징후 및 상태를 사정 후 담당 의사에게 보고합니다. 이후 처방대로 시행합니다.

2014 2013

11 무의식환자에게 L – tube로 위관영양 시 주의사항을 말해보시오.

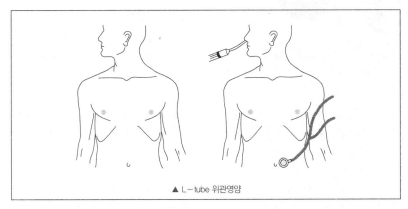
▲ L−tube 위관영양

① 비위관의 삽입을 위해 자세를 취해줄 때 흡인 예방을 위해 오른쪽으로 누운 자세를 취해주고, 목이 신전(extension)되지 않도록 합니다.

② 삽입 중에는 표현하지 못하므로 기관 속으로 들어갔을 경우를 대비하여 청색증 여부를 잘 확인해야 합니다.

③ 혀가 안으로 말려들어가는 폐쇄를 방지하기 위해서 airway를 삽입할 수도 있습니다.

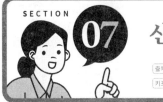

SECTION 07 산소화 요구

출제빈도 ●●○○○

키포인트 주로 산소요법과 기관의 종류 및 간호에 대한 문제가 나와요.

(1) 흡인간호

- 구강 및 비강흡인(Oral and nasopharyngeal suction) 목적 : 환자가 스스로 분비물을 제거할 수 없을 때 분비물 흡인하여 기도유지 및 환기가 가능하다. 호흡기 감염예방을 위해 검사물 채취가 가능하다.
- 주의사항 : 감염예방을 위해 무균법을 준수하고 흡인 전·후로 (❶   )되어야 저산소증을 예방한다. 흡인 시에는 환자의 얼굴색·맥박수·분비물의 양과 색을 관찰하며 과도한 빈맥, 청색증, 서맥, 혈액 섞인 분비물이 관찰될 경우 즉시 흡인을 중단하고 산소공급 및 의사에게 보고해야 한다.

(2) ABGA 검사(Arterial blood gas analysis 동맥혈가스분석)

- 정의 : 동맥혈을 채취하여 산소포화도와 산·염기 불균형을 평가하기 위한 검사이다.
- 검사범위

검사	정상범위	비정상 및 의미
pH	7.35 ~ 7.45pH	• pH(❷) 산증 • pH(❸) 알칼리증
PaO_2	80 ~ 100mmHg	• $PaO_2 < 80$ 저산소증 • $PaO_2 > 100$ 과산소증
$PaCo_2$	35 ~ 45mmHg	• $PaCo_2$(❹) 호흡성 알칼리증 • $PaCo_2$(❺) 호흡성 산증
HCO_3^-	22 ~ 26mEq	• $HCO_3 < 22mEq$ 대사성산증 • $HCO_3 > 26mEq$ 대사성 알칼리증

1. 과산소화 2. <7.35 3. >7.45 4. <35mmHg 5. >45mmHg

2020 2019

01 산소공급은 어떤 상황에 하는지 설명해보시오.

산소분압이 55 mmHg 미만, 산소포화도가 88% 이하일 때 합니다. 이 경우가 아니더라도 환자 증상이 있을 경우 담당의 판단하에 적용 할 수 있습니다.

(2022) (2020) (2019)

02 ABGA 정상수치를 말해보시오.

ABGA의 pH정상수치는 7.35 ~ 7.45, $PO_2$80 ~ 100mmHg, $PaCO_2$ 35 ~ 45mmHg, HCO_3^- 22 ~ 26mEq/L입니다.

(2020) (2019)

03 대사성산증의 원인은 무엇인가?

대사성으로 산증 원인은 크게 3가지입니다. 첫 번째로 산의 과다 생성입니다. 당뇨병성 케톤산증, 젖산상증, 산성 독성물질의 중독 등이 있습니다. 두 번째로 산의 축적입니다. 신장의 산 배설이 감소되어 나타나며 신부전 등이 있습니다. 마지막으로 알칼리 소실에 의해서 나타납니다. 설사 등의 위장관계 질환이 있습니다.

(2016) (2013)

04 흉부물리요법에는 무엇이 있는가?

① 흉부물리요법은 환자 스스로 해야 하는 호흡운동 격려, 기침 증진이 있습니다. 보통 수술 전·후에 하는 EDBC(Encourage deep breathing&cough) 교육이 해당됩니다.

② 외부적인 진동과 중력을 이용하여 폐에 축정된 분비물을 배출하기 위해 시행하는 타진, 진동, 체위배액이 있습니다.

알고가기 흉부물리요법 교육

① **호흡운동 교육** : 횡경막 호흡법(Diaphragmatic breathing)으로 복식호흡을 시행합니다. 코를 통해서 천천히 숨을 들이쉬도록 합니다. 내쉴 때는 입을 오므리고 하는 호흡(Pursed lip breathing)을 합니다. 들숨보다 2 ~ 3배 길게 내쉽니다. 복부는 움직이지만 가슴은 움직이지 않도록 합니다.

② **기침 증진 교육** : 몸을 살짝 앞으로 숙이고 무릎은 구부린 좌위를 취해줍니다. 누워있어야 하는 경우 무릎을 구부린 측위를 취해줍니다. 심호흡을 수 회 시행하고 들숨 후 2 ~ 3초가 멈추게 한 뒤 두 번 가량 짧은 기침을 교육합니다.

③ **타진 및 진동 방법** : 체위 및 시간은 병변위치 및 처방에 따라 다릅니다. 대개 15 ~ 30분가량 시행합니다. 폐 부위에만 적용 합니다(척추, 신장 등은 피함).

○
타진

손을 컵 모양으로 하여 흉부를 두드립니다. 시판용 제품을 이용할 수 있습니다.

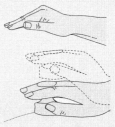

○
진동

날숨 시 흉부를 진동시킵니다. 양손을 포개 힘을 주면서 빠르게 진동시킵니다. 안마기(vibrator)를 이용할 수 있습니다.

플러스 노트

⊕

흡인 절차에 필요한 준비물

- 흡인기
- 멸균생리식염수(크린조)
- 멸균 poly glove
- suction catheter
- 멸균컵
- Y자 연결관(Y connector)·air way(필요시)

⊕

흡인 압력
(병원 내규마다 다름)

- 일반 성인 : 80 ~ 120mmHg
  (최대 150mmHg)
- 소아 : 80 ~ 100mmHg
- 유아 : 60 ~ 80mmHg

(2016) (2015)

05 흡인 절차에 대해 설명해보시오.

① 손 위생을 한 후 물품을 준비하고 환자에게 갑니다. 손 위생을 하면서 자기소개, 환자확인, 흡인의 목적 및 방법을 설명합니다.

② 환자 상체를 30 ~ 45° 올려 놓습니다. 무의식환자의 경우 airway를 입 안에 넣은 후 머리를 옆으로 돌려 뒤로 젖히거나 마주보는 측위를 취합니다.

③ 흡인 전에 타진(Percussion)을 시행하거나 기침 유도를 합니다. 필요시 흡인 전·후에 100% 산소로 과산소화 시킵니다.

④ 자가호흡이 잘 시행된다면 흡인 전·후에 심호흡을 권장합니다.

⑤ 흡인기를 벽에 연결하여 작동여부를 확인 후 적절한 압력으로 맞춰 놓습니다.

⑥ 멸균생리식염수를 멸균컵에 따르고 카테터 봉투를 살짝 개봉 후 흡인기에 연결합니다.

⑦ 손 위생을 한 후 멸균 폴리글러브를 착용하고 멸균적으로 카테터를 꺼냅니다.

⑧ 카테터 끝을 멸균컵의 생리식염수에 담가 흡인 구멍을 조절하여 기능을 확인합니다.

⑨ 구멍을 열어둔 양압 상태의 카테터를 부드럽게 삽입합니다. 그 후 카테터 음압을 간헐적으로 걸면서 부드럽게 돌리고 10 ~ 15초 정도 분비물을 제거합니다.

⑩ 멸균 생리식염수에 카테터를 담그고 통과시켜 분비물을 제거합니다. 기도가 깨끗해질 때까지 이 과정을 반복합니다.

⑪ 기관 내 흡인 후 구강, 비강 흡인을 시행합니다. 구강 및 혀 밑에 분비물까지 해야 합니다.

⑫ 흡인하는 동안에는 환자의 반응을 지속 관찰합니다. 이상 징후 시 즉시 멈추고 환자상태를 사정 후 담당 의사에게 보고합니다.

⑬ 흡인이 끝나면 장갑을 벗고 흡인기를 잠급니다. 손 위생을 한 후 환자의 개인위생 마무리를 합니다. 사용한 카테터와 장갑 등 뒤처리를 한 후 다시 손 위생을 합니다.

알고가기   흡인 카테터 선택

① 카테터 종류별 적응증 : PVC(E – tube), 라텍스(구강, T – tube)를 사용합니다. 구강과 T – tube 는 피부와 점막에 닿는 부분이 넓기 때문에 손상 예방을 위해 부드러운 고무재질을 사용합니다.

② 카테터 크기 : 내관 1/2 이하의 직경을 가지며 성인은 보통 12 ~ 16Fr, 소아 10 ~ 12Fr를 사용합니다.

(2013) (2011)

06 흡인 시 무의식과 의식이 있는 사람 체위를 말해보시오.

환자 상체를 30 ~ 45˚ 올려놓습니다. 무의식환자의 경우 카테터삽입 용이와 분비물 흡인 방지를 위해 airway를 입 안에 넣은 후 머리를 옆으로 돌려 뒤로 젖히거나 마주 보는 측위를 취합니다.

(2016) (2015)

07 흡인 시 주의사항에 대하여 말해보시오.

① 정기적으로 하지 않고 필요성 사정 후 시행
② 흡인시간은 10 ~ 15초 미만, 총 흡인 시간은 5분 미만
③ 분비물이 제거될 때까지 3 ~ 4회 정도 반복
④ 각 흡인 후 적절한 간격(20 ~ 30초) 유지
⑤ 식후 흡인 금지(보통 식전)

 선배들의 **TIP**

말해줘, 이유를 말해줘.

- 삽입 시 카테터의 구멍을 막지 않은 이유?
  막아둔 상태면 점막손상, 저산소증을 유발할 가능성이 높아지기 때문입니다.
- 흡인 시 카테터를 빙글빙글 돌리면서 제거하는 이유?
  점막이 들러붙는 것을 방지하기 위함입니다.
- 카테터 삽입길이가 더 길면 안 되는 이유?
  저항이 느껴지는 지점에서서 1 ~ 2cm 빼낸 깊이(기관절개 환자의 경우 10 ~ 15cm, 기관 내 삽관 환자 25 ~ 30cm 거의 카테터 전체 길이), 더 깊을 경우 기관분지 미주신경 자극하여 서맥을 유발하기 때문입니다.

(2019) (2018)

08 Inspirometer를 환자에게 교육할 경우 어떻게 해야 하는가?

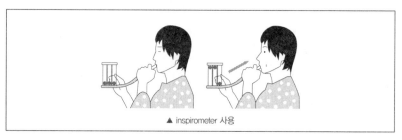

▲ inspirometer 사용

① 목적과 함께 기구조립법 및 주요 부품을 설명합니다.

② 좌위 등 편안한 자세를 취하게 합니다. 숨을 최대한 내쉰 후 마우스피스를 물고 최대한 깊게, 천천히 숨을 들이마시게 합니다.

③ 끝까지 들이마신 후에는 5 ~ 10초가 숨을 참게 합니다.

④ 이후 수초 동안 숨을 내쉬게 합니다.

⑤ 올라간 공이 내려오면 다시 시행합니다.

⑥ 중간 중간 쉬면서 5 ~ 10회 반복하게 합니다.

(2013) (2011)

E-Tube

09 Endotracheal tube를 가지고 있는 환자간호에 대해 말해보시오.

① E - tube 위치 확인 및 플라스타를 붙인 피부상태 사정을 지속 관찰합니다.

② E - tube 개방성 유지를 위해 꺾이지는 않는지, 환자가 물지는 않는지 관찰합니다.

③ 커프 압력을 20 ~ 25mmHg 유지해야 합니다.

② 구강간호를 시행하며 가습환경을 조성하며 필요시 흡인을 시행합니다.

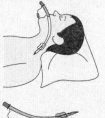
Endotracheal tube

10 비강 캐뉼라에 대해 말해보시오.

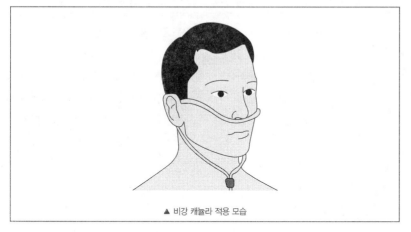

▲ 비강 캐뉼라 적용 모습

① Nasal cannula는 부드러운 플라스틱으로 된 튜브가 코 안에 들어가 산소를 공급해주는 형태인 기구입니다.

② 음식물을 섭취하는 동안 산소공급이 중단되지 않고, 대화가 가능하여 비교적 간편하고 편안하게 사용할 수 있습니다. 하지만 코로 들이쉬어야 되므로 입으로 호흡을 하는 환자에게는 적용이 안 됩니다.

③ 높은 농도의 산소 주입 시 비강 손상이 가능하기 때문에 낮은 농도에서만 사용합니다. 보통 최대 주입속도는 6L/min이며, 투여되는 산소를 1L/min 올릴 때 산소포화도는 4% 정도 상승합니다.

 선배들의 **TIP**

More about 비강 캐뉼라
Nasal prong이라는 단어를 더 많이 씁니다. 최대 속도가 6L/min이긴 하지만 보통 4L 정도면 mask로 바꿔주는 편입니다. 병원과 처방마다 다르니 참고하세요.

(2020) (2019)

11 비강 캐뉼라를 적용하고 있는 환자의 산소포화도가 85%까지 떨어지는데, 주치의와 연락이 되지 않을 경우 대처방법에 대해 말해보시오.

① 산소 줄이 중간에 disconnect 된 부위는 없는지를 사정합니다.

② 환자가 입으로 숨을 쉬고 있다면 코로 호흡하도록 격려합니다.

③ 코로 호흡이 잘 안되거나 의식저하 등으로 교육이 안 된다면 마스크로 바꾸어줍니다.

④ 증상이 없다면, 깊은 호흡을 격려하면서 주의 깊게 사정하며 연락을 다시 취합니다.

⑤ 증상이 있거나 앞선 중재 후에도 산소포화도가 더 떨어지고 계속 담당 의사와 연락이 되지 않는다면 상급자에게 보고 후 산소농도를 올려줍니다.

(2022) (2021) (2016) (2015)

12 Extubation(관 제거) 후 간호중재를 말해보시오.

① 처방에 따라 산소공급 및 ABGA 등의 검사를 시행 후 결과를 확인합니다.

② V/S, 호흡양상을 비롯하여 환자상태를 주의 깊게 사정합니다.

③ 제거 직후 말하는 것은 삼가도록 교육시킵니다.

④ 안정될 때까지 응급 재삽관 가능성을 염두에 두고 준비해둡니다. 만약 이상증세 발생 시 바로 담당 의사에게 보고합니다.

SECTION 08 배뇨·배설

출제빈도 ●●●○○

키포인트 단순도뇨 및 유치도뇨의 목적과 방법을 중점적으로 보세요.

(1) 단순도뇨

- 목적 : 수술 전 방광 내 소변 제거, 배뇨 후 잔뇨량 측정, 무균적인 소변검사물을 채취한다.
- 삽입 절차 : 사생활 보호를 위해 커튼을 치고 탈의 후 여성은 배횡와위, 남성은 앙와위를 취하게 한다. 소독솜으로 외음부 주위를 닦고 찬 느낌이 있을 수 있음 설명 후, 도뇨관이 오염되지 않도록 삽입한다. 도뇨관 사이즈는 여성은 (❶   )Fr 남성은 7⬚ ~ 8Fr로 한다. 삽입 후에는 시간·날짜·시행 목적·사용한 도뇨관 크기·소변 양상을 간호기록지에 기록한다.

(2) 유치도뇨

- 목적 : 환자가 스스로 배뇨할 수 있을 때까지 장기간 유치하고 요도 폐쇄 방지, 중환자의 소변량을 측정과 계속적 또는 지속적인 방광세척 위해 유치한다.
- 삽입 절차 : 도뇨관 Balloning을 통해 도뇨관 (❷   )의 팽창 여부를 확인하고 소독솜으로 외음부 주위를 닦고 찬 느낌이 있을 수 있음을 설명 후, 도뇨관이 오염되지 않도록 삽입한다. 삽입 후에 멸균증류수를 주입하여 도뇨관을 Balloning한 후, 도뇨관을 부드럽게 당겨서 고정되었는지 확인한다.

(3) 관장

- (❸   )관장 : 용액을 주입하여 장벽에 연동운동을 일으켜 배변을 촉진한다. 고장액, 저장액, 등장액, 비눗물 용액을 사용한다.
- 정체관장 : 직장과 S자 결장에 (❹   )을 주입하여 장에서 장시간 보유시킨 후 대변 배출을 촉진시킨다.
- 구풍관장 : 장내 가스가 배출되는 것을 촉진하고 복부팽만을 제거한다.

1. 6 ~ 7 2. 풍선 3. 청결(배출)관장 3. 오일

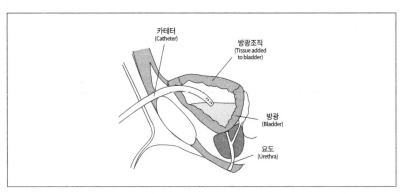

넬라톤 카테터

(2017)

01 넬라톤 카테터에 대해 말해보시오.

단순도뇨 시 사용하는 카테터입니다.

> **알고가기** 카테터 크기

① Fr : Charriere's french scale(Fr)로 표시되며, 1Fr는 0.33mm입니다.
② #호 : 국내의 라텍스 도뇨관의 경우 Fr 표시가 아닙니다. Fr로 환산 방법은 라텍스 도뇨관의 크기 × 2 입니다. **예** Latex #5호 = 10Fr = 3.3mm

(2019) (2018)

02 인공도뇨의 종류에 대해 말해보시오.

인공도뇨는 자연배뇨 외에 소변을 도뇨(catheterization) 통해서 배출하는 방법입니다. 단순도뇨, 유치도뇨, 간헐적 자가 도뇨, 치골상 도뇨 등이 있습니다.

> **알고가기** 간헐적 도뇨와 치골상 도뇨

① **청결 간헐적 도뇨**(CIC, Clean intermittent catheterization) : 자연배뇨가 되지 않는 환자들이 자가로 도뇨를 시행하는 것입니다.
② **치골상 도뇨** : 복부를 통해 소변 줄을 삽입하여 방광과 연결하는 것입니다.

(2022) (2019) (2018)

03 단순도뇨의 목적을 말해보시오.

단순도뇨의 목적은 요정체 등으로 자연배뇨가 불가능한 경우 방광을 비우기 위해서 입니다. 그리고 무균적으로 소변을 검사하기 위해서도 시행하며 마지막으로 자연배뇨 후 남아있는 잔뇨량을 측정하기 위해 시행합니다.

그림으로 보는 카테터
· 남성

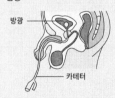

방광
카테터

(2019) (2018)

04 단순도뇨를 할 경우 챙겨야 할 물품을 말해보시오.

Dressing set, Nelaton catheter(성인 5 ~ 7Fr, 소아 3 ~ 5Fr), N/S 소독솜, 베타딘 소독솜, 윤활제, 소공포, 곡반, 멸균장갑입니다.

· 여성

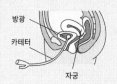

방광
카테터
자궁

(2022) (2019) (2018)

05 단순도뇨의 순서를 말해보시오.

① 손 위생을 합니다. 준비물을 무균적으로 준비합니다. 환자에게 갑니다.
② 커튼을 치고 손 위생을 하면서 자기소개, 환자확인, 목적, 절차를 설명합니다.
③ 환자에게 앙와위(supine position)를 취하고 하의 탈의 후 무릎을 세우고 다리를 60cm가량 벌린 자세를 잡아줍니다.
④ 다리를 움직이면 안 된다고 설명 후 다리 사이에 준비물을 펼칩니다.
⑤ 손 위생을 시행 후 장갑을 착용하고 소공포를 덮습니다.
⑥ 카테터 끝에 윤활제를 바르고 반대쪽을 곡반 위에 둡니다. 소독하기 전 소독으로 차가울 수 있다고 설명합니다.
⑦ N/S 소독솜으로 대음순, 소음순을 닦아내고 베타딘 솜으로 요도구를 닦아냅니다.
⑧ 후상방으로 5 ~ 8cm 삽입합니다. 소변이 나오면 2cm 더 삽입하여 소변이 나오지 않을 때까지 기다립니다.
⑨ 소변이 모두 나오면 카테터를 제거 하면서 N/S 소독솜으로 요도구와 그 주변을 닦습니다.
⑩ 소공포를 치우고 장갑을 벗은 후 물품 및 주변을 정리합니다. 손 위생을 합니다.

알고가기 남성의 경우

① 소독 : 귀두 후방에서 음경을 잡고 요도구 주변부터 닦아 냅니다.
② 삽입 : 몸과 직각이 되도록 음경을 위치한 후 소변이 흐를 때까지 20cm 정도를 삽입합니다.

유치도뇨 금기증
- 급성 전립선염
- 요도손상이 있거나 의심되는 경우

(2020) (2017) (2016)

06 유치도뇨 적응증 3가지를 말해보시오.

① 급만성 요정체 등(요관·방광·요도의 손상 위험 예방)
② 중환자실에서의 정확한 소변량 측정이 필요한 경우
③ 비뇨생식기계 수술과 같은 특정 수술 시(요도의 확장과 지혈 등)
④ 장시간의 수술이 예상되는 경우(방광팽만 및 손상 예방)
⑤ 수술 중 소변량의 확인이 필요한 경우
⑥ 유치도뇨외 대안이 없는 실금이나 욕창(감염 및 피부 손상 예방)
⑦ 방광세척 및 약물 주입

(2020) (2017)

07 유치도뇨를 할 경우 챙겨야 할 물품을 말해보시오.

Foley catheter set(forcep, kelly), Foley catheter(성인 14 ~ 22F, 소아 8 ~ 12Fr), N/S 소독솜, 베타딘 소독솜, 윤활제, 멸균증류수, 소공포, 소변백, 고정장치, 멸균장갑입니다.

발루닝 용량
(병원 내규마다 다름)
- 성인 : 5 ~ 15mL
- 아동 : 1.5 ~ 5mL

(2020) (2017)

08 유치도뇨 발루닝은 무엇으로 해야 하며 이유를 설명해보시오.

멸균증류수로 해야 합니다. 염기가 침전되면서 결정을 만들어 막힐 수 있기 때문입니다.

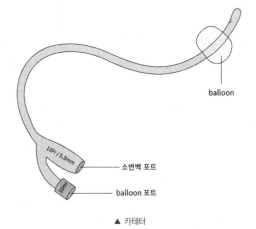

balloon

16Fr / 5.3mm

소변백 포트

10ml

balloon 포트

▲ 카테터

(2019) (2016)

09 유치도뇨 순서를 말해보시오.

① 위생을 합니다. 준비물을 무균적으로 준비합니다. 환자에게 갑니다.

② 커튼을 치고 손 위생을 하면서 자기소개, 환자확인, 목적, 절차를 설명합니다.

③ 소변백 하단 clamp를 잠그고 침상에 고정합니다.

④ 환자에게 앙와위(supine position)를 취하고 하의 탈의 후 무릎을 세우고 다리를 60cm가량 벌린 자세를 잡아줍니다.

⑤ 다리를 움직이면 안 된다고 설명 후 다리 사이에 준비물을 펼칩니다.

⑥ 손 위생을 시행 후 장갑을 착용하고 소공포를 덮습니다.

⑦ 카테터의 ballooning을 확인 후 카테터 끝에 윤활제를 바르고 반대쪽을 겸자(kelly)로 잠가둡니다.

⑧ 소독하기 전 소독으로 차가울 수 있다고 설명하고 N/S 소독솜으로 대음순, 소음순을 닦아내고 베타딘 솜으로 요도구를 닦아냅니다.

⑨ 후상방으로 5 ~ 8cm 삽입하고 잠가둔 겸자를 풀어보고 소변이 나오면 겸자로 다시 잠급니다.

⑩ 2cm 정도 더 삽입하여 증류수 5cc ballooning 시행합니다.

⑪ 빠지지 않는지 확인 후 다시 1 ~ 2cm 집어넣고 소공포를 치웁니다.

⑫ 겸자를 풀고 소변백과 연결합니다.

⑬ 장갑을 벗은 후 고정시킵니다. 소변 배출을 확인하면서 물품 및 주변을 정리하고 손 위생을 합니다.

⑭ 환자 및 보호자에게 소변백 관리 주의사항에 대해 교육을 합니다.

 선배들의 **TIP**

> **카테터 주위로 소변이 새는 경우**
> 소변 줄이 빠져있는지 확인해봅니다. 소변 줄이 꺾이거나 clamp가 잠겨 있는지 확인합니다. ballooning을 재시행해 봅니다. 이때에는 멸균증류수의 양을 확인해보고 약간 더 많은 양으로 합니다. 이런 중재에도 불구하고 지속 누출이 될 경우 카테터 제거 후, 다른 카테터로 재삽입합니다. 그럼에도 지속 누출 시에는 상급자 및 담당 의사에게 보고합시다.

케겔 운동

소변을 보다가 중간에 멈출 때를 생각하시면 됩니다. 10초 동안 조이고 다시 10초 동안 이완하기를 반복합니다.

(2020) (2019) (2016)

10 유치도뇨관 관리법에 대해 설명해보시오.

① 도뇨관이 꼬이지 않도록 합니다.

② 중력으로 배액되기 때문에 항상 방광보다 아래에 위치하도록 합니다.

③ 바닥에 닿지 않도록 합니다.

④ 움직일 경우(소변백이 방광보다 올라가야 하는 경우) 역류되지 않도록 중간 clamp 를 잠근 후에 이동합니다.

(2015) (2014)

11 복압성 요실금에 대하여 설명해보시오.

복압성 요실금은 스트레성 요실금(Stress urinary incontinence)입니다. 갑자기 복압이 높아지는 경우 소변이 누출되는 증상으로 여성 요실금의 가장 흔한 형태입니다. 원인으로는 분만 등으로 골반근육의 약화, 방광이 아래로 처짐, 요도 괄약근 기능 저하 등이 있습니다.

알고가기 요실금 종류 및 환자간호

① 골반저 운동인 케겔 운동을 교육합니다.

② 적절한 체중 조절을 격려합니다.

③ 변비를 예방하고 금연을 지도합니다.

절박요실금	복압요실금
배뇨근 과활동	괄약근 저하
• 앗! 못 참겠어! • 앗! 급해 • 너무 자주 가네	• 콜록, 콜록 • 에취! • 아기 들다가 오줌이 새요.
혼합요실금	범람요실금
괄약근 저하 배뇨근 과활동	Full
• 콜록, 콜록 + 앗! 못 참겠어!	• 소변이 잘 안 나오고 흘러나와요. • 너무 자주가요.

12 자연배뇨 촉진 방법을 말해보시오.

개인적인 분위기를 만들어줘야 합니다. 물소리를 틀어주고 복부를 따뜻하게 해줍니다. 방광부분을 살짝 누르면서 마사지해줍니다. 수분섭취를 격려합니다.

13 RU 측정 목적에 대해 말해보시오.

배뇨기능문제, 방광근 이완문제, 소변정체 등을 확인하기 위해서 시행합니다.

> **알고가기** 잔뇨량(RU, Residual urine)
>
> 잔뇨량은 배뇨 후 방광에 남아있는 소변량입니다. 보통 초음파를 이용하거나 단순도뇨로 확인을 할 수 있습니다. 정상 잔뇨량 범위는 50mL 이하입니다.

14 소변이 안 나온다고 할 경우 어떻게 해야 하는가?

복부 Distension을 사정합니다. 마지막 소변 본 시간을 확인합니다. 복부를 따뜻하게 해주고 정서적 지지를 해줍니다. 만약 복부 통증 등의 증상을 호소하거나 중재 후에도 장시간 소변을 못 보았다면 담당 의사 보고합니다. 이 후 처방대로 단순도뇨 등을 시행합니다.

15 관장의 목적에 대해 설명해보시오.

관장의 가장 큰 목적은 변의 배출입니다. 변이 배출되어야 하는 이유는 심한 변비 뿐만이 아니라 검사·수술 전의 장준비, 특정 물질의 배출 등을 위해서 입니다. 또한 약물·조영제 주입이나 영양을 공급하기 위해 시행하기도 합니다.

⊕
배뇨장애

- 정의 : 소변 빈도수 많거나 배뇨 시간이 길거나 요실금 등 배뇨 과정에서 나타나는 이상 상태
- 증상 : 빈뇨, 야간뇨, 절박뇨, 요실금, 야뇨증, 약뇨, 분산뇨, 간헐뇨, 요주저, 복압배뇨, 잔뇨감, 전립선 비대증 등

(2023) (2021) (2020) (2018)

16 관장의 종류에 대해 말해보시오.

관장은 대표적으로 2가지입니다. 대장에 용액을 주입하여 5~10분 후 즉시 배출하는 배출형 관장과 30분 정도의 일정시간 대장 내에 용액을 보유하게 하는 정체형 관장이 있습니다. 이 밖에 용수관장(Finger enema), 연동운동을 자극하고 장내가스를 배출하기 위한 역류관장 등 추가로 구별합니다.

> **알고가기** 잔뇨량(RU, Residual urine)

① **배출형 관장의 종류** : 생리식염수 관장, 비눗물 관장, 글리세린 관장 등
② **정체형 관장의 종류** : 구풍관장, 투약관장, 구충관장, 영양관장 등

(2022) (2015)

17 복부 수술 환자가 통증척도 8점을 호소할 때 간호중재를 말해보시오.

V/S 및 환자상태를 사정합니다. 통증 자가 조절 장치(PCA)가 있는데 누르지 않았다면 사용법을 재교육합니다. PCA 사용 후에도 경감되지 않으면 담당의에게 보고하고 처방대로 진통제를 투여합니다.

 선배들의 **TIP**

> 확인하기!
> 일반적으로 통증 척도 4점 이상일 때 중재 후 결과 확인이 필요합니다. 주사제라면 30분 후, 경구약이라면 1시간 후 effect 확인!

(2021) (2020) (2018) (2017)

18 LC 환자는 어떤 관장을 해야 하는가?

LC 환자는 간의 손상으로 체내에 독성물질인 암모니아가 축적되어 간성혼수가 발생할 수 있습니다. 암모니아 제거를 위해서는 대변으로 배출해야 합니다. 이를 위해서 Lactulose 관장을 합니다. 정체관장 일종인 Lactulose는 박테리아 성장을 억제하고 배설을 돕지만 관장이 설사를 유발하여 탈수가 심해질 경우 간성혼수가 진행될 수 있기 때문에 주의해야 합니다.

Glycerin enema 준비물

처방된 관장액, 윤활제, 종이컵, rectal tube, 일회용 장갑, 휴지, 필요시 방수포 및 이동용 변기, 처방에 따라 관장용 주사기 또는 관장통 및 연결관

(2020) (2018)

19 Glycerin enema의 절차를 말해보시오.

① 손 소독을 시행하고 물품을 준비 후 환자에게 갑니다.

② 커튼을 치고 손 위생을 하면서 자기소개, 환자확인, 목적, 절차를 설명합니다.

③ 환자의 자세를 좌측 심스 체위(Sim's position)로 잡아줍니다.

④ 움직이면 안 된다고 설명 후 준비물을 펼칩니다. 손 위생을 시행 후 장갑을 착용합니다.

⑤ 관 끝에 윤활제를 바르고, 배꼽 쪽으로 집어넣으면서 심호흡을 격려합니다.

⑥ 10 ~ 15cm 정도 삽입 후 천천히 용액을 주입합니다. 이상증세 시 바로 주입을 중단합니다.

⑦ 주입 후 준비된 휴지로 항문을 막으면서 관을 제거합니다.

⑧ 주의사항에 대해 재설명합니다.

⑨ 장갑을 벗은 후 물품 및 주변을 정리하고 손 위생을 합니다.

SECTION 09 안전·안위·임종

출제빈도 ●●●◐○
키포인트 낙상 관련 문제가 자주 등장합니다. 낙상예방교육을 꼭 기억합시다.

(1) 낙상

- 위험요인 : 65세 이상, 낙상 경험이 있는 환자(6개월 또는 1년 이내), 보행장애 및 균형감각장애, 진정제 및 수면제 복용, 시력 저하, 허약, 혼돈 또는 지남력 상실, 낯선 환경
- 예방방법 : 침대 Side Rail (❶   ), 미끄럼 방지 슬리퍼 착용 및 바닥 물기 제거, 적절한 조명을 설치하여 바닥을 밝히고 야간등 사용, 취침 전에 화장실 사용 권장

(2) 억제대

- 목적 : 환자 움직임 제한하여 손상을 예방하기 위해 사용한다.
- 주의사항 : 환자의 움직임은 가능한 범위 내에서 최대로 허용, 맥박측정 및 피부색, 억제된 부위 감각 확인하여 혈액공급 및 순환 상태 확인, 손가락 한 개 들어갈 정도의 여유를 가짐, 2시간마다 30분씩 억제대를 풀어서 순환을 유지, (❷   )부위는 고정하지 않으며 피부 손상 예방 위해 뼈 돌출부위에는 적용하지 않음

(3) 통증사정도구

- (❸   ) : 통증을 0점에서 10점까지의 숫자로 표시하여 통증을 사정하는 방법으로 가장 흔하게 사용한다.
- VAS : 숫자가 없는 10cm 길이의 선으로 양쪽 끝을 '통증 없음과 가장 심한 통증으로 표시한다.
- FPRS : 통증 정도에 따른 얼굴표정의 변화를 그림으로 나타낸 것이다. 3세 이상의 소아나 의사소통 장애가 있는 성인에게 사용한다.
- FLACC : 얼굴, 다리, 활동, 울음, 마음의 안정도의 항목에 각각 점수를 매겨 통증을 사정하는 방법이다. 3세 미만 소아나 의사소통이 불가능한 환자에게 사용한다.

(4) 임종간호

- 임종환자의 반응 : 1단계(부정) → 2단계(분노) → 3단계(협상) → 4단계(우울) → 5단계(수용)
- 임종환자의 신체적 징후 : 근긴장도 상실, 순환속도가 저하, (❹   )호흡, 시각이 흐려지고 미각과 후각이 손상되고 청각은 마지막으로 상실

1. 올림 2. 관절 3. NRS 4. 체인스토크

01 낙상의 의미를 말해보시오.

낙상은 떨어지거나 넘어져서 다치는 것을 말합니다.

> **알고가기** 잔뇨량(RU, Residual urine)
>
> ① 세계보건기구(WHO, 2007) : 갑작스럽게 바닥, 마루, 또는 낮은 위치에 놓이게 되는 것으로 가구, 벽, 또는 다른 물건에 기대기 위해 의도적으로 체위를 변경한 경우는 제외합니다.
> ② 미국보건의료관리청(CMS, 2013) : 실무자 중재에 의한 것이 아니라면 대상자가 균형을 잃고 쓰러진 모든 에피소드를 말합니다.

02 낙상위험사정도구에 대해 설명해보시오.

대표적으로 모스낙상척도(Morse fall scale)가 있습니다. 모스낙상척도는 지난 3개월 동안 낙상 경험, 이차 진단, 보행 보조기구, 수액요법 여부, 보행·이동 장애, 정신상태 등 6가지 평가를 통해 낙상위험을 평가하는 도구입니다.

> **알고가기** 모스낙상척도
>
> 51점 이상은 고위험, 25 ~ 50점은 저위험, 0 ~ 24점은 위험 없음을 뜻한다.

구분	평가항목	점수
과거 낙상 경험 (지난 3개월간)	있음	25
	없음	0
이차적인 진단	있음	26
	없음	0
보행 보조기구	기구를 잡고 이동	30
	목발/지팡이/보행기 사용	15
	보조기구 없음/침상안정/휠체어 사용	0
정맥 수액요법, heparin lock	있음	20
	없음	0
걸음걸이	장애가 있음	20
	허약함	10
	정상/침상안정/부동	0
의식상태	자신의 기능수준을 과대평가하거나 잊어버림	15
	자신의 기능수준에 대해 잘 알고 있음	0

plus NOTE

➕ **낙상위험도 높은 특정 상황**

전신쇠약, 하체운동·수면 부족, 실금, 혼돈, 우울, 약물남용

➕ **낙상과 관련이 높은 질환**

무릎 관절염, 심근경색, 뇌졸중, 간질, 소뇌질환, 부정맥, 판막질환, 우울, 파킨슨병, 수두증, 티눈, 건막류, 체위성 저혈압, 급성 질환 상태, 당뇨, 고혈당·저혈당, 감각장애, 폐색전 등이 있습니다.

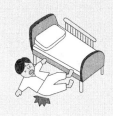

EMR Full term

Electronic medical record
전자의료기록

호출기

침상, 화장실 등 낙상위험이 있는
장소에 부착되어 있습니다.

(2023) (2021) (2020) (2019) (2018)

03 낙상예방법에 대해 말해보시오.

가장 중요한 낙상 예방 방법은 '교육'입니다. 입원 시 낙상 예방교육을 시행합니다. 또한 낙상 평가 후 고위험군에게는 EMR 표시 및 위험표지판을 설치해 관련 정보를 직원들이 알 수 있도록 공유해야 합니다.

> **알고가기** 낙상예방교육
>
> ① 호출기는 바로 누를 수 있는 곳에 두고 교육합니다.
> ② 설치된 난간 안전성 확인 후 늘 침상 난간을 올려둡니다.
> ③ 침상 바퀴는 잠금 상태인지 확인합니다. 침상안정 시 침대 높이는 낮게 유지합니다.
> ④ 취침 전 화장실 다녀오도록 교육합니다.
> ⑤ 밤에는 야간 조명을 켜두고, 이동 시에는 보조 조명 등을 사용합니다.
> ⑥ 병실 바닥은 깨끗하고 물기없이 건조하게 유지합니다.
> ⑦ 미끄럽지 않은 신발을 착용하도록 합니다.
> ⑧ 환자주변 환경을 정돈된 상태로 유지하며 개인 물품은 손에 쉽게 닿을 수 있는 곳에 위치해 둡니다.
> ⑨ 바짓단, 수액 줄 등은 바닥에 닿지 않도록 정리합니다.
> ⑩ 보행 중 엘리베이터나 점자블록 등 울퉁불퉁한 곳은 조심합니다.

(2020) (2019)

04 낙상사고 발생 시 대처방법에 대해 설명해보시오.

① V/S을 포함하여 환자 사정을 합니다. 사정 내용에는 의식상태, GCS를 비롯한 신경학적 내용, A(airway), B(breathing), C(circulation) 등이 있습니다.

② 만약 경추손상의 경우 움직이지 않도록 하고 즉시 담당 의사에게 보고합니다.

③ 환자가 움직여도 된다는 판단이 들 때까지 옮기지 않습니다.

④ 관찰 가능한 손상과 호소하는 증상이 없더라도 침상안정을 취하도록 합니다.

⑤ 상급자 및 담당 의사에게 보고하여 추가 검사 처방 시 시행합니다.

⑥ 낙상예방에 대해 재교육을 시행합니다.

⑦ 보호자에게 연락을 취해 환자상태에 대해서 설명하고 주의 깊게 지속적으로 사정을 합니다.

check

05 **소아 환자인 경우 낙상예방교육 시 추가 유의사항을 말해보시오.**

① 보호자와 함께 교육시켜야 하며 평상시에는 항상 커튼을 열어두도록 합니다.

② 환아를 혼자 두지 않도록 합니다.

③ 만약 자리를 잠깐 비울 경우 도움을 요청하도록 합니다.

④ 침대에 일어서 있거나 난간에 기대어 놀지 못하도록 합니다.

⑤ 뛰거나 장난치지 않도록 합니다.

⑥ 이동식 수액걸이에 올라타지 않도록 합니다.

⑦ 유모차나 휠체어 사용 시 안전띠를 항상 착용하도록 합니다.

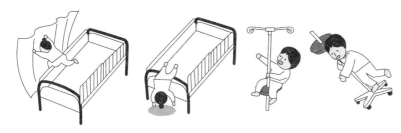

2020 2019

06 **의식이 있는 중환자실 환자에게 낙상예방교육을 해보시오.**

침상 난간은 항상 올린 상태로 유지해야 합니다. 침대에서 일어나거나 내려오는 것은 반드시 도움을 요청해야 합니다. 만약 심한 불안정한 상태일 경우 안전을 위해 의사처방하에 억제대 적용성이 있습니다.

2019 2015

07 **나이가 80세 넘으신 노인이 입원할 경우 무엇이 가장 중요한 간호인가?**

① 낙상예방이 가장 중요하다고 생각합니다. 노인은 감각기능, 신체기능이 저하되어 있고, 균형감각 손상, 어지러움, 약물 부작용 등으로 낙상위험성이 큽니다. 또한 노인낙상 시 병원 재원일수 증가, 골절, 사망까지 이를 수 있기 때문에 주의가 필요합니다.

② 낙상을 예방하기 위해 침상 난간을 항상 올려두고 침대 높이를 낮추며 침대바퀴를 항상 잠금 상태로 유지합니다. 야간에 조명을 켜두고 이동 시 보호자와 항상 함께 이동하도록 교육합니다.

---

plus NOTE

➕ 낙상예방간호

환자평가 → 신체상태·인지기능·상태·환경·사용기구 등 환자사정 → 낙상 고위험요인 판별 → 낙상 예방전략 적용 → 관찰 → 낙상 발생 시 즉시 평가, 발생하지 않았더라도 정기적으로 재평가

+

통증 PQRST

- Position : 통증부위, 방사통
- Quality : 통증 양상, 동반 증상
- Relieving 또는 aggravating factor : 유발 또는 악화, 완화 또는 감소 요인
- Severity : 통증강도(가장 심할 때 얼마나 심한지, 편안할 때 얼마인지)
- Timing : 빈도, 지속시간(지속적, 간헐적)

(2023) (2019) (2016) (2014)

08 통증사정방법에 대해 말해보시오.

통증은 모든 환자를 대상으로 사정합니다. 주관적인 증상이므로 진술을 믿으며, 표현을 구체적으로 사정합니다. 통증 PQRST를 토대로 통증부위, 통증 양상, 악화·완화 요인, 강도, 빈도 등을 평가합니다.

알고가기 사정평가 시기 및 재평가 기간

① 사정 평가 시기 : 진료 시, 입원 시, 상태 변화 시, 시술·수술 전·중·후, 전동 후, NRS 4점 이상 또는 치료를 원하는 경우
② 통증 중재 후 재평가 기간
- 경구 진통제 투여 후 : 1시간 이내
- 주사 진통제 투여 후 : 30분 이내
- 비약물적 중재 후 : 1시간 이내
- 흉통에 관련된 약물 투여 후 : 투약 후 5분 이내
- 시술, 수술, 전동 후 등 : 24시간 내
- 지속적인 통증 중재 시 : 1회/일

<초기 통증사정도구>

시행일시 _____

환자 이름 _____ 연령 _____ 입원실 _____

진단명 _____ 의사 _____

간호사 _____

위치 : 환자 혹은 간호사가 그림을 그리도록 한다.

Right   Left   Right   Left   Left   Right   Right   Left

R L   L R   R L   L R

09 **아동통증사정도구와 성인통증사정도구의 Full term을 말해보시오.**

아동 통증사정도구는 FLACC의 Face, Legs, Activity, Cry, Consolability입니다.
성인통증사정도구는 NPIS로 Numeric Pain Intensity Scale입니다.

알고가기 통증사정도구(병원 내규마다 다름)

① **신생아** : CRIES scale로 울음, 산소요구량, V/S 변화, 얼굴표정, 수면장애 5가지 항목으로 0 ~ 10점 기록

구분	0	1	2
C : 울음	없음	고음	달래지지 않음
R : 95% 이상의 산소포화도 유지를 위한 산소요구량	없음	30% 미만	30% 이상
I : V/S 변화	HR와 BP 상승이 10% 이내	HR와 BP 상승이 10 ~ 20%	HR와 BP 상승이 20% 이상
E : 얼굴표정	없음	찡그림	찡그리거나 않는다
S : 수면장애	잘 잠	자주 깸	지속적 깨어있음

② **만 3세 미만·의사소통 불가능** : FLACC

구분	0	1	2
F : 얼굴	이상한 표정이 없거나 미소	가끔 찡그림, 움츠림, 무관심	자주 지속되는 찌푸림 및 턱 떨림, 꽉 다문 턱
L : 다리	정상 또는 이완	불안, 거북, 긴장	발을 차거나 다리를 들어올림
A : 활동	조용, 정상, 쉽게 움직임	몸부림, 긴장, 뒤척임	몸을 구부림, 굳음, 경련
C : 울음	울지 않음	끙끙, 훌쩍, 신음	지속적 울음, 비명, 흐느낌, 잦은 불편감
C : 진정	만족, 이완	접촉, 안김, 말걸기로 안심	진정되기 어려움

③ **만 3세 이상 소아·의사소통 장애·노인** : Wong - Baker의 얼굴 통증 등급(Faces pain rating scale)

| 0 No Hurt | 2 Hurts Little Bit | 4 Hurts Little More | 6 Hurts Even More | 8 Hurts Whole Lot | 10 Hurts Worst |

▲ Wong - Baker FACES PAIN RATING Scale

④ **만 12세 이상·의사소통 가능** : 시각적 사상 척도(VAS, Visual analog scale), 숫자 통증 척도(NRS, Numeric rating scale), NPIS

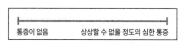

▲ 시각적 사상 척도

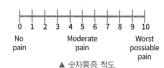

▲ 숫자통증 척도

---

plus NOTE

CRIES scale

· Crying
· Requires oxygen
· Increased vital sign
· Expression of face
· Sleeplessness

억제대

- 사용목적 : 낙상예방, 자해 손상 예방, 치료적 부착물 제거 예방, 피부 손상 예방, 안전유지
- 종류 : 자켓, 벨트, 사지, 8자, 장갑, 팔꿈치, 전신

억제대 사정 시간(병원 내규마다 다름)

- 주의사항 : 억제대는 반드시 의사처방과 동의서가 필요합니다.
- 억제대 부위 순환 상태 사정 : 2시간마다
- 억제대 부위 피부상태 사정 : 2시간마다
- 억제대 유지 필요성 사정 : 4시간마다

Naloxone 투여

- 처방대로 투여한다.
- 0.4mg을 2~3분마다 두여한다.
- 급속 투여할 경우 pain shock 가능성이 있다.
- N/S 10mL와 mix 하여 서서히 주입해야 합니다.

(2023) (2020) (2019) (2017) (2016)

10 억제대 적용 환자간호중재 3가지를 말해보시오.

순환 상태, 피부상태, 운동·감각기능을 평가합니다.

① 환자의 섭취 및 배설 등의 욕구를 확인 후 충족시킵니다.
② 욕창 예방을 위해 체위 및 억제대 위치를 2시간마다 사정하며 변경시킵니다. 너무 꽉 조이게 고정하지 않고 손가락 2개 정도의 공간을 확보합니다.
③ 뼈가 돌출된 부위에는 패드 등의 조치를 취해줍니다.
④ 침상 난간이 아닌 침대 틀에 고정합니다.
⑤ 응급상황 시 바로 제거 할 수 있도록 준비해야 합니다.

(2023) (2019) (2017)

11 모르핀 부작용과 간호에 대하여 말해보시오.

① 부작용 : 이산화탄소에 대하여 호흡중추 민감성 감소로 인한 호흡억제입니다.
② 간호 : 호흡억제가 올 경우 모르핀 투여를 중지하고 기도확보와 산소공급을 합니다. 필요시 처방대로 Naloxone을 투여합니다. 환자에게 오심, 구토, 변비 가능성을 설명 후 관찰합니다. 섬망 기왕력이 있는 경우 자주 사정해야 합니다.

(2023)

12 임종환자 신체적 징후를 말해보시오.

임종환자의 특징적인 신체 변화는 점점 쇠약해져 침상에서만 생활하고 조금만 움직여도 피로감을 호소하는 것입니다.

① 대부분 시간을 수면으로 보내며 깨어나도 의식과 지남력이 저하되어 있습니다.
② 식사와 수분섭취 감소에 따라 대소변량도 줄어듭니다.
③ 호흡양상이 불규칙적이며 잡음과 분비물이 증가합니다.
④ 피부는 건조하고 차가우며 창백합니다.
⑤ 가끔 불수의적으로 손이나 다리, 얼굴을 떨기도 합니다.

알고가기 임종환자간호

① 신체적 측면
- 통증을 최소화하고 편안하도록 돕습니다.
- 탈수 증세 및 흡인 위험성을 사정하고 수분섭취를 격려합니다.
- 구강간호를 시행합니다.

② 정서·정신적 측면
- 환기하여 공기를 순환시킨다.
- 공감적 경청을 합니다.
- 안정된 환경을 제공합니다.
- 이완요법 등 정서적 지지를 취해줍니다.

SECTION 10 수술 주기 간호

출제빈도 ●●○○○

키포인트 수술 전·후 간호를 하는 목적관련 문제가 많이 출제됩니다.

(1) 수술 전 간호사정

- 주관적 자료 : 연령, 흡연·음주 여부, 약물 사용, 질병력 및 과거 수술, 마취경험 등
- 객관적 자료 : 신체사정을 통해 현재의 건강문제와 합병증 가능성

(2) 수술간호

- 수술 전 준비 : 수술동의서 준비, 심장약과 항응고제 등 주치의 복용 약물에 대한 확인 후 수술 전 6 ~ 8시간 (❶   )상태를 유지한다. 수술할 피부 준비 및 감염예방을 위해 삭모를 시행하고 마커 펜을 이용하여 수술 부위를 표시한다.
- 수술 전 교육 : 심호흡, 강화폐활량계, 기침 격려, 하지운동 등을 교육한다.
- 수술 중 간호중재 : 감염예방, 타임아웃(Time Out) 시행, 수술 정보 기록, 이물질 잔류 방지, 실혈량 측정, (❷   )알레르기 확인 등을 한다.
- 수술 후 간호중재 : 심호흡과 사지 움직임을 권장하여 마취제의 배출을 증진시킨다. 마취에서 깰 때 혼돈이 나타날 수 있으므로 침상 난간을 올리며 관찰, 수술 직후 인두반사 회복 시까지 머리를 비스듬히 옆으로 한 자세나 측위를 취한다. 매 15분마다 (❸   )를 평가하여 순환기능장애를 확인한다. 수술 부위 배액량과 출혈이 증가되지 않는지 확인한다. 수술 직후 2시간 내에 오심이나 구토가 발생하기 쉬우므로 필요시 시원한 수건과 얼음을 제공한다.

1. 금식(공복) 2. 라텍스 3. 활력징후

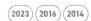

01 수술간호에서 환자안전을 위해 시행하는 것은 무엇인가?

수술에서 환자안전을 위해 시행하는 것은 수술 부위 표식 확인과 time out입니다.

 선배들의 **TIP**

수술간호에서 제일 중요한 확인사항은 무엇인가? 라는 질문을 받는다면!

동의서 → 금식 및 수술 전 검사 진행 여부 → IV line, AST 확인이라고 대답하겠네요. 이렇게만 착착 진행되면 입원하자마자 바로 15분(AST 확인시간)만에 응급수술에 들어갈 수 있습니다.

plus NOTE

➕
Time out 진행
환자(마취 유도전의 경우), 마취
의, 집도의, 간호사가 함께 환자
확인, 수술명, 수술 부위를 확인
하는 time out을 시행하고 매뉴얼
에 서명합니다.

(2023) (2016) (2014)

02 수술실 timeout은 언제인가?

WHO surgical safery checklist 권고는 마취 유도 전, 수
술 시작 직전(피부 절개 전), 수술실을 떠나기 전입니다.

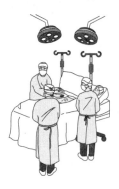

(2020) (2014) (2013)

03 수술에 필요한 MRI 검사 전 무엇을 확인해야 하는가?

MRI 검사 전 가장 먼저 할 일은 환자에게 검사에 대한 목적, 과정 등을 설명한 후 동
의서를 확인하는 것입니다. 그리고 체내 금속 물질을 가지고 있는지, 폐쇄공포증 등에
대해 사정합니다. 마지막으로 처방에 따라 부위나 조영제 · 진정제 유무 등에 대하여 사
전 준비를 합니다.

➕
수술 전 간호
• 입 · 통원 센터 방문
• 신체 검진
• 수술 동의서
• 진단적 검사
• 수술 전 교육

(2023) (2020) (2019)

04 수술 전 간호에 대해 설명해보시오.

① 수술 전 환자에게 수술에 관련된 사항 및 수술 전 · 후 간호계획 및 plan, 합병증 예
　방을 위한 교육을 설명합니다.
② 수술 전 필요한 검사 완료 여부와 이상 여부, 협진 진행 여부를 확인합니다.
③ 수술 · 마취 동의서를 확인 후 수혈이 필요한 경우 수혈동의서를 확인합니다.
④ 사용할 항생제에 대해서 AST 확인합니다.
⑤ 수술 전 피부상태 확인 및 수술 부위 표식 확인하고 필요시 제모를 준비합니다.
⑥ 관장이 필요한 수술 경우 처방에 맞게 시행합니다.
⑦ 수술 부위 표시 여부를 확인 합니다.
⑧ 수술에 따라 L - tube, Foley cath, 정맥 라인 등의 준비 사항을 확인합니다.
⑨ 수술일 혈압약 등은 환자상태 확인 후 소량의 물과 함께 투약합니다.
⑩ 수술실에서 연락이 오면 수술 전 투약을 시행합니다.

05 수술 전 금식하는 이유를 설명해보시오.

① **부분마취인 경우** : 부분마취가 안 될 경우 전신마취를 해야하므로 전신마취와 동일하게 금식합니다. 예외로는 Local anesthesia 또는 시술인 경우입니다. 수술실에서 들어가는 약물(마취제)이 무엇인지 혹은, 언제 생길지 모르는 응급상황에 대비하기 위해서 일정한 시간의 금식을 유지해야 합니다.

② **전신마취인 경우** : 구토, 장폐색, 흡입성 폐렴 등을 예방하기 위함입니다. 추가로 복부수술인 경우, 수술 시 시야 확보 및 오염 방지 목적도 있습니다.

 선배들의 TIP

> 까먹고 물 마셨어, 혹은 설명 못 들었는데?
>
> 꼭 있습니다. 오리발도 내밀어요. 괜찮아요. 우리에게는 금식 교육 차팅이 있습니다. (그래서 전날 이브닝, 당일 나이트 교육할 때, 저는 보호자가 있거나 다른 환자 있을 때 큰! 소리로 설명합니다. 목격자 확보!) 그리고 이미 먹은 거 어쩔 수 없죠. 당황하지 마시고 언제 얼마나 먹었는지, 마셨는지 확인합니다. 그리고 금식 재설명, 수술 시간 지연 가능성에 대해서도 꼭! 설명합니다(이런 사람이 delay 되면 난리 나요). 그리고 상급자, 담당 의사 및 마취과에도 보고합니다. 물 한 모금이라도 노티하세요. 확인 안 한 책임은 간호사에게 돌아온답니다.
>
> 저 사람이 먼저 들어간다는데, 왜 금식 시간은 같아?
>
> 수술 시간 및 순서는 늘 변동이 가능합니다. 만약 앞 순서 환자들이 줄줄이 밤사이 상태가 안 좋아지면(거의 가능성 없지만, 타이레놀 부작용으로 사망할 수도 있는 것이 건강 문제), 제일 먼저 들어갈 수 있고, 수술을 기다리며 항의하는 환자에게도 응급상황이 발생할 경우 바로 처치와 수술에 들어갈 수 있도록 금식 시간이 같음을 이해시켜 줍니다.

06 전신마취를 앞둔 환자의 수술 전 간호를 말해보시오.

치아상태를 재점검합니다. 전신마취는 기관 내 삽관을 하기 때문에 치아상태는 반드시 확인을 해야 합니다. 또한 기도 삽관으로 인해 수술 후 며칠 정도는 Sorethroat 등이 있을 수 있음도 설명해줍니다. 그리고 EDBC 교육을 시행합니다. 필요시 Inspirometer 사용 방법을 교육합니다. PCA 사용하는 경우 미리 설명을 제공합니다. 마지막으로 전신마취는 마취 중에서 환자들이 제일 불안감을 많이 호소하는 마취방법입니다. 그렇기 때문에 전신마취에 대한 설명 및 정서적 지지가 중요합니다.

plus NOTE

➕
수술 전 ~을(를) 하는 이유?
- 방광을 비우는 이유 : 소변정체로 인한 방광 손상 예방
- 피부간호를 하는 이유 : 피부 청결 및 감염예방
- 관장을 하는 이유 : 수술 시 자연 배변 방지

➕
IV PCA
(Patient controlled an algesia)
자가통증 조절장치로 수술 후 통증 조절을 위한 진통제 주입 장치로 환자가 통증이 있을 경우 버튼을 눌러 진통제를 투입할 수 있도록 합니다.

(2020) (2019)

07 수술을 앞둔 환자가 틀니를 빼지 않을 경우 어떻게 할 것인가?

이유를 물어봅니다. 틀니제거 이유를 설명합니다. 또한 수술 중에만 제거할 경우 이동 중 분실 가능성에도 설명합니다. 그래도 환자가 강력히 지속 거부한다면 상급자·담당 의사·마취과에 보고를 합니다.

 선배들의 TIP

별별의 환자

진짜, 진짜, 진짜, 사람들은 상상을 초월합니다. 틀니제거 거부의 가장 큰 이유가 심미상의 이유입니다. 수술 날 새벽부터 풀 메이크업이 기본인 사람들도 많고요(삽관할 경우 피부 고정 부착 방해·감염 등 여러 문제 소지로 안 됩니다), 수술하러 왔는데 마음의 안정을 찾기 위해서 젤네일을 받았다며 지우기 싫다고 하는 경우도 있습니다. 할 수 있는 한 응대해 보고 안되면 경험이 많은 상급자에게 보고하여 도움을 요청하세요.

(2023) (2022) (2021) (2020) (2019)

08 수술 후 간호의 목적을 말해보시오.

수술 후 간호의 목적은 회복 증진과 합병증의 예방으로 건강을 적정 수준으로 회복하는 것입니다. 그 과정 중에 통증 조절, 감염 방지, 상태 변화별 대처 등을 같이 시행해 줍니다.

(2023) (2022) (2021) (2020) (2019)

09 수술 후 간호에 대해 설명해보시오.

① 수술 후에는 환자의 V/S, 의식상태, C/M/S 확인을 합니다.

② 수술에 따른 적절한 체위를 취해줍니다.

③ 가지고 있는 물품인 B/V, H/V, foley, 산소기가 등 확인 후 정리합니다.

④ 배액관의 경우 Open 및 양상 확인 후 환자 및 보호자에게 관련 교육을 시행합니다.

⑤ 수술 부위 Oozing 등을 확인합니다.

⑥ 수술 후 계획인 금식·체위변경 가능 시간 등에 대해서 설명하며, EDBC·체위변경·조기이상 등 재교육하고 격려합니다.

⑦ 합병증 및 통증 양상을 관찰합니다.

⑧ 처방대로 항생제 등을 투약하고 마취·수술기록지 등을 확인합니다.

⑨ 수술 후 검사를 했을 경우 결과 확인 후 담당 의사에게 보고합니다.

(2018) (2017)

10 수술 후 조기이상을 해야 하는 이유는?

가장 큰 목적은 장폐색 예방입니다. 장운동을 촉진시켜 장마비를 감소시킵니다. 그 다음으로는 혈액순환을 도와 혈전 생성을 방지합니다. 또한 심호흡을 격려하여 폐합병증을 예방합니다. 마지막으로 움직이고 활동하여 관절 구축을 예방할 수 있습니다.

 선배들의 **TIP**

> EDBC(Encourage deep breathing&cough) 목적은?
>
> 전신마취 시 호흡하는 근육까지 전부 마비됩니다. 기계가 대신 산소를 밀어 넣어주어 필요한 산소가 공급되는 것이지요. 그래서 직접 호흡할 때와 달리 폐의 확장이 전체적으로 고르게 일어나지 않아 폐가 펴지지 않고 쭈그러진 곳이 있어요. 따라서, 무기폐 예방을 위하여 수술 후 숨을 깊게 쉬어야 합니다. 그리고 평상시에는 폐의 섬모 운동 등으로 분비물이 잘 배출되지만 마취 시에는 배출이 이뤄지지 않습니다. 폐렴 등의 합병증 예방을 위해서는 기침을 통해서 배출되지 않은 분비물을 배출해 주어야 합니다.

(2020) (2017)

11 수술 후 합병증을 예방하기 위해서 어떤 것을 하는가?

① EDBC(Encourage deep breathing&cough)

② 조기이상(early ambulation), 조기보행

③ 흡연자 금연 교육

④ 수술 부위의 RICE(Rest, Ice, Compression, Elevation)

⑤ 압박스타킹 착용(Compression stocking)

⑥ 금기 또는 수분섭취 격려(순환기계 증진 및 변비 예방)

(2015) (2013)

12 거즈 카운트는 언제 하는가?

수술 직전, 수술 중 마지막 체강을 닫기 직전, 수술 부위 피부 봉합 직전에 합니다. 간호사 2인이 소리를 내어 확인하면서 카운트 시행 후 기록합니다.

알고가기 수술 계수, counts(병원 내규마다 다름)

① 정의 : 환자의 안전을 위해 수술 시에 사용된 모든 물품을 집계하는 일입니다.

② 시점 : 조직절개 전, 환자의 체강 봉합 전, 피부 봉합 후, 소독·순환 간호사 교대 시, 새로운 물품 추가 시 시행합니다.

③ 원칙 : 수술 의료팀이 다 같이 확인, 계수된 모든 물품은 수술실 안에 보관, 불일치 시에는 집도의 보고 후 재계수를 시행합니다.

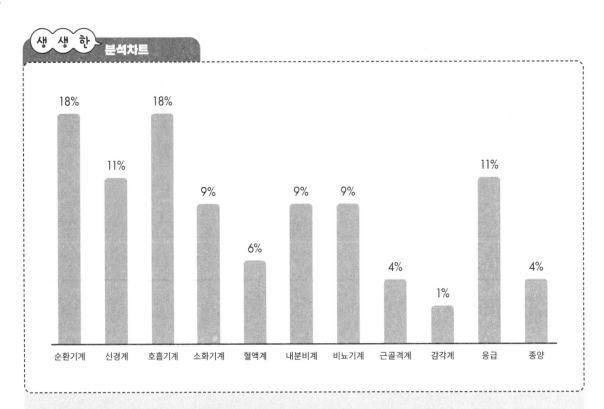

성인을 대상으로 한 질병관리 및 예방을 통하여 대상자 삶의 질 향상을 목표로 하는 간호학입니다. 성인간호는 심장, 신경, 소화기, 혈액, 근골격 등 모든 영역의 질병, 증상에 따른 처치와 간호방법, 환자 증상에 따른 간호중재와 그 이유를 설명할 줄 알아야 합니다. 성인간호는 영역이 넓기 때문에 출제되었던 문제가 다시 출제될 수 있으므로 꼭 확인하고 넘어가야 합니다.

생생한 기출 키워드

\# 비위관 삽입   \# 급속이동증후군   \# ICP환자간호   \# 의식 수준 5단계   \# 골절   \# 요로감염   \# 요실금   \# 쿠싱증후군

\# 당뇨병   \# 당뇨합병증   \# 백내장   \# 결핵환자간호   \# 동맥혈 가스검사(ABGA)   \# 협심증   \# 심근경색

\# NTG 투약 환자간호   \# 빈혈   \# 고혈압 식이요법   \# 혈액투석   \# CPR   \# 응급간호

SECTION 01 순환기계

출제빈도 ●●●●○

키포인트 협심증과 심근경색의 차이점, 치료 약물에 대한 문제가 자주 출제됩니다.

(1) 허혈성 심장질환
- 협심증(Angina Pectoris) : 쥐어짜는 듯한 흉통, 3 ~ 5분 후 사라진다.
- 심근경색(Myocardiac Infarction) : 분쇄성 흉통이 30분 이상 지속적으로 나타나고 (❶   )복용 및 휴식으로 완화되지 않는다.
- 협심증과 심근경색 차이 : 협심증은 관상동맥의 부분적 또는 일시적인 차단이나, 심근경색은 관상동맥의 완전한 폐색이다.

(2) 심부전
- 좌심부전 : 좌심부전으로 폐울혈과 호흡기계 장애가 발생한다.
- 좌심부전 병태생리 : 좌심실 기능부전 → 좌심실의 혈액이 (❷   )으로 역류 → 폐압력이 증가 → 폐울혈, 폐부종 발생
- 우심부전 : 정맥혈 귀환 장애로 인해 말초부종 및 정맥울혈 등이 발생한다.
- 우심부전 병태생리 : 우심실의 기능부전 → 우심실 혈액이 (❸   )으로 역류 → 우심실의 압력 증가 → 정맥울혈이 증가 → 정맥귀환 감소 → 중심정맥압 증가 → 말초 부종 발생

(3) 심부정맥혈전증(DVT, Deep vein thrombosis)
- 정의 : 하지 내 정맥의 혈액이 저류되거나 혈관 내피세포의 손상으로 인해 과응고되어 혈전이 발생하는 질환이다.
- 증상 : 하지 피부색의 변화, 갑작스런 하지 부종 및 감각이상, 압통, 열감 등이 발생한다. 누워서 다리를 들고 발을 굽힐 때 종아리의 통증과 압통이 느껴지는 (❹   )로 진단한다.

1. NTG 2. 폐정맥 3. 우심실 4. 호만 징후

(2021)

01 QRS란 무엇인지 말해보시오.

QRS는 심실의 탈분극 상태를 나타냅니다. 처음 나타나는 하향파 Q는 심실중격의 탈분극, 그 다음의 상향파 R은 심실의 탈분극, 그 다음 하향파 S는 좌심실 상외측벽의 탈분극을 뜻합니다. 심박동수 계산 및 심장 전기축과 회전 정도 심실 내 전도이상 유무를 감별, 심실비대, 심근경색 WPW 증후군 진단 등에 도움이 됩니다.

EKG Full term

Electro cardiogram
심전도, ECG

(2023) (2022) (2019) (2016)

02 EKG 리드를 붙이는 위치를 설명해보시오.

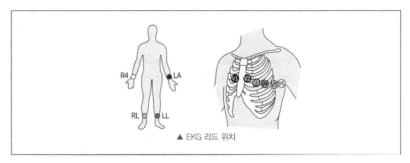

▲ EKG 리드 위치

① V1전극 : 4번 늑간의 우측흉골연
② V2전극 : 4번 늑간의 좌측흉골연
③ V3전극 : V2와 V4 사이
④ V4전극 : 5번 늑간의 쇄골 중앙선
⑤ V5전극 : 전액와선, V4와 수평
⑥ V6전극 : 중액와선, V4와 수평

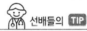 선배들의 **TIP**

심전도는 진검실과 의사 일이지만, 우리도 알아야 하죠.
첫 번째 팁은 확인 방법입니다. 4th intercotsal space는 보통 유두 옆입니다. 위에서부터 뼈를 만져가며 확인하는 것보다, 유두 옆과 밑에서부터 반대로 확인하는 것이 더 빠를 수 있습니다. 그리고 두 번째 팁은 짝수 붙인 후 홀수 붙이는 것을 추천합니다. 2번(→ 1번) 4번(→ 3번) 6번(→ 5번) 이런 식으로요!

(2022) (2014) (2011)

03 심장에서 가장 중요한 혈관이 무엇인지 말해보시오.

Cornoary artery

관상동맥

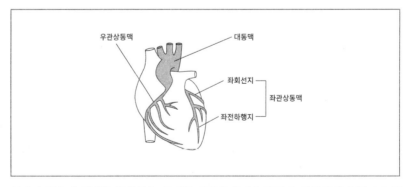

심장의 근육에 혈액을 공급하는 동맥을 관상동맥이라 부르며, 관상동맥이 있어야 심장이 작동할 수 있습니다.

plus NOTE

○
ABR

Absolute bed rest
절대 침상안정

(2020) (2019)

04 관상동맥조영술에 대한 간호에 대하여 말해보시오.

① 관상동맥조영술 전 간호 : 시술 전 항응고제의 부하용량(Loading dose) 투여를 확인합니다. 동의서 확인 및 금식을 확인합니다. 검사에 대해서 설명합니다. 특히 조영제 주입 시에 느낄 수 있는 감각에 대해 설명합니다. Both inguinal site 피부 제모를 시행합니다. 보호자 확인을 합니다(시술이 바뀔 수 있으므로). Sand bag과 함께 내려 보냅니다.

② 관상동맥조영술 후 간호 : 시술부위 출혈양상 및 활력징후를 확인합니다. 조영제 배출을 위해서 수액 공급과 충분한 수분섭취를 권합니다. 6시간 동안 지혈해야 합니다. 손목 쪽은 압박 드레싱을 적용하며 대퇴부인 경우 Sand bag으로 지혈합니다. 지혈 동안 ABR을 유지합니다. 특히 시술한 쪽 팔과 다리는 굽히지 않도록 합니다. 처방에 따라 lab f/u을 합니다(보통 시술 3 ~ 4시간 뒤). 부정맥, 말초맥박의 변화, 피부상태 변화, 신경학적인 증상 등이 발생하였을 경우 담당 의사에게 즉시 보고합니다.

알고가기 퇴원간호

① 퇴원 후 혈종 및 출혈 등 이상증세 시 즉시 내원 교육
② 1 ~ 2주 정도 무리가지 않는 범위 내의 활동 교육
③ 2 ~ 3일 후 샤워 교육
④ 퇴원 약물(특히 항혈전제) 복약 지도
⑤ 퇴원 후 생활습관 관리 지도(금연, 금주, 혈압·혈당·체중 조절, 적절한 운동 및 식이요법 등)

(2022) (2016)

05 심계항진에 대하여 설명해보시오.

일반적으로 사람들은 보통 스스로 심장이 뛰고 있다는 사실을 모릅니다. 하지만 심계항진(Palpitations)은 가슴이 두근거리는 것을 느끼며 이에 따른 불편감을 말합니다. 심장의 문제일 수 있지만 갑상선 항진증이거나 갱년기, 정신심리적인 문제일 수 있으므로 감별이 필요합니다.

○
CVP Full term

Central venous pressure
중심정맥압

○
CVP 정상 수치
(병원 내규마다 다름)

• 2 ~ 8mmHg(3 ~ 11cmH₂O)
• 1mmHg = 1.36cmH₂O

(2023) (2020) (2018) (2013) (2011)

06 CVP 측정 목적을 말해보시오.

중심정맥압(CVP)은 전신에서 우심방으로 돌아오는 혈액의 압력입니다. 이를 통해 우심장의 기능상태를 알 수 있습니다. 또한 순환혈량으로 신체의 수분 상태를 알 수 있습니다.

(2019) (2017)

07 CVP 감소, 증가 시 증상에 대하여 말해보시오.

① CVP 증가의 경우 : 혈액량이 증가하여 심기능이 떨어집니다. 따라서 심실부전, 울혈성 심부전이 올 수 있으며 우심부전의 증상으로는 빈맥, 부종, 핍뇨, 소화불량 등이 있습니다.

② CVP 감소의 경우 : 혈액량이 감소하여 정맥이 확장됩니다. 쇼크 증상으로 빈맥, 저혈압, 어지러움 등이 나타납니다.

(2023) (2022) (2015) (2014)

08 NTG 사용 방법에 대해 말해보시오.

NTG 0.6mg 1T를 설하에 투여합니다. 5분 간격으로 최대 3회까지 자가 투여가 가능합니다. 이후에도 증상 호전 없으면 바로 도움을 받아 병원 응급실을 방문해야 합니다.

⊕
NTG Full term

Nitroglycerin
니트로글리세린(혈관 확장제)

(2021) (2016) (2014)

09 NTG를 복용하는 이유에 대하여 설명해보시오.

혈관 확장 작용으로 심장에 혈액공급량을 증가시키기 위해서 입니다.

⊕
NTG 효과

심장 평활근 이완 → 혈관 확장
→ 혈관 저항과 혈압 하강 → 심부
담 감소 → 관상동맥 순환량 증가

(2019) (2016)

10 퇴원환자 NTG에 대하여 교육을 한다면 어떻게 할 것인가?

① 보관방법 : 늘 갈색병인 차광용기에 휴대하고 다녀야 합니다. 체온에 영향을 받기 때문에 겉옷이나 가방에 꺼내기 쉽도록 준비합니다. 약병 개봉 후에는 약효를 흡수할 수 있는 솜은 제거합니다. 가족 등 주변사람들에게 보관장소를 알립니다. 개봉 3개월 후에는 교체해야 합니다.

② 복용방법 : 운동 등 신체에 무리가 가는 활동을 하기 5 ~ 10분 전에 예방적으로 투여가 가능합니다. 만약 흉통으로 복용하는 경우, 1정을 꺼내 혀 밑에 녹여서 복용합니다. 효과는 2 ~ 3분 내로 작용하며 30분 정도 지속됩니다. 복용 후에도 증상 호전이 없으면 최대 3개까지 5분 간격으로 복용이 가능합니다. 그러나 증상이 지속될 경우에는 도움을 받아서 병원 응급실에 방문해야 합니다.

③ 주의사항 : 혈관 확장 작용으로 복용 후 두통이나 어지러움, 저혈압 등이 발생할 수 있어 위험하기 때문에 직접 운전하시면 안 됩니다. 또한 복용 전·후 안전한 자세를 취하고 복용하며, 음주는 혈관 확장 작용을 가속화하여 마시면 안 됩니다.

⊕
설하 투여 목적 및 유의점

• 빠르게 흡수됨
• 침을 자주 삼키지 말 것
• 혀가 찌릿할 수 있음

(2020) (2019)

11 심근 강화에 필요한 약물에 대하여 환자에게 설명해보시오.

심근 강화에 필요한 약물은 강심제입니다. 대표적으로 디곡신이 있습니다. 심장은 온 몸으로 피를 보내는 펌프 작용을 하는 근육 기관입니다. 이상이 생겨 펌프기능이 감소 해 강심제를 사용하는 것입니다. 강심제는 펌프 누르는 힘을 느리지만 강하게 도와주 는 역할을 합니다.

(2023) (2019) (2016)

12 Digoxine 복용 이유에 대해 말해보시오.

심근 수축력 강화를 위해서 복용합니다.

 선배들의 **TIP**

> 심근 수축력 증가
> 심박출량의 증가, 심박동수 감소, 심실의 이완으로 심실내 혈액이 많이 들어올 수 있게 시 간을 연장시킨다는 것입니다.

(2020) (2019) (2018)

13 Digitalis 투여 전 주의사항에 대하여 말해보시오.

투여 전 확인사항으로는 심첨맥박, 혈중 포타슘 농도, 신장기능을 확인합니다. 맥박이 60회/분 이하 또는 100회/분 이상, 저칼륨혈증, 신기능장애 시에는 담당 의사에게 보고 합니다.

(2023) (2019) (2016)

14 Digoxine 투여 후 중독 증상에 대하여 말해보시오.

대표적인 중독 증상으로는 서맥, 부정맥이 있습니다. 그리고 소장 평활근에 작용해 오 심, 구토, 설사, 식욕감퇴 등이 나타나며 CNS에 작용해서 시력 및 색각 이상, 지남력 이상, 섬망 등이 발생할 수 있습니다.

 선배들의 **TIP**

> 디곡신 왜 주의해야 하나요?
> 원래 Digoxine은 모든 흥분성 조직에 영향을 줍니다. 심장 근육의 특수성(Na 배출속도 및 Ca 영향 등)으로 우선 심장에 작용하는 것입니다. 심장에 선택적으로 작용하기 위한 치 료 농도 범위가 매우 좁습니다. 조금만 농도를 벗어나도 독성 작용, 부작용이 발생할 수 있 어서 주의해야 합니다.

❶
디곡신 주의사항
디곡신은 일차적으로 신장을 통 해 2/3 정도가 배설됩니다. 신기 능이 떨어진 환자에게는 주의해서 사용하여야 합니다.

❶
CNS Full term
Central nervous system
중추신경계

AP Full term

Angina pectoris
협심증

MI Full term

Myocardial infarction
심근경색

흉통 지속시간

• 협심증 : 5분 지속 및 약물 복
 용 시 소실
• 심근경색 : 30분 이상 지속 및
 약물 복용 시 소실되지 않음

2023 2022 2020 2019 2018

15 AP와 MI의 차이점을 설명해보시오.

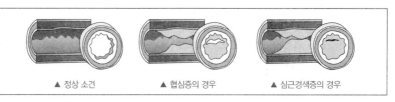

▲ 정상 소견　　　▲ 협심증의 경우　　　▲ 심근경색증의 경우

① 협심증 : 동맥경화, 혈전 등에 의해 관상동맥의 지름이 좁아져 심장 근육으로의 혈
　 액공급이 요구량에 미치지 못해서 심장 근육의 일부가 괴사되어 갈 수 있는 상태입
　 니다. 협심증으로 인한 흉통은 평상시보다 격한 활동으로 인해 좁아진 혈관에서 심
　 장이 필요한 산소를 부족하게 공급해서 발생합니다. 보통 통증은 5분가량이며, 안
　 정을 취하거나 NTG 복용 시 소실됩니다.

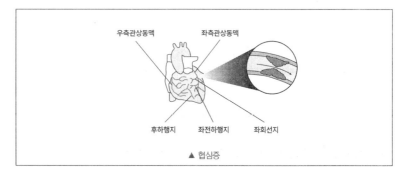

▲ 협심증

② 심근경색 : 이미 좁아진 관상동맥에 혈전으로 막힌 경우입니다. 혈액공급이 완전히
　 차단되기 때문에 심장 근육 괴사가 일어납니다. 그러므로 심근경색에서의 흉통은
　 특정한 상황 없이 갑자기 발생합니다. 휴식을 취하거나 NTG 복용을 해도 산소가
　 공급되지 않아 통증은 30분 이상 지속됩니다. 통증 강도가 매우 강하여 마약성 진
　 통제로 완화됩니다. 응급상황이므로 바로 병원 응급실에 내원해야 합니다.

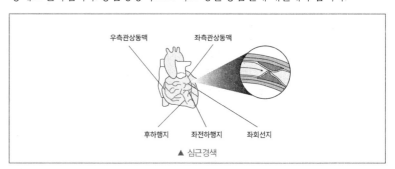

▲ 심근경색

(2019) (2018)

16 MI환자에게 어떤 시술이 필요한가?

심도자술, 관상동맥 조영술, 관상동맥 중재술, 관상동맥 우회술이 있습니다. 심도자술은 혈관 안으로 카테터를 넣어 관상동맥 조영술을 통해 막힌 혈관을 찾아낸 후, 관상동맥 중재술로 좁아진 부분을 풍선으로 넓히거나, 스텐트 철망을 삽입하여 혈관 개통성을 유지합니다.

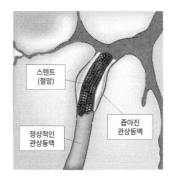

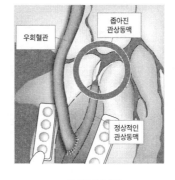

▲ 관상동맥 중재술　　　　　　▲ 관상동맥 우회술

알고가기 관련용어

① **심도자술**(Cardiac catheterization) : 대퇴정맥이나 상완정맥으로 카테터를 삽입하여 심장으로 삽입, 우심방에 들어가면 우심좌술, 좌심실에 들어가면 좌심도자술이라고 한다.

② **관상동맥조영술**(CAG, Coronary angiography) : 좌심도자술을 사용하여 조영제를 주사한 후 관상동맥을 촬영한다.

③ **경피적 관상동맥 중재술**(PCI, Percutaneous coronary intervention) : 말초혈관을 이용하여 관상동맥의 막힌 혈관을 풍선이나 스텐트를 사용하여 뚫는 시술이다.

④ **관상동맥 우회술**(CABG, Coronary artery bypass graft) : 다른 곳의 혈관을 떼어내서 관상동맥에 우회적으로 이식하여 순환이 원활히 되도록 하는 수술이다.

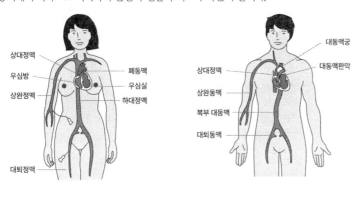

▲ 우심도자　　　　　　　　▲ 좌심도자

plus NOTE

○
관상동맥술이 안 되는 경우
혈관질환의 정도가 심하거나 광범위한 경우 관상동맥 우회술을 실시합니다.

(2023) (2018) (2016)

17 MI 진단법에 대하여 말해보시오.

① 심전도 검사 : ST 분절 이상(상승 혹은 저하) 및 T파 역전 발생
② 혈액검사 : 심근효소(Myoglobin, CK - MB, LDH, Troponin)수치의 상승
③ 그 외 : 심장초음파 검사, 관상동맥 조영술

(2019) (2020)

18 MI 환자의 아스피린 복용 이유에 대해 말해보시오.

심근경색은 좁아진 관상동맥에 혈전이 들어가 막히며 생기는 질환입니다. 따라서 재발을 막기 위한 항혈전제 복용이 필요합니다. 아스피린과 클로피도그렐이 대표적인 항혈전제입니다.

⊕
아스피린 부작용

혈전 생성 방지로 인한 출혈의 위험성입니다. 특히 위장내 궤양 등이 있을 경우 주의해야 하며 관련 증상에 대한 교육이 필요합니다.

(2019) (2020)

19 눈 부위 부종과 호흡곤란 호소증상이 있어서 체액과다 위험성과 함께 급성 심근경색 진단이 내려졌다. 액팅 간호사인 당신은 어떤 간호중재를 수행할 것인지 근거와 함께 말해보시오.

V/S과 SpO$_2$를 측정하면서 상체를 올려줍니다. 처방에 따라 산소공급 및 이뇨제 투여를 합니다. 심근경색이라는 진단에 따라 심전도 및 활력징후 모니터링을 지속합니다. 필요시 처방에 따라 진통제를 투여합니다.

(2018) (2016)

20 심근허혈과 관련된 급성통증으로 간호진단을 내렸을 경우 추가적인 검사, 간호중재에 대해 말해보시오.

제일 먼저 해야 할 일은 NTG 투여하면서 담당 의사 지속적인 보고입니다. 만약 5분간 3회 투여 후에도 통증이 경감되지 않는다면 처방에 따라 심전도 검사 및 EKG monitoring, O$_2$ 연결, ABGA, lab(Cardiac battery - CK - MB, myoglobin, troponin I), 진통제, 강심제 등을 투여 등의 시행합니다.

(2023) (2021) (2020)

21 DVT 환자간호중재에 대하여 설명해보시오.

① 처방에 따라 항응고제 및 혈전 용해제를 투여합니다.

② 관련 약물에 대해 교육을 합니다.

③ 혈관 손상 예방을 위해 하지 정맥주사는 피합니다.

④ 혈전 생성 방지를 위해 탄력스타킹 착용, 조기이상 및 체위변경을 격려합니다.

⑤ 안정 시 다리 상승과 온찜질을 시행합니다.

⑥ 색전 형성의 위험성으로 마사지는 금기 사항입니다.

⑦ 심한 통증 시 진통제로 조절을 합니다.

○
DVT Full term
Deep Vein Thrombosis
심부정맥 혈전증

(2013)

22 구획증후군(Compartment syndrome)을 어떻게 확인할 수 있는가?

소위 '5P 징후'인 통증(Pain), 창백(Palor), 이상감각(Paresthesia), 마비(Paralysis), 무맥(Pulselessness)이 있습니다. 가장 정확한 방법은 구획압(Intracompartmental pressure)을 측정하는 것입니다. 30mmHg를 초과한다면 구획증후군으로 확인할 수 있습니다.

 선배들의 **TIP**

> 횡문근융해증(Rhabdomyolysis)
> 스피닝하고 많이 웁니다. 젊은이들! 터질 것 같은 근육통과 함께 소변색이 이상하다면 바로 병원으로 오세요. 횡문근융해증으로 입원했을 때, 구획증후군 증상을 잘 살펴봐야합니다. 여러분, 구획증후군은 응급질환입니다. 신속한 근막 절개술이 필요한 질환이에요.

○
5P 징후
· 통증
· 창백
· 이상감각
· 마비
· 무맥

(2020)

23 수축기압과 이완기압에 대하여 설명해보시오.

① 수축기압 : 심장이 수축할 때 좌심실에서 동맥에서 방출될 때 측정된 가장 높은 압력을 의미합니다.

② 이완기압 : 심장이 이완 시 동맥에서 측정된 가장 낮은 압력을 의미합니다.

○
SBP Full term
Systolic blood pressure
수축기압

○
DBP Full term
Diastolic blood pressure
이완기압

➕

Air embolism

공기색전증

(2017) (2016)

24 **공기색전증 증상에는 무엇이 있는지 말해보시오.**

공기색전증, 혈전증은 주요 장기 혈관의 혈액순환을 방해합니다. 발생한 장기에 따라 다른 증상을 나타낼 수 있습니다. 뇌에 발생한 경우 뇌경색 증상인 의식상실, 경련, 호흡곤란, 현기증, 오심, 구토, 발작, 감각 및 운동이상 등을 일으키고, 심장에 발생한 경우 심근경색 증상인, 흉통, 호흡곤란, 심장마비 등을 일으킵니다.

 선배들의 TIP

주사 시 공기주입!

정맥주사나 수액 주입 시 약간의 공기방울이 들어가도, 폐에서 호흡이 걸러지기 때문에 심장이나 뇌로 공기가 들어갈 가능성은 매우 희박합니다. 일반적으로 체중 1kg당 3 ~ 8cc 공기가 주입되면 위험하다고 합니다. 여러 동물 실험의 결과로 20 ~ 30cc의 공기가 주입되지 않는 이상은 크게 걱정할 필요가 없습니다. 그러나 건강한 사람이 아닌 환자이다 보니 무슨 일이 발생할지 모릅니다. 따라서 불안감을 가지고 공기가 주입되지 않도록 주의해야 해요.

(2018) (2017)

25 **심장판막치환술, 항응고제 복용 및 INR 증가로 약 용량을 줄이고 토혈을 500mL한 환자의 간호진단을 말해보시오.**

출혈(토혈)에 의한 체액 손실(부족) 고출혈로 인한 빈혈입니다.

알고가기 INR(international normalized ratio) 국제 표준화 비율

프로토롬빈 시간(PT, Prothrombin time)에 대한 국제 표준화 비율입니다. PT수치는 검사실마다, 검사방법마다 차이가 납니다. 그래서 국제 표준화 수치가 개발되었는데, 이게 INR입니다. 와파린(쿠마딘) 복용하는 분들은 INR targe+ 수치가 있습니다(수술이나 질환마다 기준 수치가 다릅니다).

 선배들의 TIP

구토와 토혈 구분하기

노인분들이 구토를 자주 합니다. 그런데 팥죽을 먹고 구토하는 경우, (은근히 동지 때나 팥죽 잡수시는 분들 많아요!) 토혈이랑 구분하기 난감합니다. 토혈이 딱 팥죽색이거든요. 과산화수소를 부었을 경우 반응이 일어나면 토혈이니 바로 보고하세요.

(2019) (2018)

26 고혈압의 기준을 말해보시오.

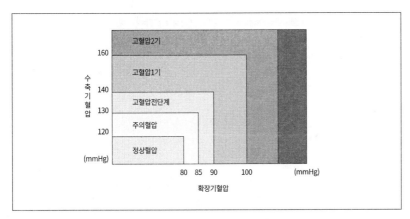

수축기 혈압 140mmHg 이상 또는 이완기 혈압 90mmHg 이상으로 지속되는 상태입니다.

(2023) (2019) (2018)

27 고혈압 환자의 간호중재에 대해 말해보시오.

① 고혈압 환자의 간호는 위험요인 감소 및 생활습관의 수정 교육입니다. 과체중일 경우 체중감량과 적절하고 규칙적인 운동, 저염식, 금연, 절주, 스트레스 및 과로 방지 등이 있습니다.

② 고혈압을 처음 진단받은 환자에게는 고혈압에 대한 내용과 위험요인에 대한 교육이 필요합니다. 정기적인 약물 복용의 필요성과 퇴원 후에도 주기적인 혈압측정이 이루어질 수 있도록 올바른 방법을 교육합니다.

➕
저혈압 수치
- 수축기 혈압 : 〈 90
- 이완기 혈압 : 〈 60

(2020) (2019)

28 부동 시 심혈관계 합병증에 대해 말해보시오.

활동 지속성 장애로 발생하며 심부담 증가로 인한 심혈관계 합병증이 생깁니다.

① 부동으로 인한 BR
- 초기 합병증 : 폐수분저류, 빈맥 등(하지로부터 심장 귀환 혈액량의 증가)
- 지속 합병증 : 체위성 저혈압, 현훈 등

② 혈액순환 저하
- 초기 합병증 : 부종(저류된 혈액량은 모세혈관압력 증가)
- 후기 합병증 : 욕창(부종 등 혈류 감소), 색전증(혈전형성)

29 **부동환자에게 심혈관계 부작용을 예방하기 위한 간호를 말해보시오.**

① 예방적으로는 항색전 압박스타킹을 착용 시킵니다.
② 자주 체위변경을 시행하고 피부상태를 사정합니다.
③ 처방에 따라 항응고제를 투여합니다.

○ Phlebitis
정맥염

30 **정맥염이란?**

정맥염은 정맥주사 치료 시 나타나는 급성 염증반응입니다. 주사 삽입부위의 통증, 발적, 부종 등의 증상을 호소할 경우 정맥염을 의심하고 사정을 해봐야 합니다. 정맥염일 경우 말초 정맥주사의 경우 즉시 제거해야 하며 그 외 정맥관은 담당 의사 보고 후 지침에 따라 제거여부를 결정합니다.

선배들의 TIP

임상에서 정맥주사 TIP!
카테터의 딱딱한 플라스틱 부분은 피부 손상을 줄 수 있습니다. 소아나 노인 환자의 경우 병원 지침에 따라 멸균 거즈 등을 밑에 받치고 고정합니다.

알고가기 혈전정맥염(Thrombophlebitis)

① **종류** : 표재성, 심부성
② **진단** : 임상적 증상, 초음파
③ **원인** : 감염, 수술, 분만, 부동 등
④ **치료 방법** : 항응고제, 압박스타킹, 정맥절제술, 정맥결찰술, 혈전제거술 등

plus NOTE

(1) 두개내압 상승(IICP, Increased intracranial pressure)
- 정의 : 내압 정상수치는 (❶   )mmHg이고 20mmHg 이상일 경우 두개내압 상승이다.
- 증상 : 쿠싱 3대 증상(수축기 혈압(❷   ) · 서맥 · 불규칙한 호흡), 의식 수준의 변화, 활력징후의 변화, 안구증상, 운동 및 감각기능 감소, 두통, 구토 등이 있다.

(2) 뇌수막염(Meningitis)
- 정의 : 뇌와 척수를 둘러싸고 있는 연막과 거미막의 급성 감염으로 인해 뇌척수액의 염증이 나타난다.
- 증상 : 불안정-혼미-반혼수 순서로 의식상태가 변화, 경련성 발작이 일어난다.

(3) 요추천자(Lumbar puncture)
- 부위 : L3-L4, L4-L5
- 정상검사결과 : 뇌척수압 5 ~ 15mmHg(7 ~ 20cmH2O), 비중 1.007, 무색에 투명한 색상, 단백질 15 ~ 45mg/dL, 포도당 50 ~ 80mg/dL, 적혈구(❸   )

(4) 파킨슨병(PD, Parkinson's disease)
- 병태생리 : 중뇌 흑색질무늬체 경로에 퇴행성 변화 발생 → 흑질에서 (❹   )뉴런 파괴 → 신경전달물질 감소 → 불수의적 운동 및 진전 발생, 근육 긴장도 상실, 경직 유발
- 파킨슨병 증상 : 떨림, 진전(Tremor), 경축(Rigidity), 서행증, 체위불안정

1. 0 ~ 15 2. 상승 3. 미검출 4. 도파민

2023 2022 2021 2020 2019 2017 2016

01 LOC를 설명해보시오.

의식의 5단계로 명료(Alert), 기면(Drowsy), 혼미(Stupor), 반혼수(Semi - coma), 혼수(Coma)입니다. 명료한 의식상태는 정상적이고 자극에 대한 적절한 반응을 보입니다. 기면인 의식상태는 졸음이 오고 자극이 없다면 자는 상태입니다. 이때, 자극을 주면서 질문을 하면 느리고 불안전하지만 대답은 할 수 있습니다. 혼미한 상태는 약간의 의식은 있으나 의사소통은 되지 않습니다. 강한 자극인 통증을 주면 피하려고 행동하고 한두 마디의 간단한 단어를 표현합니다. 반혼수는 몇 가지의 기본적인 반사 움직임은 보일 수 있으나 깨지 않는 상태입니다. 혼수는 반사적인 움직임과 모든 반응이 없는 상태입니다.

➕
LOC Full term

Level of consciousness
의식의 5단계

알고가기 그 외 표현 단어들 및 특징

① **지남력**(Orientation) : 장소(place), 사람(person), 시간(time)

② **기면**(Deep drowsy) : drowsy 보다 더 깊게 잠든 상태, 지남력은 있는 편

③ **혼미**(Stupor) : 삽관(intubation)을 시도하는 단계

④ **착란·혼돈**(Confusion) : 의식이 있으나 지남력 장애가 있는 경우, 치매환자들 의식 수준

⑤ **섬망**(Delirium) : 심하게 흥분하거나 안정하지 못하는 상태, 고령 환자 수술 후 혹은 알코올 금단 현상 등

(2023) (2022) (2019) (2018) (2013)

02 GCS에 대하여 말해보시오.

GCS란, Glasgow Coma Scale로 국제적인 의식사정 도구입니다. 눈뜨기(E), 언어반응(V), 운동반사반응(M) 세 영역을 통해 사정합니다. GCS의 최고 점수는 15점, 최저 점수는 3점이며 7점 이하는 심한 뇌손상을 의미합니다.

➕ GCS Full term

Glasgow coma scale

구분	반응	점수
운동반응 (Motor response)	명령에 따름	6
	통증부위 국소적 반응	5
	통증 도피성 반응	4
	부적절한 굴곡	3
	부적절한 신전	2
	아무 반응 없음	1
언어반응 (Verbal response)	적절하고 지남력 있음	5
	지남력이 없고, 혼돈된 말	4
	부적절한 단어	3
	이해할 수 없는 소리	2
	아무 반응 없음	1
눈 뜨기 (Eye opening)	자발적으로 눈 뜨기	4
	말이나 소리에 눈 뜨기	3
	통증에 눈 뜨기	2
	눈을 뜨지 않음	1

① **GCS 점수** : 최고 점수 15점, 최저 점수 3점

② **의미있는 점수** : 4 ~ 7점 semi - coma, 3점 coma

③ **점수에 따른 중증도 분류**

- 3 ~ 8점 : 중증 Severe

- 9 ~ 12점 : 중등도 Moderate

- 13 ~ 15점 : 경증 Minor

알고가기 GCS 외의 검사

① 근력검사(Muscle power test)

Grade	Power	내용
5	Normal	정상
4	Good	어느 정도의 저항에는 이길 수 있지만 정상보다는 근력이 약한 상태
3	Fair	Against gravity : 중력을 이길 수 있어 팔이나 다리를 들 수는 있으나 작은 저항에도 바로 떨어지는 상태로 ROM 가능 수준
2	Poor	Without gravity : 중력을 이기지 못하여 팔이나 다리를 들 수 없고 좌우로 만 움직임
1	Trace	Slight contractility : 작은 소관절만 미세하게 움직일 수 있고 움찔거리거나 까닥거리는 정도
0	Zero	No movement : 완전마비

② 동공반응(Pupil reflex)
- 정상 크기 : 2.5 ~ 4mm(2mm 이하는 pin point)
- 모양 : Round(정상), Ovoid(뇌압상승 시), Keyhole(백내장, 녹내장 수술 후), Irregular
- 반사반응 : Prompt(즉시 반응), Sluggish(천천히 반응), Fixed(반응없이 고정), Hippus(동공 동요, 커졌다 작아졌다)

(2020) (2019)

03 뇌신경 12쌍에 대하여 말해보시오.

① 제1뇌신경 후각신경 Olfactory nerve

② 제2뇌신경 시각신경 Optic nerve

③ 제3뇌신경 동안신경 Oculomotor nerve

④ 제4뇌신경 활차신경 Trochlear nerve

⑤ 제5뇌신경 삼차신경 Trigeminal nerve

⑥ 제6뇌신경 외전신경 Abducens nerve

⑦ 제7뇌신경 안면신경 Facial nerve

⑧ 제8뇌신경 전정와우신경 Vestibulocochlear nerve

⑨ 제9뇌신경 설인신경 Glossopharyngeal nerve

⑩ 제10뇌신경 미주신경 Vagus nerve

⑪ 제11뇌신경 부신경 Accessory nerve

⑫ 제12뇌신경 설하신경 Hypoglossal nerve

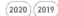

plus NOTE

✚
ROM Full term

Range of motion
관절가동범위

(2019) (2016)

04 요추천자를 하는 이유를 설명해보시오.

뇌척수액(CFS)의 압력 측정 및 검체 채취, 평가를 위한 진단적 목적과 약물 투여 및 CFS 제거로 뇌압 감소를 위한 치료적 목적이 있습니다. 그 외에 척수마취를 하기 위해서도 시행합니다.

(2016) (2013)

05 요추천자 자세와 간호에 대하여 말해보시오.

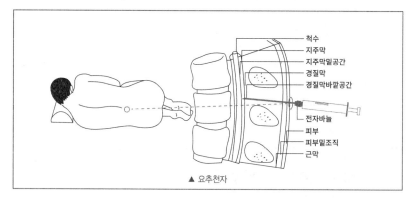

▲ 요추천자

① 자세 : 옆으로 누운 상태에서 무릎을 구부려 가슴 가까이 끌어당기게 합니다. 동시에 고개를 숙여 척추간격이 넓어지도록 취해줍니다. 등은 바닥에 수직이 되도록 하며 머리 밑에 작은 베개를 받치는 것이 좋습니다.
② 간호 : 검사가 끝나면 누출성 두통(Leakage headache)의 예방을 위해 6 ~ 8시간 정도 누운 Head down position 상태에서 안정을 취하고 처방에 따라 수액을 공급합니다.

(2022) (2020) (2015)

06 뇌척수액의 기능을 말해보시오.

뇌척수액은 뇌와 척수의 윤활 및 완충작용으로 뇌의 손상을 방지하는 보호 역할을 합니다. 부력 제공으로 뇌 무게에 의한 압력을 최소화합니다. 또한 전해질을 일정하게 유지하며 호르몬 등의 물질 이도 및 대사 노폐물 배출의 역할도 합니다.

07 CVA에 대하여 설명해보시오.

뇌혈관 손상은 두 가지로 나누어집니다. 막혀서 생기는 허혈성 뇌졸중(Ischemic stroke)인 뇌경색(Cerebral infarction), 그리고 터져서 생기는 출혈성 뇌졸중(Hemorrhagic stroke)인 뇌출혈(Cerebral hemorrhage)이 있습니다.

plus NOTE

➕
CVA Full term

Cerebrovascular accident
= 뇌혈관 사고
= 뇌혈관 손상
= 뇌졸중(stroke)

알고가기 뇌졸중 종류

허혈성 뇌졸중	뇌색전	지방, 혈액, 조직덩어리 / 뇌동맥이 막힌다	혼수, 반신마비	뇌색전
	뇌혈전 (핏덩이)	혈전 / 뇌동맥 경화	손발저림, 반신마비	뇌혈전(핏덩이)
출혈성 뇌졸중	뇌내출혈	뇌혈관 터짐	혼수, 반신마비	뇌내출혈
	지주막하 출혈	뇌혈관 터짐	혼수	지주막하출혈

(2023) (2022)

08 CVA 증상에 대하여 말해보시오.

오심, 구토, 두통, 느린 언어, 안구 진탕 등의 증상이 나타납니다. 마비된 부위의 일측성 장애가 발생하고 감각, 운동, 인지 및 기능 장애 등 다양한 신경 손상 증상이 나타납니다. 실어증, 구음 장애, 연하곤란이 발생할 수 있으며, 소변의 수의적 조절 장애로 인해 빈뇨, 긴박뇨가 발생합니다.

(2023)

09 CVA 간호중재에 대하여 말해보시오.

① V/S 및 신경학적 증상을 사정하고 의식 변화, 뇌압 상승 Sign을 확인합니다.

② 마비환자에게는 수동적 ROM을 실시하여 마비 부위 기형을 예방합니다.

③ 산소를 제공하고 뇌조직 관류를 위해 기도를 유지합니다.

④ 두개내압을 상승시키는 배변으로 인한 긴장, 과다한 기침, 발살바 수기를 금기합니다.

⑤ 항혈전제 투여 시 출혈에 주의하며 구토, 두통, 복부 팽만, 방광 팽만을 관찰합니다.

(2020) (2017)

10 과거 흡연 및 음주력이 있으며 일과성 허혈발작 증상으로 보이는 증상에 대한 간호진단을 해보시오.

부적절한 생활습관(흡연, 음주)으로 인한 비효과적인 뇌의 조직관류 위험입니다.

(2020) (2017)

11 뇌수막염 증상에 대하여 말해보시오.

뇌수막염(Meningitis)의 특징적인 증상은 '경부 강직(Neck rigidity)'입니다. 목을 앞으로 굽힐 때 잘 안 굽혀지면서 뒷목에 뻣뻣한 느낌(Stiff neck)을 받습니다. 또한 염증 증상인 발열과 통증(구조상 두통)과 염증으로 인한 뇌척수액 증가는 뇌와 척수를 압박하여 구역질과 구토 등을 유발합니다.

✚

뇌수막염이란?

거미막(Arachnoid mater)과 연질막(Pia mater) 사이에 있는 거미막하공간(Subarachnoid space)에 바이러스나 세균이 침투하여 염증이 발생한 것입니다.

알고가기 뇌수막염 신체 검진

① **케르니그 징후(Kerning sign)** : 누운 상태에서 종아리와 무릎을 90도로 하고 들어 올립니다. 무릎을 고관절쪽에서 굴곡 시킨 채로 다리를 펴려고 하면 통증으로 펴지 못합니다.

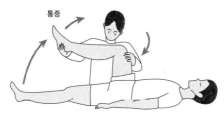

▲ 케르니그 징후

② **브루진스키 징후(Brudzinski sign)** : 누운 상태에서 환자의 목을 굴곡 시켰을 때 고관절과 무릎이 자동적으로 굽혀집니다.

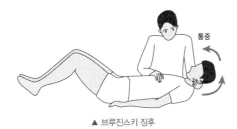

▲ 브루진스키 징후

(2020) (2017)

12 일과성 허혈발작 증상을 보이는 환자에게 발생한 문제와 필요한 간호는 무엇인가?

일과성 허혈발작은 24시간 이내 증상이 사라지고 기능이 회복됩니다. 하지만 재발 가능성이 높고, 재발된 뇌졸중은 처음보다 더 심각하게 올 가능성이 높습니다. 특히 급성기 재발률(1 ~ 7일)은 최대 5.2%로 예방을 위한 약물치료가 곧바로 시행되어야 합니다. 이후 뇌졸중의 예방(금주, 금연, 저지방식, 운동 등)을 위한 교육을 합니다.

알고가기 일과성 허혈발작(TIA, Transient ischemic attacks)

① **정의** : 뇌 혈류감소에 의해 뇌기능 이상이 일시적으로 생겼으나, 재공급으로 인하여 24시간 이내 증상이 사라지고 기능이 회복된 상태이다.
② **증상** : 마비(한쪽의 얼굴, 팔, 다리 약화), 감각저하, 발음 어눌, 지각장애, 시야결손, 현기증, 비틀거림, 일시적 의식상실 등이 나타난다.
③ **간호** : 처방에 맞게 항혈소판제 및 항응고제를 투여합니다. 자주 신경학적 상태를 사정합니다. 관련된 지식 및 예방에 대한 교육을 시행합니다.
④ **치료** : 혈관 내 협착이 심하지 않으면 항혈소판제제를 처방하고, 외래 진료를 통해 건강상태를 파악하면 됩니다. 생각보다 협착이 심하거나 혈전이 있는 경우에는 뇌혈관 조영술이나 외과적 수술을 통해서 치료합니다.

➕ **일과성 허혈발작 증상의 원인**
심방세동 및 고지혈증인 경우가 특히 많기 때문에 이와 관련한 검사와 치료가 꼭 필요합니다.

IICP Full term

Increased intracranial pressure
두개내압 상승

(2014)

13 IICP에 대하여 설명해보시오.

정상적인 두개내압은 5 ~ 15mmHg이며 20mmHg 이상일 경우 IICP라고 합니다.

> **알고가기** 두개내압상승(IICP)
>
> ① ICP 20mmHg 이상인 경우(Normal ICP : 5 ~ 15mmHg)
> ② 3대 구성요소 : 뇌조직, 뇌척수액, 혈액으로 측정되는 압력
> ③ 간호목표 : 두개내압 감소로 정상 뇌관류 유지

(2023) (2020) (2019)

14 ICP가 상승하는 경우를 말해보시오.

크게 3가지 경우에 의해 뇌압이 상승하게 됩니다. 첫 번째는 뇌용적의 증가입니다. 뇌실질의 증가 또는 공간점유 병소에 의해 발생됩니다. 두 번째는 뇌순환 혈액량의 증가입니다. 세 번째는 뇌척수액의 증가입니다.

> **알고가기** IICP의 원인
>
> ① 뇌용적의 증가
>   • 뇌실질 증가 : 뇌부종 등
>   • 공간점유 병소 : 종양, 혈종, 농양 등
> ② 뇌 순환 혈액량의 증가 : PCO_2의 상승 → 뇌혈관 확장 → 뇌 혈류량 증가 → 두개내압 상승
> ③ 뇌척수액의 증가
>   • 흡수저하 : Menigitis, SAH 등
>   • 순환폐쇄 : 수두증 등
>   • 과잉생산 : 맥락얼기유두종(Choroid plexus papilloma) 등

(2020) (2019)

15 ICP 상승 환자간호에 대해 말해보시오.

ICP Full term

Intracranial pressure
두개내압

IICP 환자간호 목표는 두개내압을 감소시켜 정상 뇌관류를 유지하는 것입니다. 이를 위한 중재로는 ICP monitoring을 지속 관찰하면서 기록합니다. 신경학적인 증상 및 뇌압상승 증상을 사정합니다. 호흡을 유도하며 필요시 처방에 따라 산소를 제공합니다. 흡인은 최소화하고 필요시에는 전·후 100% 산소로 과환기를 시행하며 10초를 넘기지 않도록 합니다. 체온조절이 필요하며 필요시에는 저온요법을 적용합니다. 처방에 따라 I/O 측정을 하며 균형을 유지하는데, 수분섭취는 제한하고 고장액 주입 및 이뇨제를 사용합니다. 뇌를 회복시키기 위해 영양을 공급합니다. 환자 체위변경 시에는 천천히 몸 전체를 한꺼번에 변경합니다.

알고가기 중재 및 처방 가능성 높은 약물과 이유

① **과호흡** : PO_2 상승 → 뇌혈관 수축 → 뇌 혈류 감소 → 압력 하강

② **저체온** : 신진대사 감소

③ **이뇨제** : 만니톨(삼투성 이뇨제) 사용 시에는 full drop으로 주는데, 빨리 줘야 삼투압 효과를 볼 수 있기 때문

④ **스테로이드제** : 염증 ICP 완화

⑤ **제산제** : 스테로이드 사용 시 GI bleeding 예방

⑥ **고장액 주입** : 삼투로 인해 수분 제거

⑦ **진정제** : 불안정 완화

⑧ **항경련제** : 경련 시 뇌 혈류량, 뇌압상승으로 예방적 사용

(2020) (2019)

16 ICP 상승 예방 간호에 대하여 말해보시오.

머리를 상승시킵니다. 목의 과도한 신전과 굴곡 및 고개 돌리기를 삼갑니다. 발살바 조작(Valsalva maneuver), 배변 시 힘주기 금지, 과도한 기침 자제 등 주의해야 하는 생활습관을 교육합니다. 조용한 환경을 조성해줍니다.

알고가기 ICP 예방 간호의 목적

① **두부 상승** : 정맥환류 촉진, 뇌척수액 순환증진, 두통 완화 등

② **경부 굴곡 피함** : 정맥폐쇄로 인한 압력 상승 가능성

선배들의 **TIP**

발살바 조작(Valsalva maneuver)

입과 코를 막고 강제호기를 시도하면서 배에 힘을 주는 방식입니다. 역기 선수가 역기를 들기 전 '읍'하고 배에 힘주면서 드는 모습을 생각하면 돼요. 이렇게 복부와 흉부내압의 상승은 정맥환류를 방해하여 두개내압을 상승시킨답니다.

(2023) (2020) (2018)

17 ABR에 대하여 말해보시오.

청성뇌간반응은 소리 자극을 주었을 때 고막, 달팽이관, 청신경, 뇌간, 대뇌피질로 전달이 되는데, 이 때의 뇌파반응입니다. 의사소통이 불가능한 환자, 신생아 경우에도 난청 검사로 사용이 가능합니다.

⊕
ABR Full term
Auditory brainstem
response
청성뇌간반응

○
완전마비와 불완전마비

• 완전마비 : plegia, paralysis, palsy
• 불완전마비 : paresis

(2017) (2014)

18 Hemiplegia와 Hemiparesis에 대해 말해보시오.

둘 다 뇌 병변의 반대쪽 신체의 편마비입니다. 다만, Hemiplegia와 다르게 Hemiparesis는 근력 약화로 기능이 완전히 상실되지 않은 상태입니다.

> **알고가기**　마비의 종류
>
> ① Quadriplegia : 사지마비
> ② Paraplegia : 하지마비
> ③ Hemiplegia : 뇌병변의 반대쪽 신체 편마비
> ④ Hemiparesis : 편마비지만 완전마비가 아님

(2019)

19 뇌하수체 후엽에 체내 불균형 교정을 위한 기전을 말해보시오.

신체의 삼투압 농도가 높으면 시상하부에서 감지, 뇌하수체 후엽에 저장되어있던 항이뇨호르몬(ADH, Antidiuretic hormone)이 분비됩니다. 이는 신장에서 수분 재흡수를 촉진하고, 혈액의 삼투압은 감소하게 됩니다. 신장의 수분흡수량을 조절하는 기전을 통해 체내의 수분 균형 조절을 도와줍니다.

DT Full term

Delirium tremens
진전섬망

(2023) (2017)

20 Irritable한 DT환자의 간호중재를 말해보시오.

진전섬망은 보통 알코올 의존증 환자의 경우 금주 후 1 ~ 3일 후 발생하여, 4 ~ 5일에 최고조에 달하며 3 ~ 10일 지속됩니다. 간호중재로는 안전한 환경 조성, 지속적인 안정, 경련조절을 위한 약물투여, 충분한 수면, 수분-전해질 균형, 비타민이 풍부한 고열량식 공급, 휴식 등이 있습니다.

2020 2017

21 **편마비 환자가 화장실에 간다고 할 경우, 옆에서 해줄 수 있는 간호는 무엇인지 말해보시오.**

낙상 예방을 위해 휠체어로 침상 밖 이동을 돕습니다.

 선배들의 **TIP**

> 낙상 평가의 중요성!
>
> 2015년 편마비로 입원한 환자가 간병인의 부축을 받고 화장실로 가던 중 간병인이 화장실 문을 열기 위해 손을 놓자, 중심을 잃고 넘어져 벽 모서리에 머리를 부딪치는 낙상 사고가 일어났습니다. 결국 사망 후 의료분쟁으로 이어지는 소송이 있었어요. 입원하자마자 낙상 평가를 하는 이유는 이것입니다. 낙상 고위험군인 경우 주의를 기울여야 하고, 휠체어로 이송하는 감독이 필요합니다.

SECTION 03 호흡기계

출제빈도 ●●●●○

키포인트 폐쇄성 호흡기 질환인 COPD에 대한 문제가 두드러지게 출제됩니다.

(1) 편도선염(Tonsillitis)
- 정의 : 백혈구, 박테리아 등이 (❶   )에 축적되어 편도조직이 비대해진 상태이다.
- 증상 : 인후통, 오한, 두통, 근육통, 전신권태감, 경부 림프절 부종의 증상이 나타난다.

(2) 폐렴(Pneumonia)
- 정의 : 폐조직의 부종과 폐포의 수분 이동을 야기하는 염증성 과정이다.
- 증상 : 호흡곤란, 흉통, 두통, 발열, 오한, 기침, 객담의 증상이 나타난다.

(3) 결핵(Pulmonary tuberculosis)
- 원인 : Mycobacterium tuberculosis에 의해 발생하는 비말감염이다.
- 병태생리 : 결핵균 폐포 도달 → 삼출성 반응 → 불특정 폐렴 유발

(4) 만성폐쇄성 폐질환(COPD, Chronic obstructive pulmonary disease)
- 원인 : 흡연이 주요 요인이다. 유진이나 대기오염, 감염, 노화 등도 발병 요인이다.
- 증상 : 폐기종(Emphysema), 만성기관지염(Chronic bronchitis)이 있고, 호흡이 빠르고 얕아 타진 시 과공명음이 관찰되며 흉부 청진 시 (❷   )이 들린다.

(5) 객혈과 토혈
- 객혈(Hemoptysis) 특징 : 기도나 폐로부터의 출혈을 유발되고 피에 거품이 있다. 선홍색의 혈액·기침·가래를 동반하며 흉통·호흡곤란이 발생한다.
- 토혈(Hematemesis) 특징 : 식도와 위, 십이지장에서의 출혈이다. 거품이 없고 (❸   ) 색의 혈액과 구토를 동반한다.

(6) 간호사정
- 사정순서 : 시진 → 촉진 → 타진 → 청진
- 비정상적인 호흡음

구분	특징
(❹)	• 부글거리거나 버석거리는 소리 • 기관지염, 폐부종 등
천명음	• 높은 음조, 지속적, 리듬감 • 기관지 경련, 천식 등
(❺)	• 울부짖는 소리, 흡기에서만 들림 • 기도폐색 등
흉막마찰음	• 마찰하면서 삐걱거리는 소리, 흡기에서만 들림 • 흉막염증 등

1.음와 2. 악설음 3. 암적 4.수포음 5.협착음

01 기관지 내시경 검사 후 간호에 대하여 말해보시오.

① 검사 후 환자가 병실에 도착하면 활력징후를 측정하고 구개반사가 돌아올 때까지 금식을 유지하도록 합니다.

② 검사 후 발생 가능한 합병증에 대해 환자 및 보호자에게 교육하고 이를 관찰합니다.

③ 발열, 출혈, 기흉, 천식발작 등 조직검사를 시행한 경우 출혈을 예방하기 위해 기침을 피하고 침상안정 하도록 설명합니다.

④ 검사 후 인후통이 있을 수 있으므로 생리식염수 함수를 격려하고 목 주위에 얼음팩을 적용합니다.

(2019) (2017)

02 COPD 환자에게 효과적인 호흡법을 말해보시오.

COPD 환자는 폐의 부피가 늘어나 횡격막이 편평해져 비효율적 호흡을 하고 보상기전으로 호흡보조근을 사용하여 짧고 얕은 호흡을 합니다. 따라서 횡격막 호흡과 입술을 오므린 호흡이 도움이 됩니다.

알고가기 호흡법

① **횡격막 호흡** : 호흡 보조근을 적게 사용하고 횡경막을 이용하여 호흡을 함으로써 호흡으로 인한 피로를 줄여주고 호흡의 효율을 높입니다.

• 편안하게 누워 한손은 가슴, 다른 한손은 배에 놓고 코로 들이쉬고, 배로만 호흡합니다.

• 천천히 1초 동안 숨을 들이쉬고 2초 동안 숨을 내쉽니다.

• 한 번에 5 ~ 10분, 하루에 3 ~ 4회씩 점차적으로 누워서 → 앉아서 → 서서 연습합니다.

② **입술 오므린 호흡** : 내쉴 때 입을 오므려 압력이 기도에 전달돼서 기도가 안 좁아지게 하는 방법입니다.

• 코로 들이쉬었다가 입으로 내쉴 때 입술을 오므려서 천천히 내쉽니다.

• 들숨과 날숨이 1 : 2가 되도록 내쉽니다.

---

plus NOTE

⊕ 금식을 유지하는 이유?

구개반사 돌아오는 데 걸리는 시간은 보통 3시간으로 음식물 섭취로 인한 흡인성 폐렴을 예방하기 위함입니다.

⊕ 횡격막 호흡

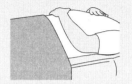

⊕ 입술 오므린 호흡

• 들숨

1-2s

들숨

• 날숨

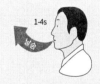

1-4s

날숨

(2023) (2021) (2020) (2019) (2015)

03 COPD 환자에게 저농도 산소요법을 하는 이유를 말해보시오.

중추성 화학수용체는 뇌척수액 내 CO_2농도와 pH에 따라 호흡중추를 조절하는데, COPD와같이 만성적으로 CO_2농도가 높은 경우 중추성 화학수용체가 기능을 하지 못하고 말초성 화학수용체가 동맥혈 내 산소농도 감소를 인지하여 호흡수를 증가시킵니다. 만약 COPD환자에게 고농도 산소를 투여 시 산소농도가 높아져 호흡흥분이 사라지고 무호흡을 초래할 수 있습니다.

(2023) (2022) (2021) (2020) (2015)

04 COPD 환자의 간호방법을 말해보시오.

호흡수, 호흡양상, 호흡음, 호흡곤란 여부를 정기적으로 사정하고 산소포화도를 모니터링합니다. 기도 개방성 유지를 위해 입술을 오므리는 호흡, 횡격막 호흡, 체위배액, 두드리기와 진동을 시행하고 가스교환 증진을 위해 산소를 투여합니다. 호흡부전 시 즉시의사에게 보고하여 기관삽관, 기계적환기를 하고 처방에 따라 약물요법을 시행합니다. COPD 환자는 대사요구량이 증가하기 때문에 고칼로리·고단백의 음식을 소량씩 자주 섭취하도록 교육합니다.

(2014) (2013)

05 COPD 환자의 수술 후 간호와 환자 입원 시 설명해야 하는 점을 말해보시오.

수술 후 호흡기 합병증 발생위험이 증가하므로 이에 대한 예방이 중요합니다. 따라서 입술 오므린 호흡, 횡경막 호흡, 기침과 심호흡을 격려하고 적절한 체위(상체 상승, 앉는 자세)를 취해줍니다. 환자의 호흡양상, 호흡음을 정기적으로 사정하고 호흡곤란, 객담양상 변화 등 증상 악화 시 즉시 알리도록 교육합니다.

(2020) (2019)

06 중환자실 근무 중 호흡곤란을 호소하는 COPD 환자가 왔다. 의사처방이 나기 전 간호사가 독자적으로 수행할 수 있는 간호중재는?

침대상부를 올려 앉는 자세를 취해주고 기도 개방성 유지를 위해 입술을 오므리는 호흡, 횡경막 호흡, 기침과 심호흡을 하도록 합니다. 객담배출을 위한 체위배액, 두드리기와 진동을 시행합니다.

(2019)

07 TB에 대하여 설명해보시오.

결핵은 Mycobacterium tuberculosis에 의해 비말로 전파되어 주로 폐를 침범해 감염을 일으키지만 골수, 신장 등을 침범할 수도 있습니다. 주요증상은 2 ~ 3주간 지속되는 기침, 흉통, 객혈, 피로, 전신쇠약, 체중 감소, 식욕부진입니다. 결핵치료에서 가장 중요한 것은 정확하고 올바른 약물치료입니다.

(2019) (2017)

08 결핵의 병리적 기전에 대하여 말해보시오.

① 결핵은 Mycobacterium tuberculosis에 의해 발생하고 결핵에 감염된 사람의 객담, 기침 등에 의해 공기 중으로 전파됩니다. 결핵균에 처음 감염되면 폐의 중앙 또는 하부, 폐문 림프관을 침범하여 석회화된 결절을 형성하는데 이를 1차 감염이라 하고 예전에 결핵균에 감염된 사람에게서 면역력이 감소하면 균이 활성화되어 2차 감염이 발생합니다. 결핵균이 혈관이나 신체 전체에 퍼지면 속립성 또는 혈행성 결핵이 발생하여 폐에 좁쌀 같은 결절을 형성하는데 이를 좁쌀결핵이라 하고 혈액을 통해 뇌, 골수, 신장으로 퍼지게 됩니다.

② 결핵균이 침입하면 식균작용이 일어나고 Caseous degeneration tubercle(중앙이 괴사되어 치즈 같은 덩어리)를 생성하는 건락변성이 나타납니다. 건락물질들은 소결절을 형성하고 소결절의 중심에 있는 건락물질은 부드럽게 액화되어 일부는 객담으로 배출이 됩니다. 액화된 물질이 배농된 후 공기로 차있는 낭인 Cavity(공동)을 형성하고 칼슘이 침착하여 Calcification(석회화)가 됩니다.

(2023) (2019) (2017)

09 결핵검사에 대하여 설명해보시오.

① **흉부 X - ray 검사** : 호흡기 증상이 있는 경우 시행하는 첫 번째 검사로 유용한 진단 방법이지만 흉부 X - ray 검사만으로 진단하지 않습니다. 흉부 X - ray 증가된 음영과 공동형성이 있는 경우 의심할 수 있습니다.

② **항산균(AFB) 도말검사** : 염색된 균의 염료는 산으로 탈색이 안 되는 결핵균의 특성을 이용한 검사법으로 비결핵 항산균(NTM)도 양성으로 나올 수 있어 배양검사와 비교 시 민감도는 낮으나 전염력이 높은 환자를 신속하게 검출할 수 있습니다. 3개 객담 검체로 시행합니다.

③ **결핵균 분자진단검사(PCR, Xper MTB/RIF)** : 신속한 진단, 내성여부 확인, 다제내성결핵 의심 시 시행합니다.

④ **항산균 배양검사** : 결핵 확진을 위해 시행하는 가장 중요한 검사이나 시간이 오래 걸립니다.

⑤ **결핵감염검사** : 투베르쿨린검사(TST), 인터페론감마 분비검사(IGRA)

⑥ **그 외** : 약제내성검사, 흉부CT

---

plus NOTE

○
TB Full term
Tuberculosis
결핵

○
결핵 감염
• 1차 감염 : 처음 감염, 폐에 석회화된 결절 생성
• 2차 감염 : 결핵균 보유 환자, 면역력 감소로 결핵균 활성화
• 속립성·혈행성 결핵 : 신체 전체에 결핵균이 퍼짐, 좁쌀 결핵 형성
• 좁쌀 결핵 : 폐에 좁쌀 모양 결절이 생김
• 혈액을 통해 뇌, 신장, 골수로 이동

AFB Full term

Acid – fast bacillus
항산균(항산막대균)

(2023) (2020)

10 AFB 검사에 대하여 설명해보시오.

결핵균은 호기성 간균으로 염색된 균의 염료가 산으로 탈색되지 않아 항산균이라 합니다. AFB 객담검사는 연속 3일 동안의 객담을 채취하여 염료를 염색 후 관찰합니다. 민감도는 배양검사에 비해 낮으나 신속하게 검출할 수 있습니다.

(2023) (2019) (2017)

11 결핵 약물을 동시 복용하는 이유를 설명해보시오.

여러 가지 항결핵제를 동시에 복용하는 이유는 하나의 약제에 내성을 보이는 결핵균이 있어도 다른 약제에는 감수성이 있기 때문입니다. 또한 결핵균이 체내에서 증식하는 형태와 각 항결핵제의 작용기전이 다르기 때문입니다.

(2020) (2019) (2017)

12 결핵약 교육방법과 결핵약의 부작용에 대하여 말해보시오.

항결핵제에 대한 약제 내성을 예방하기 위해 처방에 따라 여러 가지 항결핵제를 동시에 복용합니다. 약제의 최대효과를 위해 하루치 용량을 공복에 한 번에 복용합니다. 결핵균은 증식 속도가 느리고 일부는 간헐적 증식을 하기 때문에 결핵균을 모두 살균하기 위해서는 6개월 이상 장기간 복용합니다. 전염력은 약제 복용 2 ~ 3주 후 없어집니다. 복용 중인 항결핵제의 부작용에 대해 숙지하고 부작용 발생 시 즉시 의료진에게 보고하도록 합니다.

결핵약과 B6

결핵의 기본 치료약 중 Isoniazid (INH)는 부작용으로 말초신경염이 흔하게 발생하므로 이를 예방하기 위해서 Pyridoxine을 투약합니다.

알고가기	결핵약 및 부작용	
약제	약명	부작용
1차 약제	Isoniazid(INH)	간독성, 말초신경염
	Rifampin, Rifabutin, Rifapentine	같이 복용하는 약의 대사를 증가시켜 혈중농도 떨어뜨림, 소변 등 분비물이 오렌지색으로 변함
	Ethambutol	시신경염(시력저하, 적녹색맹)
	Pyrazinamid(PZA)	간독성, 위장장애, 고뇨산혈증, 관절통
2차 약제	Cycloserine	중추신경장애, 신경독성
	Ethionamide	금속맛, 간독성
	Kanamycin, amikacin	신독성, 이독성
	PAS	위장장애, 간독성
	Fluoroquinolones	위장장애, 신경장애

13 폐결핵 환자의 간호에 대하여 설명해보시오.

① 항결핵제 약물치료의 중요성과 투약 시 주의사항, 부작용에 대해 교육하고 부작용 발생 시 즉시 의료진에게 보고하도록 합니다.

② 결핵은 공기를 매개로 전파되기 때문에 음압시설이 갖춰진 격리병실에서 적절한 보호장구(N95 마스크)를 착용하고 간호합니다.

③ 환자의 이동 시 수술용 마스크를 착용하게하고 기침예절을 준수하도록 교육합니다. 전파 위험성이 있으므로 병문안 및 면회객은 제한해야 합니다.

④ 단백질·비타민·영양이 풍부한 음식을 섭취하고 충분한 휴식을 취하도록 합니다.

(2023) (2021) (2017) (2015)

14 천식 환자간호에 대하여 말해보시오.

호흡양상, 호흡음을 사정하고 산소포화도를 측정합니다. 급성천식 발작 시 증상완화를 위해 처방에 따라 약물을 투약하고(β2작용제, 콜린성길항제, methylxanthines, 스테로이드, 비스테로이드성 흡입제 등) 산소를 적용합니다. 천식발작을 예방하기 위한 방법을 교육합니다.

(2023) (2020) (2019)

15 Chest tube가 빠졌을 경우, 간호는 어떻게 대처해야 하는가?

튜브가 빠진 곳을 통하여 흉막강 내로 공기가 유입되는 것을 막기 위해 즉시 손이나 거즈로 압력을 가하고 의사에게 알립니다. 처방에 따라 Chest x - ray를 확인하고 필요 시 재삽입합니다.

선배들의 **TIP**

Chest tube 응급상황

Chest tube가 빠진 경우 외에도 연결부위가 분리되는 경우도 응급상황입니다. 이 경우에는 환자의 가슴 가장 가까운 Tube를 Kelly로 잠그고 즉시 의사에게 알립니다. 응급상황을 대비해 Chest tube를 가지고 있는 환자의 옆에 kelly를 항상 준비해 두어야 합니다.

plus **NOTE**

폐결핵 주요 간호진단
- 만성감염과 관련된 피로
- 폐용량감소 또는 과소환기와 관련된 비효율적 호흡양상
- 영양흡수불능 또는 대사항진과 관련된 영양불균형(영양부족)

(2016)

16 천식 환자에게 아미노필린을 투여하는 이유를 말해보시오.

Methylxanthines계의 기관지 확장제로 기관지 평활근 이완을 위해 투약하나 좁은 치료범위와 흔한 부작용으로 대체약물로만 사용합니다. 부작용은 구토, 경련, 부정맥 등 심장, 중추신경계 부작용이 있습니다.

(2019) (2020)

17 체위배액은 언제 실시해야 하는가?

보통 기상 직후, 취침 전 실시하며 적어도 식전 1시간이나 식후 2시간에 합니다.

알고가기 체위배액 방법

필요한 체위를 결정합니다. 환자가 견딜 수 있을 때까지 5 ~ 15분 정도 시행합니다. 심한 증상의 환자에게는 지시된 산소를 투여하며 진행하고 상태악화 시 체위배액을 바로 중단합니다.

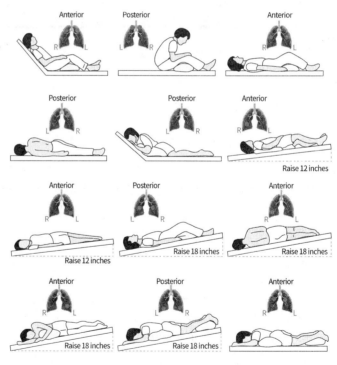

▲ 배액을 위한 체위 종류

(2020) (2019)

18 Chest tube의 목적에 대하여 말해보시오.

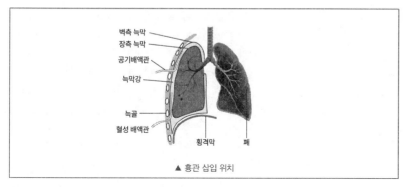

▲ 흉관 삽입 위치

흉강 내 또는 종격동 으로부터 공기, 혈액, 체액을 제거하고 흉강 내 압력을 정상화 시켜 폐포의 재팽창 및 폐의 기능을 원활하게 하기 위해서 삽입합니다.

알고가기 흉관배액관(Chest tube)

① 흉관배액관(Chest tube)에 음압은 어떻게 걸까요?

PVC line을 Chest bottle에 연결하여 Thoracic wall suction(흡인장치)을 통해 압력을 겁니다. 물기둥 높이로 압력을 맞춥니다. 압력은 Manometer가 잠긴 높이에서 Chest tube water seal 이 잠긴 높이를 뺍니다.

② 흉관배액관(Chest tube)이 잘 기능하는지 어떻게 알 수 있을까요?

흡기 시 물기둥이 올라가고 호기 시 내려가는 Oscillation(파동)을 확인합니다(Vent care 환자는 반대로 작동함). 호기 시 생기는 물거품(Air leakage 또는 Bubbling)을 확인합니다.

③ 흉관배액관(Chest tube)의 배액병은 언제 교환할까요?

배액병이 2/3이상 차면 교환하며 보통 700cc 정도에 교환합니다.

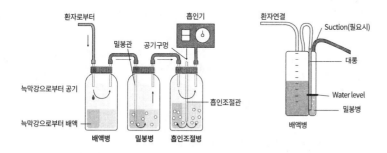

▲ 병 3개를 이용한 밀봉배액   ▲ C – type(two bottle) system

(2023) (2019) (2017) (2016)

19 흉관배액관을 삽입한 환자의 간호에 대하여 말해보시오.

관이 꼬이거나 막히지 않도록 하고 배액장치를 흉부 아래에 위치시킵니다. 환자의 상태를 관찰하고 심호흡과 기침을 격려합니다. 배액상태를 매 근무조마다 확인하고 첫 24시간 내 500mL초과, 100mL/hr 이상 배액되거나 배액양상의 변화가 보일 경우, 즉시 의사에게 알립니다. 흡인조절병, 밀봉배액병에 멸균증류수를 적절하게 채우고 흉관배액관의 Oscillation, Air leakage를 확인합니다. 흉관 삽입부위를 관찰하고 거즈로 폐쇄 드레싱을 시행합니다. 의사의 처방이 있는 경우를 제외하고는 이동 중에도 흉관을 잠그지 않습니다.

(2023) (2020) (2019) (2017)

20 배액관 관리법을 말해보시오.

배액관이 꼬이거나 막히지 않도록 하고 삽입부위보다 아래에 배액관을 위치시킵니다. 배액양상과 색, 양을 매 근무조마다 확인하고 배액량이 갑자기 증가하거나 감소 시, 배액양상 변화 시 즉시 의사에게 알립니다. 배액관의 삽입부위를 매 근무조마다 확인하고 드레싱 교환주기에 따라 드레싱을 시행합니다. 배액관이 빠지는 것을 예방하기 위해 배액관을 옷핀이나 고정용 테이프로 적절하게 고정합니다. 처방에 따라 음압 또는 양압이 유지되게 관리합니다.

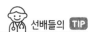 선배들의 TIP

> 배액관 관리방법
> 모든 배액관의 기본적인 관리방법은 동일합니다. 배액관 관리법만 잘 숙지하면 여러 배액관에 응용할 수 있습니다(PTBD, Hemovac, JP, Chest tube, Foley catheter, PCD, Pigtail, T-tube, PCN).

(2019) (2016) (2013)

21 인공호흡기 적용 시 환자간호를 말해보시오.

폐확장을 도와주기 위해 침대의 상부를 30 ~ 45° 상승시키는 반좌위를 취해줍니다. 이 자세는 몸이 미끄러져 내려가므로 Foot drop을 방지하기 위해 발에 발판을 대어줍니다. 발꿈치, 천추, 미추에 Pressure ulcer가 호발하므로 피부간호를 시행합니다.

배액양상의 변화

보통 배액양상은 Sanguineous(혈액성) → Serosanguineous(혈액장액성) → Serous(장액성) 순으로 변한다.

22 체인스톡 호흡에 대하여 설명해보시오.

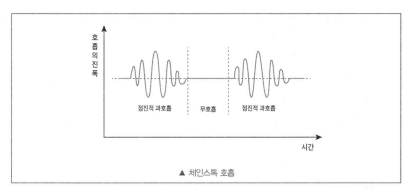

호
흡
의
진
폭

점진적 과호흡   무호흡   점진적 과호흡

시간

▲ 체인스톡 호흡

체인스톡 호흡은 느리고 얕은 호흡으로 시작하여 점차 빠르고 깊은 호흡을 하다가 다시 느리고 얕은 호흡 후 무호흡이 나타나는 것이 교대로 반복되는 호흡입니다. 심부전, 약물에 의한 호흡부전증, 뇌손상 등에 의해 나타납니다.

23 폐렴의 간호진단을 해보시오.

기관지 분비물 또는 과다한 객담과 관련된 기도개방유지 불능, 폐포 조직변화 또는 호흡확산의 불균형과 관련된 가스교환장애, 폐용량감소 또는 과소환기와 관련된 비효율적 호흡양상을 간호진단으로 내릴 수 있습니다.

> **알고가기**   폐렴
>
> • 정의 : 병원체나 이물질의 침입으로 생기는 폐의 염증반응입니다.
> • 증상 : 폐의 염증반응 시 기관지 분비물이나 객담이 증가합니다. 폐의 만성적인 염증반응으로 폐포 조직이 변하거나 폐용량이 감소합니다.

24 편도선염환자간호에 대하여 말해보시오.

처방에 따라 항생제, 진통제, 해열제를 투약합니다. 통증과 부종완화를 위해 생리식염수 함수를 시행하고 목 주위에 얼음팩을 적용합니다. 부드럽고 미지근하며 자극이 없는 음식을 섭취하도록 합니다.

---

plus **NOTE**

체인스톡 호흡 간호

• 반좌위를 취해주고 환자의 호흡 양상을 사정합니다.
• 원인 질환을 치료하는 것이 가장 중요하므로 처방에 따라 약물을 투여합니다.
• 호흡중추 자극을 위해 산소와 이산화탄소를 섞어서 제공합니다.

수술후폐합병증(postoperative pulmonary complication)

상복부 수술이나 전신마취 이후에 특히 발생하는 폐질환이다. 무기폐, 폐렴, 폐화농, 폐부종, 폐색전 등이 있다.

(2020) (2018)

25 수술 후 폐합병증을 예방하기 위한 간호를 말해보시오.

① 수술 후 객담배출을 위해 좌위 또는 반좌위를 취하도록 하고 수술 부위를 지지한 뒤 심호흡과 기침을 격려합니다.

② 식사 전 3 ~ 4회 타진과 진동을 반복적으로 시행하고 기침을 하도록 격려합니다.

③ 폐의 허탈을 예방하고 폐의 환기를 증진시키기 위해 횡경막 호흡, 입술 오므리고 하는 호흡을 하도록 합니다.

④ 무기폐를 예방하기 위해 1시간마다 10회 이상 incentive spirometer를 사용하도록 교육하고 시행여부를 확인합니다.

알고가기 강화폐활량계(incentive spirometer)

강화폐활량계(Incentive spirometer)의 사용방법에 대해 수술 전 환자에게 미리 교육하고 목표량을 설정하여 수술 후 수행할 수 있도록 합니다.

① 강화폐활량계 간호
- 환자에게 목적과 절차를 설명합니다.(수술 후 폐합병증 예방)
- 환자를 좌위, 반좌위를 취하게 합니다.
- 강화폐활량계 사용법을 설명합니다.
- 환자가 강화폐활량계를 사용해 보도록 합니다.
- 환자의 최대 흡입량을 확인하고, 목표량을 설정하고 공이 올라온 부위를 펜으로 그어 표시합니다.
- 수술 후 1시간에 10분씩 5 ~ 10회 반복하여 사용하도록 합니다.

② 강화폐활량계 사용법
- 숨을 최대한 내쉰 후 호스를 입에 뭅니다.
- 최대한 깊게 숨을 들이마셔 공이 올라오도록 합니다.
- 3 ~ 5초 유지할 수 있도록 합니다.

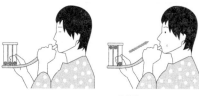

▲ Inspirometer 사용법

plus **NOTE**

(2023) (2021) (2020) (2018) (2015) (2014)

26 Hemoptysis(객혈)과 Hemetemesis(토혈)의 차이점을 말해보시오.

① 객혈은 폐렴, 폐결핵 등과 같은 폐질환에 의해 유발되며 밝은 붉은색의 알칼리성으로 기침이나 객담에 혈액이 배출되는 현상입니다.

② 토혈은 위장관 질환, 간질환으로 구토에 의해 산성의 검붉은색 혈액이 배출되는 것으로 구토 전 오심, 복부 불편감이 있고 흑색변을 볼 수 있습니다.

(2019)

27 기관절개관 관리 시 Kelly가 환자 옆에 있는 이유를 말해보시오.

기관절개관 탈관은 응급상황이므로 신속한 대처를 위해 Kelly로 개구부를 확보하고 침상에 준비해둔 여분의 기관절개관을 즉시 재 삽관 합니다. 보통 침상에는 응급상황에 대비하여 같은 사이즈의 기관절개관과 한사이즈 작은 기관절개관, 거즈, 생리식염수, 고정끈을 함께 준비해둡니다.

➕
그림으로 보는 kelly

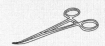

(2018) (2017)

28 FiO₂의 Full term과 정확한 뜻과 계산법을 말해보시오.

Fraction of inspired oxygen으로 흡입산소농도를 의미합니다. 호흡 시 들이마시는 산소의 분율로 대기 중 산소농도는 약 20%이고 1L/분의 산소는 4% FiO_2를 의미합니다.

O_2 flow(L/분)	FiO_2(%)
1	24
2	28
3	32
4	36
5	40
6	44

ECMO Full term

Extracorporeal membrane oxygenation

체외막산소공급

그림으로 보는 ECMO

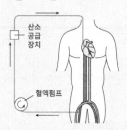

2018

29 ECMO에 대해 말해보시오.

ECMO는 호흡이나 순환부전이 있는 환자에게 심폐기능이 회복 될 때까지 순환 및 가스교환을 보조해주는 장치입니다.

① ECMO 삽입·시작 간호 : ECMO 시작 전 동의서 작성 여부와 ECMO 보조방식을 확인합니다. 필요한 물품을 준비하고 환자를 앙와위로 눕혀 처방에 따라 진정제를 투약합니다. ECMO 캐뉼라 삽입부위를 소독하고 소독 방포를 덮은 후 처방에 따라 정맥 내로 Heparin을 투약합니다. ECMO circuit과 삽입된 캐뉼라를 연결하고 flow와 sweep gas를 설정합니다. X - ray를 통해 캐뉼라 위치를 확인합니다. 동맥혈 가스분석 검사를 통해 FiO_2와 Gas flow를 조절하고 캐뉼라 삽입부위를 고정 및 드레싱 합니다.

② ECMO 유지 간호 : 활력징후와 혈역학적 수치, 진정상태, 신경계 상태를 주의 깊게 모니터링합니다. 섭취량·배설량을 확인하고, 매일 체중을 측정합니다. 부정맥 유무를 확인하기 위해 심전도를 모니터링하고 폐울혈 감소를 위해 Inotropic을 투여합니다. ECMO flow에 따라 적절한 CO, CI가 유지되는지 확인하며 동맥혈 가스분석 검사를 통해 FiO_2와 Gas flow를 조절합니다. 캐뉼라 삽입부위의 고정 및 드레싱상태, 삽입부위 주변 피부상태를 확인합니다. 처방에 따라 혈액검사를 시행하고 항응고제를 투약합니다.

check

30 흉곽천자 간호에 대해 말해보시오.

① 검사 전 : 국소 마취, 필요시 진정제 사용하고 앉은 자세로 테이블에 엎드리고 검사 중에 움직이지 않도록 설명한다. 호기 말기에 바늘을 삽입한다.

② 검사 후 : 천자 부위가 위로 향하도록 하여 늑막액 유출 방지하고 활력징후, 천자부위 수시로 사정한다. 천자부위는 무균 폐쇄성 드레싱 시행하며 폐부종 위험이 있으므로 30분 이내에 늑막액의 배액이 1,500mL가 넘지 않도록 유의하도록 한다.

③ 흉관배액관 환자간호 : 흡기 시에 물이 올라가고 호기 시에 내려간다. 파동이 없음은 관의 막힘 또는 꼬임을 의미하므로 유의한다. 호기 시에 소량의 기포에서 과량의 기포가 발생하는 것은 밀봉체계나 환자에게서 공기가 새고 있음을 의미한다. 의사의 지시 없이 임의로 배액관 잠그는 것은 금지이고 체위변경 시 배액관이 당겨지거나 꼬이지 않도록 주의한다. 배액병은 항상 환자보다 낮게 위치하며 배액량이 시간당 100mL 이상일 경우 보고한다. 배액 촉진을 위해 심호흡, 기침을 격려한다.

④ 배액관 제거 : 폐가 완전히 재팽창 된 경우나 배액물이 완전히 배출됨이 확인 후 제거한다. 발살바 수기(Valsalva Maneuver)로 숨을 내쉰 후에 공기 유입을 방지한 후 제거하며 배액관을 제거 후 바셀린 거즈로 덮은 후 멸균거즈를 덧대어 밀폐 드레싱 실시한다.

plus NOTE

2020 2017

31 흡인 시 주의사항을 설명해보시오.

정기적으로 하지 않고 필요성을 사정한 후 시행합니다. 흡인 시간은 10 ~ 15초 미만으로 총 흡인 시간은 5분 미만이어야 합니다. 분비물이 제거될 때까지 3 ~ 4회 정도 반복합니다. 각 흡인 후 적절한 간격(20 ~ 30초)을 유지하고 식후 흡인은 금지합니다.

> **알고가기** 카테터 알아보기

① 삽입 시 카테터의 구멍을 막지 않은 이유 : 막아둔 상태면 점막손상, 저산소증을 유발할 가능성이 높아집니다.

② 흡인 시 카테터를 빙글빙글 돌리면서 제거하는 이유 : 점막이 들러붙는 것을 방지합니다.

② 카테터 삽입 길이 : 저항이 느껴지는 지점에서 1 ~ 2cm 빼낸 깊이(기관절개 환자의 경우 10 ~ 15cm, 기관 내 삽관 환자 25 ~ 30cm로 거의 카테터 전체 길이)로, 더 깊을 경우 기관분지 미주신경 자극, 서맥을 유발합니다.

 선배들의 **TIP**

> 카테터 멸균적으로 꺼내기
> 오른손잡이인 경우 흡인기와 카테터를 연결하고 봉투를 오른쪽 옆구리에 낍니다. 그 상태로 손 위생을 하면서 장갑을 낍니다. 왼손으로 카테터를 꺼내면서 봉투는 바닥에 버립니다. 나중에 정리할 때 봉투를 수거하여 버립니다. 이 방법이 제가 임상에서 카테터를 꺼낼 때 제일 쉬운 방법이었습니다.

SECTION 04 소화기계

출제빈도 ●●◐○○

키포인트 덤핑신드롬 간경화 합병증, 역류성 식도염 간호에 대해 자주 물어요.

(1) 위-식도 역류 장애(GERD, Gastro esophageal reflux disease)

- 정의 : 위 내용물이 거꾸로 식도로 역류되어 식도 점막이 손상되는 것을 말한다.
- 증상 : 가슴앓이(Heart burn), 산의 역류, 연하곤란·연하통

(2) 소화성 궤양

구분	십이지장 궤양	위 궤양
연령	보통 30 ~ 50세	보통 50세 이상
원인	과도한 산 분비	점막 방어기전의 손상
위산	(❶)	감소 ~ 정상
출혈	흑색 변 > 토혈	토혈 > 흑색 변
증상	공복 또는 식후 2 ~ 3시간 사이에 증상이 나타나기 시작한다. 상복부 중앙에서 통증이 발생하고 음식이나 제산제 섭취 시 통증이 완화된다.	식사 후 좌상복부와 등쪽에서 방사되는 통증과 구토가 유발된다. 음식이나 제산제로는 통증이 완화되지 않으나 구토 후 증상이 완화된다.

(3) 장루간호

- 정상 장루 : 붉고 약간 올라와 있다.
- 간호 : 장루 주위는 물로 깨끗이 닦고 완전히 건조시키며 주머니를 부착하기 전 피부보호제를 도포하고 주머니는 인공항문보다 0.2 ~ 0.3cm 더 크게 자른 후 부착한다. 고단백·고탄수화물·고칼로리·저잔여 균형잡힌 식이와 2 ~ 3L 수분섭취를 권장한다. 고지방·고섬유식이는 장 운동을 증진시키므로 (❷   )한다. 흡연, 스트로우 사용, 껌 씹기 등 공기를 삼키는 행위는 피한다.

(4) 간경변(LC, Liver cirrhosism)

- 정의 : 넓게 퍼진 섬유증과 소결절을 특징으로 하는 만성 진행성질환이다.
- 증상 : 초기에는 증상 없이 진행되며 간의 비대, 맥관의 변화, 촉진 시 단단하고 덩어리(소결절)가 만져진다. 진전되면서 문맥성 고혈압, 식도정맥류, 복수, 간성뇌병증, 의식장애, 인격변화, 기억력장애 착란 등이 발생한다. 고칼로리·고탄수화물·고비타민(A·B·C·K) 식이를 권장하며, 복수 및 부종이 있는 경우에는 (❸   )을 제한한다. 복수로 인한 호흡곤란을 관찰을 하고 필요시 복수천자를 시행한다.

1. 상승 2. 제한 3. 수분

01 간생검 후 간호에 대하여 설명해보시오.

활력징후를 측정하고 조직검사 시행부위를 사정하여 혈종, 출혈유무를 확인합니다. 시술 후 4시간 동안 절대 안정을 취하고 오른쪽으로 누워 모래주머니로 시술부위를 압박합니다. 시술 후 식이진행은 바로 가능함을 설명합니다. 시술부위 통증호소 시 통증을 사정하고 필요시 진통제를 투약합니다. 기흉, 복막염 등의 합병증 유무를 관찰하고 시술 다음날 조직검사 시행부위를 확인하여 드레싱을 시행합니다.

(2020) (2018)

02 간경화 환자간호에 대하여 말해보시오.

① **복수조절** : 저염식이를 제공하고 수분섭취를 제한하며 간에서 비타민 저장이 안 되므로 비타민을 보충합니다. 섭취량·배설량·몸무게·복위·전해질 수준·부종유무를 사정하고 이뇨제를 투약합니다. 복수가 조절되지 않을 경우 천천히 알부민을 보충하며 복수천자를 시행합니다. 호흡곤란 완화를 위해 반좌위를 취해주고 산소를 공급합니다.

② **출혈예방 및 관리** : 식도출혈을 예방하기 위해 베타차단제, 비타민 K를 투약합니다. 혈액검사결과에 따라 PRBC, FFP를 수혈하고 출혈 시 비위관 삽입 및 위세척, 내시경 고무결찰, 식도 위 풍선 탐포네이드 등의 중재를 시행합니다.

③ **간성혼수 관리** : 의식과 지남력을 사정합니다. 암모니아 형성을 저하시키기 위해 저단백·단순 탄수화물 식이를 제공하고 암모니아 제거를 위해 Lactulose, 항생제를 투약합니다.

(2020) (2018)

03 간경화 환자가 갑자기 피를 토한다. 어떻게 대처할 것인가?

응급상황이므로 도움을 요청하고 환자를 처치실로 옮겨 활력징후, 산소포화도, 심전도 모니터링을 시작합니다. 처방에 따라 혈액검사를 시행하고 정맥주사가 없는 경우 정맥주사를 확보하여 혈압유지를 위한 수액제제 및 예방적 항생제, PPI, 지혈제, Octreotide를 투약합니다. 비위관을 삽입하여 위세척을 시행하고 상체를 올리거나 앉는 자세를 취해줍니다. 혈액검사결과에 따라 적합한 혈액을 수혈하고 소변검사, OB Stool 검사를 추가로 시행합니다. EVL(내시경 고무결찰) 동의서를 받고 시술을 준비합니다.

---

plus NOTE

⊕
Liver biopsy
간생검

⊕
PRBC Full term
Packed red blood cells
농축적혈구

⊕
FFP Full term
Fresh frozen plasma
신선동결 혈장 제제

⊕
EVL Full term
Endoscopic variceal ligation
내시경적 정맥류 결찰술

(2018) (2016)

04 간경화 환자의 복수가 차는 이유를 설명해보시오.

간의 병리적 변화에 따라 동양혈관압과 문맥압이 상승하여 문맥성 고혈압이 발생합니다. 문맥성 고혈압으로 혈관의 정수압이 높아지면서 혈관 내 체액과 혈장 단백질이 복강내로 밀려나오게 됩니다. 이때, 간의 알부민 합성 능력이 낮아져 혈관 내 교질삼투압 감소로 인한 순환혈류량이 감소합니다. 저혈량은 레닌-안지오텐신 기전을 자극하여 소듐과 수분을 정체시켜 혈류량을 증가시킵니다. 이는 정수압 증가와 함께 복수를 악화시킵니다.

(2016)

05 복수천자 위치는 어떻게 되는가?

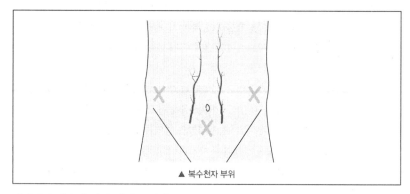

▲ 복수천자 부위

타진하여 복수가 가장 많이 고여있는 곳으로 선택합니다. 복수가 깊게 고여있고 복벽이 얇아 대부분 좌하복부로 시행하나 복부 수술환자의 경우 장천공의 위험이 커서 수술 부위는 피합니다. 배뇨 후 상체를 약간 올려 좌측으로 기울인 자세에서 시행합니다.

(2020) (2017)

06 간성혼수 대상자의 식이에 대하여 설명해보시오.

간성혼수는 혈중 암모니아 상승에 의해 유발됩니다. 간은 암모니아를 요소로 합성하고 요소는 신장을 통해 배설됩니다. 간 부전 시 요소 합성을 못하므로 혈중 암모니아 농도가 상승하게 됩니다. 따라서 암모니아가 낮은 저단백, 단순 탄수화물 식이를 합니다.

plus NOTE

2020 2015

07 황달이 생기는 이유에 대하여 말해보시오.

혈색소가 비장에서 파괴되면 간접 또는 결합 빌리루빈을 생성합니다. 결합 빌리루빈은
소장과 대장을 통해 일부는 대변으로 배설되고 나머지는 재흡수되어 담즙이나 소변으로
배설됩니다. 하지만 간에 이상이 있을 경우, 빌리루빈 대사과정에 장애가 있거나 담도계
이상으로 빌리루빈 배설 조절이 안 되고 역류가 생기면 황달이 생기게 됩니다.

2019

08 GERD(위식도성 역류질환) 간호에 대하여 말해보시오.

식이와 생활습관을 변화시킵니다.

⊕
GERD Full term

Gastroesophageal
reflux disease
위식도 역류질환

> **알고가기** 식이와 생활습관
>
> ① 소량씩 자주 섭취하며 과식, 야식을 피하고, 식사 후 바로 눕지 않습니다. 잠자기 3시간 전에는
>   음식을 섭취하지 않습니다.
> ② 자극적이고 기름진 음식, 술, 담배, 너무 차거나 뜨거운 음식, 탄산음료를 피합니다.
> ③ 비만·과체중인 경우 규칙적인 운동을 통해 체중을 감량합니다.
> ④ 복압증가를 막기 위해 끼는 옷을 입지 말고 몸을 숙이는 행동을 피합니다. 취침 시 침상머리
>   를 높게 합니다.
> ⑤ 항콜린제, 칼슘통로차단제 등의 약물의 복용을 금합니다.
> ⑥ 처방에 따라 제산제, 위산분비 억제제, 위장관 운동 촉진제를 투약하고 필요시 수술적 치료를
>   고려할 수 있습니다.

2017 2015

09 위내시경 전 금식 교육을 해 보시오.

위내시경은 구강을 통해 식도, 위, 십이지장, 위로 진입하므로 위 내용물이 폐로 흡인
될 수 있기 때문에 검사 8시간 전 금식이 필요합니다. 충분한 금식을 하지 않았을 경우
정확한 검사와 진단이 불가능합니다. 따라서 물, 사탕, 담배 모두 금합니다.

(2023) (2022) (2017) (2015)

10 위내시경 전·후 간호를 말해보시오.

① **검사 전 간호** : 검사 8시간 전 금식을 하고 의치, 안경을 제거합니다. 검사 전 동의서 작성유무를 확인하고 서맥 예방, 분비물 감소를 위해 항콜린제를 투약합니다. 활력징후를 측정하고 협조가 불가능한 환자의 경우 진정제를 투약합니다. 진정검사 시 활력징후, 산소포화도를 모니터링합니다.

② **검사 후 간호** : 검사 후 활력징후를 측정하고 흡인예방을 위해 옆으로 돌려 눕히고 구개반사가 돌아올 때까지 금식을 유지하도록 합니다. 검사 후 인후자극이 있기 때문에 따뜻한 생리식염수로 함수하고 합병증(출혈, 발열, 통증, 호흡곤란 등)유무를 관찰합니다. 검사 시 가스주입으로 복부팽만, 트림 등 불편감이 있을 수 있음을 설명하고 검사 후 12시간까지 운전을 하지 않도록 교육합니다.

(2023) (2019) (2017) (2016) (2015)

11 위내시경 환자의 비위관 삽입 목적을 말해보시오.

검사 시 공기를 주입하기 때문에 검사 후 복부팽만감, 트림이 있을 수 있습니다. 따라서 가스를 배출하기 위한 목적으로 삽입합니다.

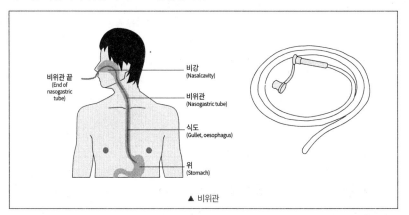

▲ 비위관

알고가기 비위관에 관한 거의 모든 것

① **비위관** : 비강을 통해 식도를 거쳐 위에 삽입하는 관으로, 음식을 구강으로 섭취할 수 없는 경우 경장영양을 위해 삽입하거나, 감압, 위세척을 목적으로 삽입합니다.

② **필요물품** : 비위관, 청진기, 수용성젤리, 고정용 테이프, 거즈, 주사기입니다.

③ **삽입길이** : 코끝에서 귓불까지의 길이에 귓불에서 검상돌기까지의 길이를 더합니다.

④ **비위관 삽입방법**

• 좌위를 취해주고 관의 길이를 잰 후 삽입해야 할 길이를 미리 표시해 둡니다.

• 수용성 윤활제를 관의 끝에 묻히고 관을 비강을 통해 삽입합니다.

- 관이 구인두에 도달하면 환자에게 삼키라고 지시합니다.
- 미리 표시해둔 부분까지 삽입 되면 고정용 테이프로 고정합니다.

⑤ 비위관 위치 확인 방법
- 비위관에 주사기를 연결하여 위액을 흡인하고 흡인한 위액의 pH농도를 측정합니다(위액의 pH 는 산성입니다).
- 주사기를 통해 비위관에 공기를 주입하면서 상복부를 청진합니다.
- 비위관의 끝을 물이 담긴 용기에 넣습니다.
- 비위관의 위치를 방사선 영상(X – ray)을 통해 확인합니다.

(2020)

12 위절제 후 생기는 합병증에 대하여 말해보시오.

초기 합병증(수술 후 10일 이내)에는 십이지장 봉합부위 누출, 출혈, 위 정체가 있고 후 기 합병증에는 덤핑증후군(Rapid dumping syndrome), 체중 감소, 빈혈, 흡수불량, 골연화증이 있습니다.

○
덤핑 증후군 예방

식사 중, 1 ～ 2시간 내 수분 섭취 를 제한하고 천천히, 소량씩 자주 섭취합니다. 저탄수화물·고지방· 고단백 식이를 하고 너무 뜨겁거나 찬 음식은 제한합니다 식사 시에는 횡와위, 식후에는 30분 정도 앙와 위나 측위를 취합니다

(2020) (2016)

13 위절제술 환자에게 L – tube를 해주는 이유를 설명해보시오.

수술로 인해 연동운동이 감소하기 때문에 정체된 액체나, 가스를 배액하여 감압하기 위한 목적으로 삽입합니다. 또한 배액양상을 확인하여 위장출혈유무를 알 수 있습 니다.

○
수술 후 간호

위 수술 후 간호는 복부수술을 받 은 대상자의 수술 후 간호와 동 일합니다.

> **알고가기** 위 수술 후 간호

① 비위관 유지 및 비위관 배액물을 사정 후 기록합니다.
② 처방에 따라 비위관을 식염수로 세척하고 개방성을 유지합니다.
③ 비위관 흡인기 압력이 낮게 연결 되어 있는지 확인합니다.
④ 수술 부위 배액 과다 사정합니다(수분과다 시 압력 및 손상 증가).
⑤ 수술 부위 배액 색깔의 양상을 기록하며 출혈 시 담당의에게 보고합니다.

(2023) (2021) (2018)

14 GERD의 Full Term과 원인에 대하여 말해보시오.

GERD란 Gastroesophageal Reflux Disease, 위식도 역류 장애입니다. 음식물이 위 에서 식도로 역류되어 식도 점막이 손상되는 것을 말합니다. 위식도 역류 장애는 식도 하부 괄약근의 조임의 약화로 일어납니다.

G – ESD Full term

Gastric – Endoscopic
submucosal dissection
위내시경점막하박리술

(2020)

15 G - ESD 간호진단에 대한 간호중재와 이론적 근거를 말해보시오.

① 점막절제와 관련된 출혈위험성

- 점막을 박리하여 병변을 제거하는 시술이기 때문에 출혈위험성이 있습니다.
- 간호중재 : 출혈징후가 나타나는지 관찰하고 활력징후를 측정합니다. 보통 익일 위 내시경 검사 시까지 금식을 유지하고 처방에 따라 '물 → 미음 → 죽 → 밥'으로 식 이를 진행합니다. 항응고제, 항혈전제의 복용을 금하고 위산분비 억제제와 위보호 제를 투약합니다.

② 음식섭취 불능과 관련된 영양부족 위험성

- 수술 후 합병증(출혈, 천공)을 예방하기 위해 수술 후 1 ~ 2일 금식을 유지합니다.
- 간호중재 : 영양부족증상(탈수증상)유무를 관찰하고 섭취량·배설량·체중을 측정 합니다. 금식기간 영양공급을 위해 TPN 또는 수액을 공급합니다.

(2022) (2019)

16 GERD 증상 및 간호에 대하여 말해보시오.

위산 역류와 간헐적 또는 식사 시 연하곤란, 연하통이 심해집니다. 가슴쓰림의 증상이 나타나는데 작열감 있는 통증을 느끼고 심하면 목과 턱 등에 방사통이 발생합니다. 가 슴쓰림은 대개 제산제나 수분을 섭취하면 완화되고, 흡연, 음주, 카페인음료, 지방 식 이, 매운 음식, 비만 등이 악화 요인이므로 이를 금하도록 합니다.

(2017) (2016)

17 대장내시경 간호에 대하여 말해보시오.

① 검사 전 : 검사 3일 전 씨 있는 과일은 금하고 검사 전날 저녁 가벼운 흰죽을 섭취합니다. 오전 검사인 경우 검사 전일 저녁 8 ~ 9시경부터 Polyethylene glycol(colyte) 1팩에 물 500mL를 섞어 총 8팩, 4L를 약 2시간 동안 섭취하고 오후 검사인 경우에는 검사 당일 오전 6시경부터 장정결제 복용을 시작합니다. 정확한 검사를 위해 대변양상을 확인 후 관장을 시행합니다. 검사 전 Atropin과 진통제를 투약합니다.

② 검사 후 : 활력징후를 측정하고 복통, 출혈, 발열 유무를 사정합니다. 조직검사 시행 여부를 확인하여 일반 식이를 제공하고 탈수 위험성이 있으므로 수분섭취를 격려합니다. 검사 시 공기주입이 되어 불편감이 있을 수 있음을 설명합니다.

(2015)

18 Melena와 Hematochezia의 차이를 설명해보시오.

① Melena : 흑색변으로 주로 상부 위장관(식도·위·십이지장) 출혈이 있을 때 나타납니다.

② Hematochezia : 주로 하부 위장관(소장·대장·직장)출혈이 원인이 되어 나타나는 선홍색의 혈액이 섞인 변입니다.

SECTION 05 혈액계

출제빈도 ●●○○○

키포인트 혈액에 대한 기본적인 개념과 관련 질환 간호에 주의 깊게 공부해야 합니다.

(1) 구조와 기능

- (❶   ) : 전체 혈액의 55% 차지하며 체액량 유지 및 단백질과 전해질 등을 운반한다.
- 적혈구(Red blood cell) : 혈색소(Hemoglobin)가 대부분이며 산소와 이산화탄소를 운반하고 산-염기 균형을 유지한다.
- 백혈구(White blood cell) : 미생물이나 해로운 물질이 인체에 침입하였을 때 식균작용을 하며 신체를 방어한다.
- 혈소판(Platelet) : 혈액 (❷   )를 돕는다.

(2) 백혈병(Leukemia)

- 정의 : 혈액과 골수, 비장, 림프계 조직의 악성조직으로 미분화된 백혈병 세포들이 비정상적인 과잉 증식하는 것을 말한다.
- 증상 : 증가된 백혈구가 간, 비장, 림프절, 골수에 축적되면서 비장과 간비대, 림프선증, 골수세포증식증으로 나타난다. 백혈병 세포의 과도 생성 및 파괴로 신진대사가 항진되어 허약, 창백, 체중 감소와 조혈기능장애로 (❸   ) 생성이 감소되면서 출혈위험성이 증가한다.

(3) 전신성홍반루프스(SLE, Systemic lupus erythematosus)

- 정의 : 면역체계 이상으로 피부, 신장, 폐, 신경, 근육, 심장, 관절 등을 공격하는 만성 자가면역질환이다.
- 증상 : 관절염이 발생하며 관절통증과 피로감, 권태감, 발열, 체중 감소 증상이 나타난다. (❹   )형 홍반과 원반모양 루프스, 혈관염이 발생한다.

1. 혈장 2. 응고 3. 혈소판 4. 나비

(2022) (2016)

01 혈액에 대하여 설명해보시오.

혈액은 적혈구, 백혈구, 혈소판과 같은 혈구와 물과 단백질, 비타민, 무기질, 전해질 등으로 구성된 혈장으로 이루어져 있습니다. 혈액은 산소와 물질운반, 면역기능, 수분과 전해질 조절, 산염기 평형 유지의 기능을 합니다.

02 **혈액검사의 이유를 말해보시오.**

(2016)

혈액검사는 여러 가지 이유로 시행하나 보통은 질환을 진단하고 치료 및 추적관찰을 하기 위해 시행합니다. 혈액검사를 통해 출혈, 빈혈, 영양결핍, 탈수, 감염, 전해질 불균형 등을 알 수 있고 이 외에도 종양 표지자 검사, 이식 전 항체검사, 약물농도 감시를 위해서도 할 수 있습니다.

03 **혈소판 감소증이란 무엇인지 말해보시오.**

(2019)(2016)

정상 혈소판 수는 150,000 ~ 400,000/μL으로 혈소판 감소증은 혈소판 생산이 감소하거나 혈소판 파괴가 증가하여 혈소판 수가 감소된 상태를 말합니다. 혈소판은 백혈병, 골수이형성증후군, 재생불량성 빈혈과 같은 질환, 풍진, HIV같은 바이러스 감염, 간질환으로 인해 조혈인자 부족 시 생산이 감소합니다.

04 **철 결핍 시 식이에 대하여 설명해보시오.**

(2020)(2017)

철분 함유량이 많은 식품으로 짙은 살코기, 생선, 계란, 흰콩, 잎이 많은 채소, 우유 및 유제품, 건포도, 당밀, 당근 등을 섭취합니다. 철분 흡수를 돕기 위해 과일이나 채소 등 비타민C가 많은 식품을 함께 섭취합니다. 철분 흡수를 방해하는 녹차, 홍차, 커피 등은 피하도록 합니다.

05 **철분 복용제 투여 시 교육할 사항에 대하여 말해보시오.**

(2020)(2017)

철분 흡수율을 높이기 위해 오렌지 주스나 비타민C를 함께 섭취합니다. 공복에 섭취하면 흡수가 더 잘되나 오심, 위장관 불편감 시 식후에 복용합니다. 철분제 복용 시 부작용으로 변비가 있을 수 있으므로 섬유소가 풍부한 음식을 섭취합니다. 대변색이 검정색이나 암록색으로 변하는 것은 정상임을 알려줍니다. 액체 철분제의 경우 치아에 착색될 수 있으므로 스트로우를 이용하여 섭취합니다.

plus NOTE

⊕
혈액의 구성
• 혈구세포(45%) : 적혈구, 백혈구, 혈소판
• 혈장(55%)

⊕
혈액의 기능
• 산소 및 영양소 공급
• 노폐물 신장, 폐, 피부로 분비하여 제거
• 호르몬 운반
• 위험 미생물로부터 신체 보호
• 지혈 촉진 및 체온조절

출혈예방을 위한 교육

- 코 세게 풀거나 후비지 않기
- 부드러운 칫솔을 사용하거나 물이나 생리식염수 사용하여 양치하기
- 근육주사, 직장 체온측정 피하기
- 격한 운동 피하기
- 낙상 주의하기
- 전기면도기 사용하기

비타민K 함유 음식

녹색잎채소, 견과류, 키위, 베리류, 카놀라유 등

PT – INR Full term

Prothrombin time – International normalized ratio
프로트롬빈 시간 국제표준비율

(2019) (2018)

06 와파린이 무엇이며 부작용에 대하여 말해보시오.

와파린은 제 II, VII, IX, X 혈액응고인자의 간 내 생합성을 억제하여 간에서 생성되는 Prothrombin이 Thrombin으로 되는 활성 Thromboplastin 효과를 저해함으로써 항혈전 효과를 합니다. 와파린 투약 시 부작용으로는 출혈이 있습니다. 출혈증상(점상·반상출혈, 토혈, 혈뇨, 혈변, 비출혈)이 있는지 관찰하고 출혈을 예방하기 위한 교육을 시행합니다.

(2019) (2018)

07 와파린 투약 시 주의사항에 대하여 말해보시오.

매일 일정한 저녁시간에 와파린을 복용하고 처방에 따라 혈액검사(PT - INR)를 규칙적으로 시행하여 적절 용량을 조절합니다. 출혈을 유발할 수 있는 과격한 운동은 피하고 금주합니다. 치과치료, 출혈이 예상되는 시술 시 주치의와 미리 상의하고 상호작용이 있을 수 있으니 주치의와 상의 후 다른 약물을 투약합니다. 비타민K가 많이 함유된 음식은 다량 복용하지 않도록 주의합니다.

알고가기 헤파린(Heparin)과 와파린(Wafarin)

① **헤파린** : Antithrombin III와 결합하여 응고인자 중 IIa, Xa를 주로 억제함으로써 Fibrinogen이 Fibrin으로 전환되지 못하게 합니다. 'PTT'는 응고인자 II, V, VIII, IX, X, XI를 평가하여 Heparin 용량조절을 위해 사용합니다.

② **와파린** : 응고인자 II, VII, IX, X의 간 내 생합성을 억제하여 Prothrombin이 Thrombin으로 되는 활성Thromboplastin 효과를 저해합니다. 'PT'는 응고인자 II, V, VII, X이 얼마나 존재하는지 평가하여 Wafarin의 용량조절을 위해 사용합니다.

08 ANC 500㎕ 미만인 경우 필요한 간호에 대해 설명해보시오.

간호는 보호주의(역격리) 적용 대상임을 환자, 보호자에게 설명하고 환자 및 의료진은 마스크를 착용합니다. 방문객을 제한하고 의료진 판단에 따라 필요시 1인실을 사용합니다. 활력징후와 혈액검사결과, 호흡, 피부, 구강 상태를 주의 깊게 관찰하고 생리식염수 함수, 좌욕을 시행합니다. 침습적 처치 시 무균술을 준수하고 올바른 손 씻기를 격려합니다. 감염의심 증상 시 의료진에게 즉시 보고하도록 하고 저균식 식사 원칙에 따라 식사합니다.

> **알고가기** 저균식 식사 원칙
>
> ① 살코기, 생선, 계란은 완전히 익혀먹고 채소나 과일은 껍질을 제거하고 섭취합니다.
> ② 포장되거나 멸균된 제품을 선택하고 개봉 즉시 섭취합니다.
> ③ 식사 전 반드시 손을 씻고 물은 끓여 섭취하거나 포장된 생수를 이용합니다.

09 면역억제제 치료를 시작한 재생불량성 빈혈 환자가 치료 시작 후, 체온이 상승하고 오한을 느끼고 있다. 환자에게 어떤 간호를 시행해야 하는지 근거와 함께 설명해보시오.

재생불량성 빈혈 환자의 조혈모세포를 손상시키는 림프구의 활동을 억제하기 위해 면역억제제를 투약하는데 면역억제제 투약 시 체내 식균작용과 면역반응이 감소하여 쉽게 감염을 일으키게 됩니다. 고열, 오한은 감염의 증상으로 감염의심 시 의사에게 보고하고 처방에 따라 균 배양검사를 포함한 혈액검사, 소변검사, 흉부방사선검사, 호흡기 바이러스 검사 등을 시행 후 항생제, 항진균제, 항바이러스제 등을 경험적으로 투약합니다. 충분한 수분과 영양을 섭취하도록 하고 처방에 따라 해열제를 투약하며 활력징후를 주의 깊게 모니터 합니다.

 선배들의 **TIP**

> 면역억제제 치료환자에게 가장 중요한 감염관리!
> 면역억제제를 투약 중인 환자에게 감염은 치명적이기 때문에 감염관리가 매우 중요합니다. 활력징후와 혈액검사결과, 호흡, 피부, 구강 상태를 주의 깊게 관찰하고 구강간호, 회음부 간호, 좌욕을 시행합니다. 침습적 처치 시 무균술을 준수하고 심호흡과 기침, 충분한 수분과 영양 섭취를 격려합니다. 생이나 익히지 않은 과일, 고기, 채소의 섭취를 금하고 방문객의 출입을 제한합니다. 감염의심 증상 시 의료진에게 즉시 보고하도록 하고 손을 자주 씻도록 교육합니다.

➕ **ANC Full term**

Absolute neutrophil count
절대 호중구 수

➕ **ANC 500㎕ 미만인 경우**

조혈모세포이식, 항암 치료, 골수기능 저하, 자가면역질환, 항생제 사용으로 ANC가 감소할 수 있습니다.

plus NOTE

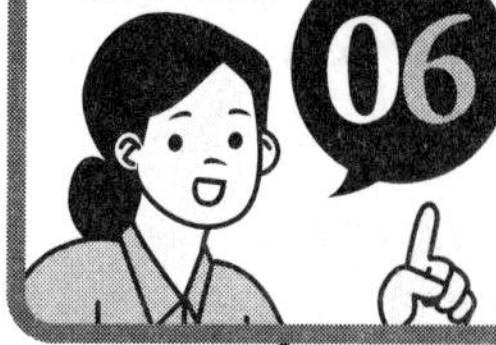

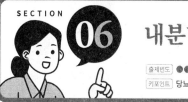

SECTION 06

내분비계

출제빈도 ●●●●◐

키포인트 당뇨 진단기준과 합병증, 환자 교육 등으로 숙지해야 합니다.

(1) 쿠싱증후군(Cushing's syndrome)

- 정의 : 뇌하수체 전엽에서 분비되는 ACTH 과잉생성으로 인해 발생한다.
- 증상 : (❶) 이화작용으로 인한 허약감, 근육소모, 가는 팔과 다리, 골다공증을 유발되고 피부가 얇고 약해지며 반상출혈, 적색의 피부선, 상처 치유가 지연된다. 저포타슘혈증으로 인한 부정맥, 신장애와 비정상적 지방침착으로 인한 만월형 얼굴(Moon face), 견갑부 지방축적(들소목), 몸통 비만, 체중 증가 증상을 보인다.

(2) 당뇨(DM, Diabetes mellitus)

- 증상 : 다뇨 · 다음 · 다갈 증상, 체중 감소, 느린 상처 치유, 시야가 흐려진다.
- 식이 : 탄수화물(55 ~ 60%), 단백질(20 ~ 25%), 지방(15 ~ 20%), 고섬유질식이를 한다.

(3) 당뇨환자 발 간호

- 미온수로 씻고 약한 비누를 사용한다.
- 발가락 사이사이 청결 유지하고 발은 항상 건조하게 유지한다.
- 상처 예방을 위해 맨발로 다니지 않고 꽉 끼는 신발 착용하지 않는다.
- 처방 없이 티눈이나 굳은 살을 임의로 제거하지 않는다.
- 발톱은 (❷)으로 잘라 정돈한다.
- 오랫동안 같은 자세로 앉는 것을 금지한다.
- (❸) 통증에 대한 감각이 감소되어 있어 수시로 발의 상태를 확인하여 궤양, 욕창, 물집 등이 생기지 않는지 관찰한다.

1. 단백질 2. 일직선 3. 말초신경병증

(2019)

01 당뇨병의 정의를 말해보시오.

인슐린의 분비부족이나 정상적인 기능이 이루어지지 않아 일어나는 내분비계 질환입니다.

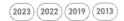

02 저혈당 수치와 증상에 대하여 말해보시오.

저혈당은 70mg/dL 미만인 경우를 말합니다. 저혈당의 대표적인 증상은 기운 없음, 식은땀, 현기증입니다. 이 외에도 배고픔, 빈맥, 떨림, 창백, 두통, 시력장애, 저림, 경련, 발작, 쇼크 상태를 나타내기도 합니다.

알고가기	저혈당 단계(2023년 당뇨병 진료지침 기준)	
단계	**혈당 수준**	**특징**
1단계	⟨ 70mg/dL ≥54mg/dL	• 주의가 필요한 저혈당 • 탄수화물을 즉시 섭취해야 하며, 약물 종류나 용량을 조정해야 할 정도로 혈당이 낮음
2단계	⟨ 54mg/dL	• 임상적으로 명백한 저혈당 • 저혈당 방어체계의 장애를 유발할 정도의 저혈당 • 중증저혈당, 치명적인 부정맥, 사망의 위험이 유의미하게 증가
3단계	특정 포도당 역치 수준 없음	• 중증저혈당 • 저혈당 상태를 해결하기 위해 외부 도움이 필요한 수준

03 저혈당 환자간호와 응급처치에 대해 말해보시오.

① 의식이 없다면 바로 담당 의사에게 보고합니다. IV route를 준비하고 처방대로 시행합니다.

② 의식이 있다면 바로 당분을 섭취하게 합니다. 증상이 있을 경우 바로 담당 의사에게 보고합니다. 증상이 없을 경우 15분 뒤(병원 내규마다 f/u 시간이 다름) 혈당 재측정을 합니다. 재측정 된 혈당이 계속 낮으면 담당 의사에게 보고합니다. 담당 의사에게 보고한 경우 처방대로 시행합니다.

알고가기	당분섭취

① 당분섭취 15 ~ 20g의 포도당을 섭취하도록 합니다(당 5g → 혈당 15mg/dL 상승).

② 예시 : 주스 한 잔(175mL), 설탕 및 꿀 한 수저(15g 또는 15mL), 요구르트 1개(100mL), 사탕 3 ~ 4개

③ 초콜릿, 아이스크림 등의 지방이 많이 함유되어 있는 음식은 부적절합니다.

 선배들의 TIP

종합음료세트
환자들에게 선물로 많이 들어오는 종합음료세트(포도, 토마토, 알로에, 감귤 주스 등)는 당을 올리기 최적화 된 180mL랍니다.

---

plus NOTE

➕
중증의 저혈당인 경우
중증의 저혈당 환자에게 포도당 수액을 공급하는 경우 10 ~ 25g의 포도당을 1 ~ 3분에 걸쳐 정맥주사 합니다.

(2018) (2013)

04 저혈당 예방 간호에 대하여 말해보시오.

자가 혈당측정 및 방법, 시간에 대해서 알려줍니다. 규칙적인 운동, 식사, 약물 복용을
교육합니다. 항상 사탕 등의 먹거리를 가지고 다니도록 합니다. 취침 전 혈당을 측정하
여 100mg/dL 보다 낮은 경우 간식을 섭취하게 합니다. 공복 음주 금지 교육을 합니다.
저혈당증상 및 대처방안에 대해서 환자뿐만 아니라 보호자에게도 같이 교육합니다.

(2019) (2017)

05 DM의 Full Term을 말해보시오

DM은 Diabetes mellitus로, 당뇨병을 말합니다.

(2023) (2020) (2019) (2017)

06 당뇨의 주요증상 3가지를 전문용어로 말해보시오.

다뇨(Polyuria), 다음(Polydipsia), 다식(Polyphagia)

알고가기 당뇨 증상의 원인

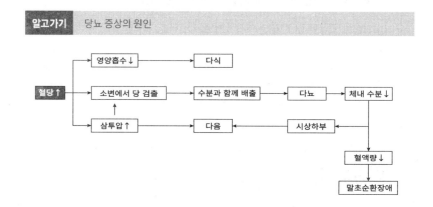

2020 **2019**

07 수치에 따른 DM의 진단기준을 말해보시오.

① 당화혈색소 6.5% 이상

② 8시간 이상 공복혈당 126mg/dL 이상

③ 75g 경구당부하 후 2시간 혈당 200mg/dL 이상

④ 당뇨병의 전형적인 증상이 있으면서 무작위 혈당 200mg/dL 이상

2020 **2019** **2016**

08 당뇨로 인한 합병증에 대해 말해보시오.

급성 합병증과 만성 합병증이 있습니다. 급성 합병증에는 고혈당성 혼수, 케톤산혈증, 저혈당 등이 있습니다. 만성 합병증에는 심혈관계 질환인 고혈압, 동맥경화증과 뇌경색, 당뇨병성 신증, 당뇨병성 망막증, 당뇨병성 신경병증, 피부질환, 족부질환 등이 있습니다.

알고가기 계열별 당뇨 합병증

계열	질환
눈	망막증(안저검사)
위장	소화능력 저하, 당뇨병성 위마비(자율신경 검사)
간	지방간(복부 초음파 검사)
혈관	동맥경화증, 말초혈관질환
발	당뇨병성 족부질환(감각신경 검사)
뇌	뇌졸중(경동맥 검사)
구강	치주염, 충치(치과 검진)
심장	협심증, 심근경색증(심전도 검사)
신장	신부전(미세알부민 검사, 사구체 여과율, 혈청 크레아티닌)
생식기	발기부전, 성기능장애
피부	피부감염, 무좀

<plus NOTE>

⊕
당뇨

• 원인 : 제1형과 제2형으로 구분됩니다. 제1형은 인슐린을 전혀 생산하지 못하여 발병되고 제2형은 인슐린 기능 저하로 나타나는데 서구화된 식단, 운동 부족, 스트레스 등으로 나타납니다.

• 증상 : 체중 감소, 시야 이상, 다뇨, 상처 느린 회복, 갈증, 높은 피로

• 치료 : 제1형은 인슐린 치료로 진행하고 제2형은 습관교정과 약물투여로 진행합니다.

➕ 당뇨 혈당강하제

• 인슐린 분비 촉진제 : 설폰요소제(Sulfonylurea), 메글리티나이드(Meglitinide)
• 인슐린 감수성 개선제 : 메트포르민(Metformin), 아반디아(Rosiglitazone), 액토스(Pioglitazone) 등

(2023) (2020) (2019) (2018) (2017)

09 당뇨환자 식이에 대하여 말해보시오.

① 식사 3대 원칙
  • 일정한 시간의 규칙적 식사
  • 적절한 열량(키, 몸무게, 활동상태)
  • 골고루 균형잡힌 식이
② 주의점
  • 제한 : 설탕 등의 단순 당, 콜레스테롤, 소금, 알코올
  • 격려 : 섬유소, 비타민, 해조류

(2023) (2019) (2017) (2013)

10 당뇨병 환자의 발 관리를 말해보시오.

당뇨병 환자의 발 관리 3대 원칙으로 첫째, 발을 매일 관찰합니다. 둘째, 발에 상처가 나지 않도록 합니다. 셋째, 잘 맞는 신발을 신는 것입니다.

알고가기 발 관리 시 주의사항

① 발의 상태를 확인하여 욕창, 물집 등이 생기지 않는지 관찰합니다.
② 상처 예방을 위해 맨발로 다니지 않고 꽉 조이는 양말 또는 신발을 착용하지 않습니다.
③ 처방 없이 약이나 칼을 이용하여 티눈이나 굳은살을 임의로 제거하지 않습니다.
④ 발톱은 물에 담가 불린 후 부드럽게 만든 다음 일자로 잘라 정돈합니다.
⑤ 발에 전기장판이나 찜질팩을 사용하지 않고, 항상 건조하게 유지하며 순한 로션을 바릅니다.
⑥ 미온수로 씻고 발가락 사이사이를 청결하게 유지하며 약한 비누를 사용합니다.
⑦ 다리 꼬기, 오랫동안 같은 자세로 앉기 등을 금지합니다.

(2019) (2015)

11 인슐린이 체내에서 하는 역할을 말해보시오.

인슐린은 동화작용을 유도하는 호르몬입니다. 탄수화물 대사로 혈당을 낮추는 역할도 하지만, 단백질과 지질의 대사에도 영향을 줍니다. 특히 중성지발 저장으로 혈중 지방산 감소 및 단백질 분해 억제·합성 촉진에 중추적인 역할을 합니다.

12 당뇨환자에게 교육해야 하는 부분에 대하여 말해보시오.

혈당 조절(목표), 합병증(발관리), 동맥경화 예방, 식이요법, 운동요법, 약물요법(인슐린 주사법), 저혈당 관리 등이 있습니다.

알고가기 당뇨 교육

① **혈당 조절 목표**(당화혈색소)
- 6% 미만 : 40세 이하, 당뇨병 초기, 합병증이 없는 경우
- 6.5% 미만 : 65세 이하, 당뇨병 10년 이하, 합병증이 없는 경우
- 7% 미만 : 65세 이상, 당뇨병 10년 이상, 합병증을 동반한 경우

② **합병증** : 심근경색, 관상동맥질환, 고지혈증, 죽상동맥경화증, 뇌경색, 뇌출혈, 뇌졸중, 신부전, 신경병증, 망막병증, 당뇨병성 족부질환, 발기부전 등

③ **동맥경화 예방** : 당뇨병 환자의 주된 사망원인은 협심증과 심근경색증으로 동맥경화 예방 필요

④ **약물 교육**(인슐린) : 투약 전 혈당측정 및 자가 투약법 교육, 부작용 교육

⑤ **식이 교육**(6대 수칙) : 삼시세끼와 간식은 규칙적으로 골고루 섭취, 저염식, 저콜레스테롤식, 저탄·저지방식, 고섬유소식, 술·담배·탄산음료 제한

⑥ **운동 교육** : 식후 규칙적인 운동이 중요, 30분 이상 주 5회 이상, 몸 컨디션에 따라 조절, 운동 전·후 혈당측정·수분공급

⑦ **저혈당** : 증상 및 대처방안

---

13 DM 환자가 갑자기 의식을 잃고 쓰러졌다. 어떻게 대처할 것인가?

V/S, BST 측정합니다. BST가 낮다면 50% D/W 준비합니다. 구강으로 당분을 보충하는 것은 기도흡인 위험성이 있어 금기입니다. 담당 의사 보고 후 처방대로 진행합니다. 보통 50% D/W 20 ~ 50mL(10 ~ 25g, 1g당 3mg/dL↑)을 1 ~ 3분 내로 정맥 내 투여합니다. 만약 혈당 투여 후 수치 정상화가 되었는데 증상 호전이 보이지 않는다면 다른 원인을 찾습니다.

14 갑상샘 절제술 수술 후 환자 곁에 갖춰야 할 물품을 말해보시오.

① 기도폐쇄의 합병증에 대비하기 위해서 기관절개술 세트, 기관 내 삽관 준비물, 산소공급 및 흡인 물품을 준비합니다.

② 저칼슘혈증(Hypocalcemia)에 의한 테타니(Tetany)를 대비하여 글루콘산칼슘(Calcium gluconate) 혹은 CaCl(염화칼슘)을 준비합니다.

---

plus NOTE

➕
BST Full term
Blood sugar test
혈당검사

➕
FBS Full term
Fasting blood sugar
공복혈당

(2017) (2015)

15 갑상샘 절제 환자 합병증에 대해 말해보시오.

〈기도폐쇄가 가능한 합병증〉

① 출혈
- 조직을 압박하여 기도폐쇄 가능
- 증상 : 드레싱 부위과 목 뒤의 oozing, 빈맥, 저혈압 등

② 부종
- 기도 압박으로 기도폐쇄 가능
- 증상 : 호흡곤란, 청색증, 협착음 등

③ 양측 회귀후두신경 손상
- 성대운동을 담당하는 신경으로 양측 손상 시 마비로 기도폐쇄 가능
- 약하고 쉰 목소리는 대부분 일시적인 증상임

〈테타니〉
① 부갑상샘의 손상 및 기능 저하로 인한 저칼슘혈증
② 증상 : 입 주위, 손발의 저림, 떨림, 강직, 마비 등

〈갑상샘 중독 위기〉
① 증상 : 발열(38.5℃ 이상의 고열), 빈맥, 오심, 의식장애 등
② 아스피린 금기 : free thyroxine 증가

○
테타니(Tetany)
혈액 속 칼슘의 저하로 말초신경
및 신경근접부분의 흥분성이 증
가하여 가벼운 자극에도 손과 발
안면 근육의 수축과 경련이 일어
나는 상태이다.

(2017) (2016)

16 갑상샘 절제 환자의 간호를 말해보시오.

① 갑상샘 합병증에 대한 교육을 시행하고, 증상 유무를 관찰합니다. 그에 대비한 응급 물품을 침상 옆에 준비합니다.
② 반좌위를 취해주고, 봉합선 부위 압력을 피하기 위해 목과 머리를 지지하는 방법, 기침 시 양손으로 목을 받치는 방법 등을 교육합니다.
③ 출혈의 위험성이 없는 경우 수술 다음날부터 서서히 가벼운 목운동 시작을 교육합니다.

알고가기 갑상샘 기능 저하증 약

① T4 : 씬지로이드, 씬지록신(레보티록신 Levothyroxine)
② T3 : 테트로닌(리오타이로닌 Liothyronine)
③ T4, T3 복합체 : 콤지로이드, 엘트릭스
④ 주의사항
- 수술로 제거된 경우 평생 약물을 복용해야 함
- 음식물이 약 흡수 저해 가능하므로 공복에 복용(보통 아침 식전)
- 보통 칼슘제와 비타민D 제제 같이 처방
- 칼슘, 철분, 마그네슘, 제산제 등과 복용 시 4시간 이상 간격
- 복용을 잊었을 경우 즉시 복용하되, 다음 복용시간이 더 가까울 경우 거르고 복용시간에 복용

S E C T I O N 07 비뇨기계

출제빈도 ●●○○○○

키포인트 복막투석, 요로감염, 신부전 관련 문제가 자주 출제됩니다.

(1) 급성신부전(ARF, Acute renal failure)

- 정의 : 갑작스런 신기능의 상실로 혈액 내 요소와 (❶)의 상승을 말한다.
- 증상 : 무뇨 또는 핍뇨, 부종, 체중 증가, 빈혈, 고혈압, 단백뇨, 혈청 내 크레아티닌·인산·포타슘이 상승, 대사성 산독증·요독증이 있다.

(2) 만성신부전(CRF, Chronic renal failure)

- 정의 : 신기능이 저하되어 점진적·비가역적인 상태가 3개월 이상 지속되는 경우이다.
- 증상 : 고요산혈증, 저칼슘혈증, 조혈인자 감소로 빈혈·반상출혈·식욕부진·오심·구토·장마비·설사, 골연화증·섬유성골염·골다공증, 호흡 시 (❷) 냄새, 심한 소양감·피부 색소침착, 말초신경병증으로 인해 발에 작열감, 중추신경계 변화로 인한 건망증·집중력 저하·사고력 장애·기면·혼란·경련·혼수, 요독증이 있다.

(3) 투석환자의 동맥정루 간호

- 특징 : 전박의 요골이나 척골 동맥과 요골 정맥 사이 문합이 흔하고 혈관 성숙을 위해 6주 후 사용 가능하다. 진동(Thrill)·잡음(Bruit)을 통해 혈액의 흐름을 확인한다.
- 금지 : 동정맥루가 있는 팔에는 혈압측정·채혈·정맥주사 금지하고 동정맥루가 있는 팔은 무거운 물건을 들지 않는다.

1. 크레아티닌 2. 암모니아

2018 2015

01 Lasix 사용 시 필요한 간호에 대하여 말해보시오.

① 투여 전 : 환자의 혈압과 마지막 혈액검사에서의 포타슘(K) 수치를 확인합니다. 만약 SBP가 110mmHg 이하 이거나 저칼륨혈증일 경우 투여 전 담당 의사에게 보고합니다.

② 투여 후 : 소변량을 관찰합니다. 저혈압이었던 사람은 혈압상태도 같이 모니터링 해야 합니다. 만약 라식스 투여 후에도 소변이 나오지 않았다면 다시 상태를 사정하여 보고합니다.

SBP Full term

Systolic blood pressure

수축기혈압

(2016) (2015)

02 I/O Check는 언제 하는가?

① 수술 중
② 금식과 정맥주입 중
③ 이뇨제 등의 약품 사용 시
④ 수분 손실 및 결핍 시
⑤ 수분 및 전해질 불균형이 초래된 경우

> **알고가기** I/O 적응증 환자
>
> ① 심한 구토 및 설사 환자
> ② 신장기능장애, 심장기능장애 환자
> ③ 심한 발한 환자, 출혈, 화상 및 외상 환자
> ④ 심한 식욕부진, 비위관 적용, 배액관 가진 환자
> ⑤ 배뇨장애, 유치도뇨관 적용 환자

(2021) (2016) (2014)

03 신장 검사에 대하여 말해보시오.

신장기능검사(Renal function test)는 대표적으로 혈액검사가 있습니다. 단백질이 간에서 분해되어 생기는 요소는 신장에서 제거되는 노폐물 BUN(혈액요소질소)이 있습니다. Cr(크레아티닌) 역시 근육에서 생기는 노폐물로 신장에서 제거됩니다. 신장에서 사구체 기능을 평가하는 검사로는 eGFR(사구체 여과율, mL/분)과 CCR(CrCl, 크레아티닌 청소율)이 있습니다.

> **알고가기** 그 외 검사
>
> ① **초음파** : 처치 검사 전 방광에 소변이 차 있어야 한다.
> ② **소변검사** : 단백뇨, 혈뇨, 24시간 소변검사
> ③ **신장조직검사**

BUN Full term

Blood urea nitrogen
혈액요소질소

eGFR Full term

estimated Glomerular filtration rate
사구체 여과율

CCR Full term

Creatinine clearance
크레아티닌 청소율

(2019) (2016)

04 신장이 좋지 않은 사람에게 나타나는 증상에 대하여 말해보시오.

대부분 무증상입니다. 나타나는 대표적인 증상으로 소변량 저하·거품 섞인 소변, 물과
전해질에 대한 증상로 부종·고혈압, 빈혈에 대한 증상로 피로감·면역력 저하, 요독증
에 대한 증상로 부정맥, 의식장애, 경련 등이 있습니다.

알고가기	만성신부전 의심 증상

계열	질환
신경	피로, 졸음, 말초신경병증, 성급함, 우울, 집중 어려움, 수면장애, 하지불안증후군
호흡기	요독증 폐, 흉막염, 폐부종
대사	고혈당, 고중성지방, 고요소혈증, 대사성산증
소화기	구역, 구토, 식욕부진, 위장관 출혈, 설사, 구취
생식기	불임, 성욕 감소, 발기부전, 무월경
눈	망막병증, 적색 눈
신장	야간뇨, 다뇨·핍뇨, 부종, 등통증
피부	창백, 가려움증, 색소침착, 반상출혈, 건성피부, 부서지기 쉽고 건조한 모발, 땀 감소
내분비	갑상선기능 저하증, 부갑상선기능 항진증
혈액	빈혈, 혈소판 이상 출혈, 감염 취약
순환기	울혈성 심부전, 고혈압, 심낭염
근골격계	신성골이영양증, 골연화증, 섬유성 골염, 골다공증, 골경화증, 근육약화, 운동능력 감소, 체중 감소, 마른 체형

 선배들의 **TIP**

> 신장 기증 들어봤죠?
> 2개 신장이 있으면 1개 가지고도 충분히 정상적으로 살 수 있다는 겁니다. 한마디로 기능
> 이 절반 이하로 떨어져도 대부분 무증상입니다. 신부전 말기쯤으로 악화되어야 겨우 몇 가
> 지 비특이적인 증상이 나타는 것이 신장 장애입니다. 심지어 독소를 걸러주는 장기이기 때
> 문에, 나타나는 증상은 전신으로 다 나타나게 됩니다. 괜히 '한약 몇 개월 먹고 신장이 망
> 가져서 투석이 필요하게 되었다'라는 기사가 나오는 게 아닙니다.

(2023) (2021) (2020)

05 ARF의 Full Term을 말해보시오.

ARF란 Acute Renal Failure, 급성신부전입니다.

plus NOTE

○
만성신부전 대표적인 의심증상
- 소변에서 냄새와 거품
- 혈뇨
- 소변량 증가
- 소변을 자주 봄
- 자다 일어나서 소변
- 몸이 부음
- 가려움
- 체중의 급격한 변화
- 허리통증

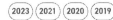

(2020)

06 신장이식 후 급성 합병증에 대하여 말해보시오.

신장이식 후 1개월 내의 급성 합병증에는 신동맥수축에 의한 소변배출지연, 창상혈종, 이식 신파열, 수술 부위 출혈, 급성 거부반응이 있습니다.

> **알고가기** 신이식 후 급성 거부반응
>
> ① 발열, 요량감소, 고혈압, 단백뇨, 이식신 압통이 나타나며 이식 신 조직검사로 진단합니다.
> ② 만성 합병증 : 당뇨, 고지혈증, 대사성 골질환(이식에 사용 되는 스테로이드 제제)

(2023) (2021) (2020) (2019)

07 투석의 종류를 말해보시오.

혈액·복막투석 장점

- 혈액투석 : 단시간 노폐물 제거, 의료진 치료의 안전성, 동정맥루 수술 후 신체에 도관이 없어도 가능
- 복막투석 : 식이제한이 석음, 24시간 지속적인 노폐물 및 수분 제거, 활동 제한이 적어 일상생활 가능, 수분의 지속적인 제거로 혈압조절 용이

투석은 혈액투석과 복막투석이 있습니다.

① **혈액투석** : 피를 밖으로 빼내고 콩팥 역할을 하는 인공 신장기를 통과하여 넣어줍니다. 이를 위해서는 체내의 동맥과 정맥을 연결해주는 동정맥문합술을 하게 됩니다.

② **복막투석** : 콩팥의 역할을 복막이 하게 됩니다. 하지만 복막은 배설의 기능이 없기 때문에 복막투석을 위해서는 복부 밑에 도관 삽입술을 하게 됩니다. 이를 통해 투석액을 삽입, 배출하여 노폐물을 거릅니다.

(2020) (2019)

08 혈액투석 시 간호에 대하여 말해보시오.

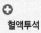

혈액투석

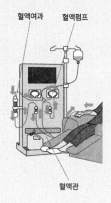

혈액여과 혈액펌프

혈액관

우선 투석 전 체중과 V/S(활력징후), 부종 등의 신체사정을 합니다. 투석을 시작할 때는 동정맥루 등 혈액투석통로의 개통성 등의 상태를 사정 한 후 무균적으로 시행합니다. 처방에 따라 투석액을 주입, 배액합니다. I/O를 측정하면서 부작용 증상을 사정합니다. 투석 후 마지막으로 다시 체중을 측정하여 전 체중과 비교합니다.

(2021) (2020) (2019)

09 복막투석 시 어떤 간호를 해야 하는지 말해보시오.

복막투석을 시행할 때 우선 V/S(활력징후), 부종 등의 신체사정을 합니다. 투석을 시작할 때는 무균적으로 시행하고, 처방에 따라 투석액을 주입, 배액합니다. I/O를 측정하면서 부작용 증상을 사정합니다. 매일 체중을 확인합니다.

> **알고가기** 복막투석(Peritoneal dialysis) 환자교육
>
> ① 교환 주의사항 : 손 소독 및 마스크 착용, 투석 교환 시 투석액 색깔·투명도·누출 여부 등의 확인, 부종이나 체중 증가 시 적절한 투석액의 사용
> ② 식이요법 : 충분한 단백질 섭취, 염분 제한, 적절한 칼륨 섭취
> ③ 합병증 : 복통, 발열, 혼탁한 투석액, 삽입부위 발적 등, 복막염 증상 시에는 배액한 투석액을 가지고 병원 방문 교육
> ④ 생활습관 : 통 목욕 불가, 매일 샤워 및 속옷 교환, 매일 체중 및 혈압측정, 교환장소 해결 시 여행가능, 정기적 병원 방문

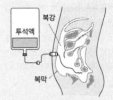

(2019) (2015)

10 나트륨, 칼륨의 정상수치(단위 포함)를 말해보시오.

① 나트륨 : 136 ~ 145 mmol/L(리터당 밀리몰)
② 칼륨 : 3.5 ~ 5.5 mmol/L(리터당 밀리몰)

 선배들의 **TIP**

> 나트륨과 칼륨, 소디움과 포타슘?
> 나트륨과 칼륨은 유럽(특히 독일)쪽, 소디움과 포타슘은 미국쪽 명칭입니다. 둘 다 맞는 용어입니다. 임상에서 나트륨은 소디움, 칼륨은 포타슘으로 더 많이 지칭됩니다.

plus NOTE

➕ 복막투석

➕ 환자교육이 필요한 이유
복막투석은 기본적으로 자가 관리가 중요한 투석법입니다. 교환법·주의사항·합병증·생활습관 및 식이 등의 교육이 중요합니다.

고칼륨혈증

혈중 칼륨 농도의 과도한 상승으로 5.5mEq/L 이상이 된 상태로 세포 안에 있는 칼륨(98%이상)이 세포 밖으로 이동하면서 나타나는 현상입니다.

(2023) (2022) (2021) (2019) (2018)

11 고칼륨혈증 사례에 대하여 말해보시오.

가장 대표적인 것은 신장기능이 저하된 경우입니다. 칼륨의 대부분(90% 정도)이 신장을 통해 배출되기 때문에 신장기능이 저하된 환자에게 고칼륨혈증이 나타날 수 있습니다. 그리고 당뇨병의 칼륨 섭취·배출 감소에 의함에 나타날 수 있습니다. 이 외에도 조직의 파괴로 세포 내의 칼륨이 혈액 내로 방출된 경우인 외상, 수혈로 인한 용혈 등이 있습니다.

알고가기 칼륨(K)

① 근육 및 신경 기능 조절 담당
② 신장에서 소변으로 배설되면서 항상성 유지
③ 저칼륨 증상 및 치료
- 증상 : 피로, 입맛 없음, 부정맥, 저혈압, 서맥, 호흡곤란
- 치료 : 케이콘틴서방정, KCl fluid 공급
④ 고칼륨혈증(5.5 mEq/L 초과) 증상 및 치료
- 증상 : 운동·감각장애, 메슥거림, 부정맥, 저혈압, 호흡곤란 등
- 치료 : 장에서 칼륨 배설을 증가시키는 카리메트 과립 경구 복용·관장 배설, 심전도 이상이 동반되었을 경우 칼슘 제제의 정맥 투여(중탄산염과 같이 투여 금지 – 침전물 발생 가능), 이뇨제 투여, 필요시 투석 시행

 선배들의 **TIP**

칼륨의 90%는 소변으로 배출, 나머지 10%는?
대변으로 배출됩니다. 신기능 감소 시에는 대변으로 빠져나가는 칼슘은 50%까지 증가할 수 있어 카리메트 관장을 시행하는 것이랍니다.

(2020) (2015)

12 바소프레신 부작용에 대하여 설명해보시오.

저나트륨혈증, 떨림, 혈압증가, 맥박감소, 어지러움, 복부경련, 구역, 구토, 발열, 두통, 발한 등입니다.

> **알고가기** 바소프레신 주사 사용
>
> 바소프레신은 이뇨호르몬제이나 혈관 수축 기능으로 심정지, 응급상황 시 에피네프린 대신 20IU(1cc, 1@), 혈관성 쇼크 시 2@ IV, 반감기 10 ~ 30분으로 반복투여 하지 않고, 효과가 없을 경우 5 ~ 10분 후 에피네프린으로 바꾸어 투여합니다. 또한, 동시에 투여하지 않습니다.

 선배들의 **TIP**

> 바소프레신을 뜻하는 여러 명칭
> 일명 바소프레신(Vasopressin)은 또 다른 명칭으로 알기프레신(Argipressin)이라고도 불러요. 정확히 말해서 알기닌 바소프레신(AVP, Arginine vasopressin)이랍니다. 또한, 기능으로 이름 부르는 항이뇨호르몬(ADH, Anti – diuretic hormone)이 대표적이에요.

(2022) (2020) (2019) (2017)

13 CRF의 증상을 말해보시오.

신장기능이 점점 저하되면서 요독증상이 나타납니다.
① **신경계 증상** : 감각 이상, 운동 장애, 피로, 졸음, 의식 변화, 혼수
② **심혈관계 증상** : 고혈압, 동맥경화, 부종
③ **호흡기계 증상** : 폐부종, 호흡곤란
④ **소화기계 증상** : 식욕부진, 오심, 구토, 복수, 영양결핍
⑤ **피부 증상** : 소양증, 착색
⑥ **조혈기계** : 빈혈, 출혈 경향
⑦ **내분비계** : 생리 불순, 발기부전, 저칼슘혈증(→ 갑상선기능항진)
⑧ **면역계** : 면역 저하, 패혈증

plus NOTE

➕
바소프레신
= 알기프레신
= 알기닌 바소프레신(AVP)
= 항이뇨호르몬(ADH)

➕
CRF Full term
Chronic renal failure
만성신부전

UTI Full Term

Urinary tract infection
요로감염증

(2023) (2016) (2012)

14 요로감염 예방법을 말해보시오.

수분을 많이 섭취하고, 소변을 참지 않습니다. 탐폰, 나일론 속옷, 꽉 끼는 하의는 피합니다. 용변 후 앞에서 뒤로 닦습니다.

(2023) (2020)

15 요로감염 증상에 대하여 말해보시오.

① 상부요로감염
- 급성 신우신염, 신장농양
- 발열, 옆구리 통증, 배뇨통, 빈뇨, 긴박뇨, 오심, 구토 등

② 하부요로감염
- 요도염, 전립선염, 방광염
- 배뇨통, 빈뇨, 긴박뇨 등

SECTION 08 근골격계

출제빈도 ●○○○○

키포인트 골절의 기본적인 개념을 중심으로 준비해보세요.

(1) 외상간호

- (❶   ) : 손상부위를 상승시키고 냉요법을 실시하여 출혈과 부종을 감소시킨다.
- 근염좌(Strain) : 손상받은 근육을 휴식시키며, 부목을 적용한다. 24 ~ 48시간은 Ice bag 을 적용한다.
- 염좌(Sprain) : 부목을 적용하며, 3 ~ 4주간의 지속적인 부동을 유지한다.
- 탈구(Dislocation) : 부목과 석고붕대를 적용하며 수술치료 시 신경 손상, 변화 여부를 확인한다.

(2) 통풍(Gout)

- 정의 : (❷   )의 과잉생산이나 정체를 초래하는 퓨린 대사의 유전적 결함이 요인 인 원발성(80%)과 다른 질병이나 약물에 의해 초래되는 속발성이 있다.
- 침범부위 : 통풍결절(Tophi)이 나타나고 엄지발가락 염증이 가장 흔한 침범부위이다. 엄 지발가락 다음으로 족저 내측부, 슬관절, 족관절 순으로 침범한다.

(3) 골다공증(Osteoporosis)

- 정의 : 뼈에서 (❸   )이 빠져 나가 골밀도가 감소하여 병리적 골절이 생기는 대 사질환이다.
- 증상 : 불안정한 걸음걸이, 경직, 식욕부진, 흉추와 요추통증, 다발성 압박골절

1. 타박상 2. 요산 3. 무기질

(2016) (2014)

01 골절 의학용어를 말해보시오.

Fracture입니다.

알고가기 골절의 정의

① **골절** : 간단하게 뼈가 부러지거나 금이 간 것으로 뼈의 연속성이 완전 또는 불완전하게 없어진 상태
② **해부학적 위치** : 골단(Epiphysis), 골간단(Metaphysis), 골간(Diaphysis), 근위부(Proximal), 중간부(Middle), 원위부(Distal) 등
③ **조각 수** : Linear Fx 선상 골절(금만 감), Simple Fx 단순 골절(한 번만 동강), Comminuted Fx(분쇄 골절, 으스러짐), Segmental Fx(분절 골절, 여러 번 동강)
④ **방향** : Transverse Fx 횡 골절(가로), Oblique Fx 사선 골절(비스듬히), Spiral Fx 나선 골절 (트위스트), Longitudinal Fx 종상 골절(세로)
⑤ **개방성** : Open Fx 개방골절(골절된 뼈가 외부로 노출), Closed Fx 폐쇄골절(피부 안)
⑥ **정도** : 완전 골절 Complete, 불완전 골절 Incomplete
⑦ **그 외** : 병적 골절 Pathologic fracture(질병에 의한), 피로 골절 Fatigue 또는 stress fracture(누적된 부하)

골절의 3가지 치료 원칙

정복, 고정, 안정

2016 **2015**

02 골절 환자간호에 대하여 말해보시오.

① 손상부위를 고정하여 부동을 유지합니다.

② 붓기와 통증 감소를 위해 골절부위를 상승시키고 얼음찜질을 적용합니다. 통증을 적극적으로 조절합니다.

③ 혈액순환 및 운동 감각기능을 자주 확인합니다(C/M/S 확인).

④ 눌리거나 조이는 느낌이 있으면 바로 알리도록 교육합니다.

⑤ 욕창이 나타나지 않도록 압력을 받을 수 있는 부분의 피부상태를 자주 사정합니다.

⑥ 각종 합병증, 특히 지방색전증 및 구획증후군 등의 증상을 유의 깊게 살펴봅니다.

⑦ 균형잡힌 식이와 수분섭취를 격려합니다.

> **알고가기** 지방색전증(Fatembolism)
>
> 손상된 뼈의 골수에서 지방이 빠져나와 색전을 형성하는 것입니다.

2020 **2017**

03 석고붕대(Cast)환자간호에 대하여 말해보시오.

① 붓기와 통증 감소를 위해 골절부위를 상승시킵니다.

② 혈액순환 및 운동 및 감각기능을 자주 확인합니다(C/M/S 확인).

③ 눌리거나 조이는 느낌이 있으면 바로 알리도록 교육합니다.

④ 오염되지 않고 깨끗하게 유지하도록 교육하고 Cast shose 설명합니다.

⑤ 물이 들어가지 않도록 유의해야 하며 습기가 찬 경우에도 바로 알리도록 교육합니다.

⑥ 적절한 ROM 및 근력강화 운동법을 교육합니다.

⑦ 균형잡힌 식이와 수분섭취를 격려합니다.

자율신경성 반사부전증 증상

혈압상승, 서맥, 두통 등

2019 **2015**

04 척추손상환자간호에 대해 말해보시오.

척추는 온 몸의 신경이 고르게 각기 다르게 분포되어 연결되어 있습니다. 그러므로 척추손상은 부위마다 그에 관련된 간호가 필요합니다.

① 공통적인 간호로는 손상부위에 따라 맞는 보조기 및 부목 등을 적용하여 고정한 후 침상안정을 취합니다.

② 신경학적 상태를 자주 사정하며 자율신경성 반사부전증의 증상이 나타나는 즉시 담당 의사에게 바로 알리도록 합니다.

③ 통증을 적극적으로 완화합니다.

④ 혈전 정맥염 위험 예방을 위해 항응고제 투여 하거나 압박스타킹을 착용시킵니다.

⑤ 요정체 및 변비를 예방합니다.

⑥ 욕창 및 관절 구축을 방지합니다.

⑦ 재활 훈련을 연결합니다.

(2021) (2017)

05 경추 손상 의심환자에게 중요한 간호를 말해보시오.

뼈 배열을 유지하는 것입니다. 목의 신전과 굴곡을 제한하고 움직이지 않도록 고정합니다.

(2020) (2017)

06 4번 경추손상 시 증상에 대하여 설명해보시오.

횡격막을 이용한 자발적인 호흡이 가능합니다. 팔은 움직일 수 없습니다.

> **알고가기** 경추 손상에 따른 움직임
>
> ① C3 : 호흡이 어려움 → 인공호흡기 사용
> ② C4 : 횡경막 호흡은 가능하나 팔 움직임 안됨
> ③ C5 : 팔꿈치 굽히기 가능 → 전동휠체어 사용 가능
> ④ C6 : 손목 굴곡 가능 → 수동휠체어 사용 가능
> ⑤ C7 : 팔꿈치 펴기 가능 → 휠체어에서 침대로 이동 가능
> ⑥ C8 : 손가락 굽히기 가능 → 일상생활 자가 수행 가능

(2020) (2019)

07 골다공증 증상에 대하여 말해보시오.

골다공증은 검진이나 골절 때문에 발견되기 전까지 자각이 없는 경우가 많습니다. 키가 작아지거나 척추의 변형이 올 수 있고, 허리통증이나 피로감을 느낄 수 있지만 거의 대부분이 무증상입니다.

○
골다공증(Osteoporosis)
Oste(뼈)+Opor(구멍)+Osis(질병)

(2020) (2019)

08 골다공증 환자에게 교육해야 할 사항을 설명해보시오.

골다공증 환자에게 가장 중요하게 교육해야 하는 내용은 낙상 주의입니다. 인지나 균형감각에 영향을 미치는 약물 복용에 주의를 주고, 시력교정이 필요하며, 목욕탕과 계단 등 위험 장소에서 특별한 주의가 필요합니다. 그 다음 처방된 약의 복용 방법 및 정기적인 검사의 필요성에 대해서 교육이 필요합니다. 매일 적당한 운동 격려와 칼슘이 풍부한 저염식, 일광욕을 권유합니다. 음주·흡연·카페인 섭취는 삼가도록 합니다.

(2023) (2021) (2020)

09 통풍의 정의와 의학용어를 말해보시오.

통풍은 요산 결정체가 관절에 축적되어 염증을 일으키는 전신성 대사장애로, Gout라고 합니다.

(2023) (2020) (2017)

10 통풍환자 간호에 대해 말해보시오.

간호로는 처방에 따라 약물을 투여하며 침상안정을 취하게 합니다. 적극적인 통증 조절과 필요시 얼음찜질을 적용합니다. 저퓨린 식이 및 금주 교육, 수분 섭취 권장을 교육합니다.

알고가기 급성 통풍과 만성 통풍

① **급성 통풍** : 염증 치료 중심이며 요산 농도와 관련된 약물은 사용하지 않는 것이 원칙입니다. 급성기요산 농도의 변화는 통풍의 악화나 만성의 위험성을 높이기 때문입니다.
② **만성 통풍** : 요산 농도를 낮추고 형성된 결절을 없애는 것이 목표입니다.

SECTION 09 감각계

출제빈도 ●○○○○
키포인트 감각기관 관련 질환의 증상과 간호에 대해 묻습니다.

(1) 녹내장(Glaucoma)

• 정의 : 방수 유출 통로의 폐쇄로 안압이 상승된 상태이다.
• 특징 : (❶   )이 상승하면 망막세포와 시신경의 위축으로 시야결손과 시력상실이
  나타난다. 종류로는 원발성 개방각 녹내장, 원발성 폐쇄각 녹내장, 속발성 녹내장이 있다.

(2) 백내장(Cataracts)

• 정의 : (❷   )의 혼탁으로 시력감소와 시력상실을 일으킨다.
• 증상 : 시야가 흐려지며 복시현상이 나타난다. 점진적으로 시력을 상실한다.

(3) 메니에르병(Meniere's Disease)

• 정의 : 액압의 증가로 내림프 수종을 일으키는 내이에 발생하는 질환이다.
• 증상 : 이명 · 감각신경성 난청 · 현훈증상, 오심 · 구토 · 균형장애 · 자율신경계 증상, 두통과
  뒷목이 강직, 귀에 무언가 꽉 차 있는 듯한 느낌

1. 안압 2. 수정체

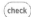 check

01 백내장 수술간호에 대해서 설명하시오.

① 수술 전 간호 : 진정제, Acetazolamide(Diamox)를 투여하여 안압을 감소시킵니다.
  교감신경 자극 약물을 투여하여 동공을 확대시켜 줍니다.

② 수술 후 간호 : 안압 상승 예방을 위해 머리를 30도 상승시켜 수술 부위 압력 낮추고
  측위 시 수술을 받은 쪽으로 눕는 것을 금지합니다. 수면 중 보호용 안대를 착용하
  고 수술 부위를 확인하며 출혈양상을 관찰합니다. 밝은 환경 노출 시 선글라스 착
  용을 하도록 교육합니다.

check

02 메니에르병의 증상에 대하여 말해보시오.

이명, 현훈, 감각신경성 난청, 증상이 심할 경우 오심, 구토, 균형장애 등이 나타납니다.

알고가기 Rumberg test(감각성 운동실조)

메니에르병 진단방법 중 하나이다.

① 처음에 발을 붙이고 선다.
② 눈을 감고 움직임을 관찰한다.
③ 움직임이 심할 경우 양성이다.

난청
- 정의 : 소리를 듣는 것에 어려움을 가지는 현상
- 증상 : 이명, 어지러움, 귀의 통증 등

check

03 난청환자와 대화를 할 경우 주의사항에 대하여 말해보시오.

대상자가 표정을 이해할 수 있도록 얼굴을 마주보고 대화합니다. 단어를 강조하며 대답하는 것은 피하고 자연스럽고 분명한 발음으로 대화합니다. 고음을 이해하지 못하므로 소리치며 말하지 않습니다. 중요하거나 알아듣지 못할 경우 종이와 펜을 준비하여 기록합니다. 쉬운 단어와 반복적인 표현으로 대상자가 이해할 수 있도록 합니다.

알고가기 진단검사

① Rinne test
- 검사 방법 : 공기전도 소리 및 골전도 소리를 비교한다.
- 정상 : 음이 잘 들린다.
- 전도성 난청 : 골전도가 오래 지속된다.
- 감각신경성 난청 : 공기전도 및 골전도 소리가 모두 감소한다.
② Weber test
- 검사 방법 : 소리굽쇠를 진동시켜 대상자 머리 중앙에 댄다.
- 정상 : 양쪽에서 소리가 잘 들린다.
- 전도성 난청 : 환측이 더 잘 들린다.
- 감각신경성 난청 : 건측이 더 잘 들린다.

SECTION 10 **응급간호**

[출제빈도] ●●●○○

[키포인트] 응급처치관련 질문과 CPR의 목적, 순서, 방법은 꼭 기억해야 합니다.

(1) 응급관리

- 정의 : (❶   ), (❷   ), (❸   )에 중점을 두고 외상환자의 경우 장애(Disability)와 노출(Exposure)을 추가로 확인한다.
- 순환 : 말초와 중심맥박이 있는지 촉진하여 확인하고 맥박이 없는 경우 심폐소생술 실시한다.
- 기도유지 : (❹   )를 하고 소생술이 필요한 환자들에게 산소공급 및 적절한 기도유지한다.
- 호흡 : 호흡이 없거나 환기가 불량한 대상자는 기관삽관을 통해 기계적 환기 유지한다.
- 장애 : GCS, 사지의 변형 및 근력 가동 범위와 통증사정과 대광반사를 확인한다.

(2) 심폐소생술

- 방법 : 가슴압박, 기도유지, 인공호흡 순서로 진행되며 최소 5cm 이상, 6cm 이하, 가슴압박 사이 이완은 완전한 가슴 이완이 이루어지도록 한다.
- 심정지 확인 : 무반응, 무호흡, 심정지 호흡, 10초 이내에 무맥박이 확인된다.

1. 순환(Circulation) 2. 기도유지(Airway) 3. 호흡(Breathing) 4. 턱 올리기(Head - tilt - Chin - lift)

(2019)

01 응급간호에 대하여 설명해보시오.

응급간호는 환자의 상태를 신속하고 정확하게 사정하여 치료의 우선순위를 결정하여 수행하는 간호입니다. 심정지나 심각한 손상을 입은 환자에게 심폐소생술을 시행하고 치료적 처치 및 환자와 가족에 대한 교육을 하여 생명이 위험한 환자를 구하고 상태악화를 방지합니다. 응급간호에서 제일 우선순위는 기도확보와 호흡·순환유지입니다.

응급간호 우선순위

- 기도확보
- 호흡
- 순환유지

02 **CPR, CRF의 Full term을 말해보시오.**

(2023) (2022) (2019) (2015)

① CPR(Cardiopulmonary resuscitation) : 심폐소생술로 호흡과 순환을 회복시키기 위한 응급처치를 의미합니다.
② CRF(Chronic renal failure) : 만성신부전으로 만성으로 진행되는 신장질환을 의미합니다.

○
DNR
Do not resuscitate

(2021) (2019)

03 **DNR 환자의 간호진단 및 중재에 대하여 말해보시오.**

① 신체적 요인 또는 신체기능장애와 관련된 만성통증
- 통증의 형태와 정도를 측정도구를 사용하여 사정한다.
- 처방된 약물을 투약하고 약물의 효과와 부작용을 모니터한다.
- 이완요법, 음악, 통증경감요법에 대해 교육하고 적용한다.
- 편안한 체위를 유지한다.

② 약물 또는 신체적 요인과 관련된 오심
- 섭취량, 배설량을 측정한다.
- 마른음식, 부드러운 음식을 소량씩 자주 섭취하도록 한다.
- 처방에 따라 약물을 투약한다.
- 구토 후 구강간호를 시행한다.
- 식사 전·후 휴식을 취하고 식사 중, 식사 직후에는 똑바로 눕지 않도록 한다.

③ 죽음에 대한 위협과 관련된 불안
- 혼자있지 않도록 하여 안심시키고 정서적으로 지지한다.
- 통증완화를 위해 적극적으로 진통제 투약 및 비약물적인 중재를 사용한다.
- 주의 깊게 경청하고 간호와 치료를 결정하는 데 참여하도록 한다.
- 처방된 약물을 투약한다.
- 이완요법을 시행하고 교육한다.

○
제세동 필요 리듬
- 무맥성 심실빈맥
- 심실세동

(2021) (2019) (2015)

04 **CPR 목적은 무엇인가?**

CPR은 심정지 환자에게 호흡·순환을 회복시키고 혈압을 유지하며, 뇌 소생을 위해서 시행합니다.

05 **CPR 순서를 말해보시오.**

① 환자의 의식상태를 확인합니다.

② 반응이 없는 경우 즉시 주변에 도움과 제세동기를 요청합니다.

③ 10초 이내로 성인은 경동맥, 소아는 경동맥 또는 대퇴동맥, 영아는 상완동맥으로 맥박을 확인합니다. 맥박을 확인하며 동시에 호흡양상도 확인합니다.

④ 맥박이 촉지되지 않으면 즉시 가슴압박을 시작합니다. 가슴압박은 가슴 중앙, 흉골 하부 1/2지점에서 성인 기준 5cm, 분당 100 ~ 120회 유지하며 30회 시행합니다.

⑤ 기도를 유지하고 인공호흡을 2회 시행합니다. 가슴압박과 인공호흡의 비율은 30 : 2로 시행합니다.

⑥ 제세동기가 도착하면 초기 심전도를 확인하고 제세동이 필요한 리듬일 경우 제세동을 시행합니다. 제세동을 하기 전까지 가슴압박과 인공호흡을 반복합니다.

⑦ 2분마다 리듬을 확인합니다.

알고가기 심정지 환자의 기본소생술

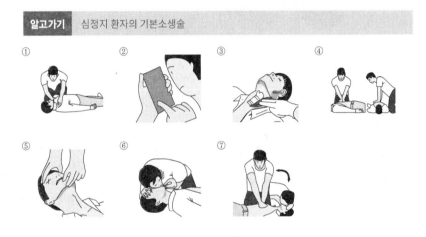

① 반응확인 → ② 119신고 및 제세동기 요청 → ③ 호흡 및 맥박 확인 → ④ 가슴압박 30회 → ⑤ 기도확보 → ⑥ 인공호흡 2회 → ⑦ 가슴압박과 인공호흡 30 : 2로 유지하며 반복

06 **CPR에서 ABC는 무엇인지 말해보시오.**

A는 Airway로 기도유지, B는 Breathing으로 인공호흡, C는 Compression으로 가슴압박을 의미합니다. CPR 시 C−A−B 순으로 실시합니다.

---

plus **NOTE**

제세동기에 따른 필요 에너지
- 이상형 제세동기 : 120 ~ 200J
- 단상형 제세동기 : 360J

(2023) (2020) (2014) (2013)

07 CPR 시 흉부압박과 호흡 비율과 깊이를 설명해보시오.

흉부압박과 인공호흡의 비율은 30 : 2로 시행합니다. 소아와 영아의 경우 1인 구조자
의 경우 30 : 2로 동일합니다. 2인 구조자의 경우, 구조자가 의료인일 때 15 : 2로 시행합
니다. 성인과 소아, 영아 모두 기관 내 삽관이 된 경우 흉부압박을 중단하지 않고 6초마
다 한 번씩 인공호흡(Ambu bagging)을 합니다. 흉부압박의 깊이는 영아 4cm, 소아
4 ~ 5cm, 성인 5cm으로 성인과 소아 모두 분당 100 ~ 120회 속도로 시행합니다.

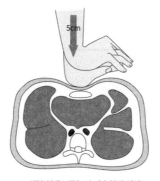
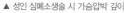
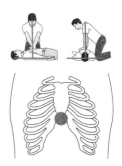

▲ 성인 심폐소생술 시 가슴압박 깊이 　　　　　▲ 가슴압박 위치 및 자세

(2019) (2014)

08 환자상태에 따른 기도유지자세를 말해보시오.

환자의 기도유지를 위해 머리를 뒤로 젖히고 턱 올리기(Head tilt - Chin lift)를 시
행합니다. 이마에 한손을 대고 손바닥으로 눌러 머리를 젖히며, 다른 손의 손가락으
로 아랫니가 윗니에 닿도록 하악뼈를 잡고 턱을 들어 올려 환자의 머리를 뒤로 기울
입니다. 만약 경추손상이 의심되면 턱 밀어올리기(Jaw thrust)로 목을 신전시키지
않고 경추를 보호하며 기도를 개방합니다. 환자의 머리 쪽에서 두손을 환자 머리 옆
에 두어 하악각을 잡고 턱을 밀어 올려 머리가 뒤로 기울어지게 올립니다.

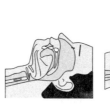
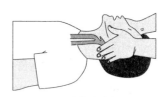

▲ 머리를 뒤로 젖히고 턱 올리기 　　　　　　　▲ 턱 밀어올리기

(2018) (2014)

09 Head tilt - Chin lift 에 대하여 말해보시오.

Head tilt - Chin lift란 기도유지를 위해 환자의 이마에 한손을 대고 손바닥으로 눌러 머리를 젖히며, 다른 손의 손가락으로 아랫니가 윗니에 닿도록 하악뼈를 잡고 턱을 들어 올려 환자의 머리를 뒤로 기울이는 자세입니다.

(2023) (2021) (2018) (2016)

10 제세동기 사용 방법에 대해 말해보시오.

제세동기 전원을 켜고 심전도를 연결하여 초기 심전도 리듬을 확인합니다. 초기리듬이 제세동이 필요한 리듬(심실세동, 무맥성 심실빈맥)이면 제세동을 시행합니다. Paddle에 젤리를 충분히 바르고 제세동에 필요한 에너지를 선택하여(이상형 제세동기 : 120 ~ 200J, 단상형 제세동기 : 360J) 충전을 누릅니다. Paddle을 정확한 위치에 놓고 '모두 물러나세요'를 외친 후 양쪽 Paddle의 쇼크를 누릅니다. 제세동 후에는 즉시 가슴압박을 시작합니다.

(2014) (2012)

11 AED 사용 시 Paddle의 부착부위를 말해보시오.

Paddle의 정확한 위치는 Sternum과 Apex입니다. Sternum은 우측 쇄골 직하부이고, Apex는 왼쪽 젖꼭지 옆 정중 액와선입니다.

알고가기	제세동 전극의 위치

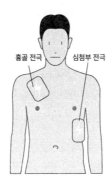

흉골 전극   심첨부 전극

---

plus NOTE

⊕
AED Full term

Automated external defibrillator
자동제세동기

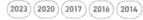

(2023) (2022) (2018) (2016) (2014)

12 병동에서 CPR 상황이 생기면 어떻게 할 것인가?

① 심정지 환자의 담당간호사일 경우 상황 발견 즉시 환자를 사정하고 도움을 요청한
뒤 가슴압박을 시작합니다. 다른 의료인이 도착하면 구강인도기를 삽입하고 기도
를 유지한 후 Ambu bagging을 합니다. 심폐소생술 팀이 활성화 되면 기록을 시
작하고 2분마다 심전도 리듬과 환자상태를 알리며 약과 물품을 준비합니다.

② 담당간호사 외 보조 간호사일 경우 응급카트, 제세동기, 산소, 흡인기를 준비하고
심전도를 부착하여 모니터링합니다. 정맥주입로를 확보하고 투약을 하며 기관삽관
과 흡인, 제세동을 준비 및 보조합니다.

치료우선순위

- 검정색 : 긴급환자
- 적색 : 응급환자
- 노란색 : 비응급환자
- 녹색 : 지연환자

(2018) (2017)

13 응급환자 분류체계를 설명해보시오.

4대 색깔 환자분류체계를 활용하여 치료의 우선순위를 결정합니다. 검은색은 맥박이
나 호흡이 없는 사망상태를 의미하고 적색은 즉각적인 치료를 받아야 생존이 가능한
긴급상태를 의미합니다. 호흡부전, 심정지, 무의식, 출혈 등이 포함됩니다. 노란색은
생명을 위협하지는 않지만 중한 상태로, 폐쇄성 골절, 출혈없는 조직손상 등이 포함됩
니다. 녹색은 보행이 가능한 경한 상태로 시간적 여유를 가지고 조치를 취할 수 있습
니다.

(2023) (2020) (2017) (2016) (2014)

14 응급실에 Head Trauma환자가 도착하면 해야 하는 처치를 설명해보시오.

의식이 없는 경우 맥박과 호흡을 확인합니다. 맥박이 촉지되지 않으면 바로 심폐소생
술을 시작하고 심전도를 모니터링하여 제세동을 시행합니다. 맥박이 촉지되면 활력
징후, 산소포화도, 심전도를 모니터링합니다. 기도를 유지하고 필요시 기관 내 삽관을
하여 기계적 환기를 합니다. 신경학적 평가(동공반사, GCS)와 다른 손상여부를 확인
하고 정맥주입로를 확보합니다. 처방에 따라 Brain CT, 혈액검사 등을 시행하고 경련
시 처방에 따라 항경련제를 투약합니다. 두개내압 상승을 예방하기 위해 침상머리를
30도 높이고 Mannitol, 수액을 투여합니다. 외과적 시술, 수술을 위한 준비를 시행
합니다.

알고가기 GCS 사정(Glasgow coma scale)

점수	눈 뜨기 'E' (Eye opening)	언어반응 'V' (Verval response)	운동반응 'M' (Motor response)
6			명령에 따름
5		적절하고 지남력 있음	통증에 국재성 반응
4	자발적으로 눈을 뜸	지남력 없고 혼돈된 대화	통증자극에 움츠림
3	불러서 눈을 뜸	부적절하고 혼돈된 단어	통증에 이상 굴곡반응
2	통증자극에 눈을 뜸	이해할 수 없는 소리	통증에 이상 신전반응
1	눈을 뜨지 않음	무응답	무반응

① 〈예상문제 1〉 의식저하로 내원한 73세 남자 환자, 이름, 나이, 장소에 대한 지남력 없고 통증자극
에 '아파'라는 말만 반복하며 이름을 부르면 눈을 뜨고 통증자극에 통증부위를 잡으려고 한다.
→ E3V3M5(11점)

② 〈예상문제 2〉 교통사고로 내원한 32세 여자 환자, 통증에 눈을 뜨고 알아들을 수 없는 신음소
리를 내며, 자극에 움츠리며 피하려는 모습을 보인다. → E2V2M4(8점)

③ 〈예상문제 3〉 건물에서 추락해 내원한 51세 남자 환자, 통증반응에도 눈을 뜨지 않고, 아무런
소리를 내지 않으며 자극에 비정상적인 신전반응을 보인다. → E1V1M2(4점)

(2020) (2019)

15 다발성외상환자가 응급실을 통해 내원하였다. 어떻게 대처할 것인가?

활력징후, 의식상태, 손상범위, 손상기관 수, 출혈여부 등을 확인하고 외상관련병력
에 대해 응급구조사 또는 환자·보호자에게 확인합니다. 환자가 의식이 없고 활력징
후가 불안정한 경우 즉시 심폐소생술을 시작하고 기도를 확보하여 기계적 환기를 합
니다. 저혈량성 쇼크를 예방하고 치료하기 위해 중심정맥관을 확보하여 수액 및 혈액,
Inotropic을 투여하고 유치도뇨관을 삽입하여 소변량을 주의 깊게 모니터링합니다.
출혈부위를 지혈하고 골절부위에는 부목을 적용합니다. 다학제적 팀 접근을 통해 환
자를 사정하고 손상 정도 평가를 위해 응급영상 검사 시행 후 필요시 외과적 수술을
시행합니다.

(2019) (2016)

**16 호흡기 증상이 있는 발열 환자가 응급실에 내원했을 때, ER 간호사가 해야
하는 절차를 말해보시오.**

응급실 내 다른 환자와 의료진의 보호를 위해 격리를 시행하고 환자 및 보호자에게 격
리이유, 방법, 격리해제 시점에 대해 설명합니다. 활력징후, 산소포화도, 심전도를 모니
터링하며 호흡곤란 및 산소요구가 있는 경우 반좌위를 취해주고 처방에 따라 산소를
공급합니다. 처방에 따라 호흡기 바이러스 검사를 포함하여 혈액검사, 소변검사, 객담
검사, 방사선 검사 등을 시행하고 경험적 항생제 투약 및 보존적 치료를 위해 해열제를
투약합니다.

GCS사정

신경과, 신경외과 환자에게 있
어서 GCS 사정은 중요합니다.
GCS(Glasgow coma scale)는
의식사정 도구로 눈 뜨기, 언어
반응, 운동반응 세가지 영역을 통
해 사정합니다. 8점 이하는 극심
한 뇌손상, 9~12점은 중등도의
뇌손상, 13~15점은 경한 뇌손
상을 의미합니다.

ER(Emergency Room) 간호

· 중증도 분류
· 심정지 환자간호
· 심혈관계, 호흡기계, 신경계, 소
화기, 쇼크, 외상, 중독, 출혈 등
의 응급질환 환자간호
· 3대 중증인 급성뇌졸중, 급성
심근경색증, 중증외상 응급질
환 환자간호

(check)

17 뱀에 의한 교상환자 발견한 경우 어떻게 대처할 것인가?

뱀에게 물린 부위를 세척하고 뱀에 물린 부위를 심장보다 아래쪽에 위치하도록 하고 독이 퍼지는 것을 막기 위해서 물 섭취를 금지합니다. 병원까지 이동할 때 정맥을 통해 심장으로 독이 퍼지지 않도록 손가락 하나 정도가 들어가도록 상처 부위 상단을 묶고 통증완화를 위해 냉찜질을 해줍니다.

알고가기 벌에 의한 교상

① 아나필락틱 쇼크를 조심해야 합니다.
② 벌에게 물린 부위에 벌침이 있다면 신용카드나 플라스틱 명함 등으로 벌침이 꽂힌 피부의 옆 부분을 긁으면서 벌침이 노출되도록 하고 제거하도록 합니다.
③ 상처부위를 세척한 후 냉찜질을 통해 독소 흡수를 감소시키고 부종을 방지합니다.
④ 벌에 쏘인 이후에 알레르기 반응인 아나필락틱 쇼크를 계속 관찰합니다.

(2016) (2014)

18 응급실에 온 환자가 숨을 쉬지 않을 때, 어떻게 해야 하는가?

① 환자의 의식상태를 확인합니다.
② 반응이 없는 경우 즉시 주변에 도움과 제세동기를 요청합니다.
③ 10초 이내로 경동맥 맥박을 확인합니다. 맥박이 촉지되지 않으면 즉시 가슴압박을 시작합니다.
④ 기도를 유지하고 인공호흡을 시행합니다.
⑤ 기관 내 삽관을 시행하고 기관 내 삽관이 된 경우 가슴압박을 멈추지 않고 6초당 1회 인공호흡을 시행합니다.
⑥ 응급카트가 도착하면 심전도를 연결하여 초기 심전도를 확인하고 제세동이 필요한 리듬일 경우 제세동을 시행합니다.
⑦ 제세동과 심폐소생술을 2분주기로 반복하며 정맥주입로를 확보하여 약물을 투약합니다.

⊕
사고별 응급환자 치료 원칙
• 호흡정지, 심정지, 대출혈 위급 환자부터 치료
• 두부 손상 : 의식상태 사정 후 대광반사 확인
• 사고현장 : 출혈이나 호흡이 없는 환자 우선 처치
• 응급실 : 심장 모니터 지속적인 관찰
• 장기가 배출된 경우 : 생리식염수에 적신 거즈 등으로 장기를 덮음
• 물체가 박힌 경우 : 물체가 흔들리지 않도록 고정
• 신체절단 : 절단부를 청결한 방포에 싼 후 비닐주머니에 보관하여 저온 유지

19 수술 후 쇼크 환자간호방법에 대해 말해보시오.

① 적극적인 심폐소생술을 시행하며 즉각적으로 중환자실에 입실합니다.

② 패혈성 쇼크인 경우에는 적절한 항생제를 투여해야 하며, 감염부위 확인 및 조치를 취합니다.

③ 수액 및 승압제, 스테로이드제 등을 처방에 따라 사용합니다.

④ 출혈성 쇼크인 경우에는 수액 및 수혈로 손실된 혈장량을 회복시키고, 출혈부위를 찾아 조치를 취합니다.

⑤ 바소프레신의 사용은 금기입니다.

⑥ 대표적 합병증인 대사성산증, 저체온증, 혈액응고장애 등을 모니터링합니다.

20 항암제 투여 중인 환자에게 일혈이 발생했을 때 대처 방법을 말해보시오.

① 주입 중인 항암제를 즉시 중단하고 정맥주사 삽입 부위의 발적, 통증, 부종, 궤양 유무를 사정합니다.

② 주사기로 카테터에 남아있는 약물을 흡입하고 카테터를 제거합니다.

③ 의사 및 간호 상급 관리자에게 항암제 약명, 양, 발생 부위 및 양상, 환자 증상을 보고하고 멸균 거즈로 드레싱합니다.

④ 부종 감소를 위해 혈관 외 유출 부위를 높여주고 약물에 따라서 온·냉찜질을 적용합니다.

⑤ 근무조마다 해당 부위를 관찰하고 피부과 또는 성형외과 협진 후 의사 처방에 따라 항생제, 진통제, 연고를 적용합니다.

---

plus NOTE

✚
응급실 간호사의 자세

응급상황 처치 시 상황판단을 신속하게 잘 해야 합니다. 올바른 처치방법에 따라서 환자에게 적용하도록 하고 능력범위를 벗어나는 일은 확실히 인지하여 응급상황을 대처합니다. 응급실에서 불안해하는 환자를 이해하며 불안감 완화를 격려합니다.

SECTION 11 종양간호

출제빈도 ●●○○○
키포인트 항암제 투약과 환자간호에 대하여 알아두세요.

(1) 악성 종양

- 성장속도가 빠르고 주변 조직을 침윤하면서 염증·궤양·궤사를 초래한다.
- 재발과 전이가 흔하며 림프계, 혈액 또는 직접 확장에 의해 전이된다.
- 대부분 세포의 분화가 안 되며 핵은 크고 세포는 작다.
- 피막이 없어 주위 조직으로 전이가 잘 되며 수술 시 제거가 어렵다.
- 양성종양에 비해 예후가 나쁘다.

(2) 양성 종양

- 성장속도가 느리고 주변 조직을 밀어내면서 성장한다.
- 경미한 조직손상을 일으킨다.
- 전이되지 않고 국소적으로 분포된다.
- 수술로 제거하면 거의 재발하지 않는다.

(3) 암의 치료

- 치료방법 : 수술요법, 방사선요법, 항화학요법
- (❶   )요법 : 정상세포를 최대한 보호하고, 유해한 암세포를 파괴한다. 피로감, 오심, 구토, 설사, 건조함, 빈혈, 백혈구 감소증, 혈소판 감소증, 면역력 저하 등의 부작용이 있다.
- (❷   )요법 : 암세포에 직접 작용하여 DNR과 RNA의 활성을 억제하고 암세포의 분화를 저해한다. 한 가지 약물보다는 병합투여가 효과적이고 백혈구 감소를 유발하므로 감염이 있을 경우 보류한다. 골수기능 저하, 발열, 피로감, 홍조 증상, 오심, 구토, 식욕부진, 탈모 등의 부작용이 있다.

(4) 종양의 크기

- (❸   ) : 종양이 측정 또는 발견되지 않는다.
- T0 : 원발성 종양의 증거가 없다.
- TIS : 상피내암(Carcinoma in Situ)이다.
- T1, T2, T3, T4 : 종양의 크기와 침범 정도가 증가한다.

(5) 전이(Metastasis)

- MX : 전이를 알 수 없다.
- (❹   ) : 전이가 없다.
- M1, M2, M3 : 멀리 전이의 증거가 있으며 림프절을 포함한 숙주 침투력이 상승한다.

1. 방사선 2. 항화학 3.TX 4.MO

plus NOTE

PLT Full term

Platelet
혈소판

2023 **2019**

01 항암화학요법 환자의 간호를 말해보시오.

① 오심, 구토를 완화하기 위해 항구토제를 투약하고 기름지거나 자극적인 음식은 섭취하지 않도록 합니다.

② 음식은 소량씩 자주 섭취하고 항암제 투약 직후에는 음식섭취를 피하도록 합니다.

③ 설사가 심하면 탈수, 전해질 불균형이 초래될 수 있으므로 섭취량·배설량을 측정하고 필요시 지사제를 투약하며 저잔류·저섬유·저잔사 식이를 하도록 합니다.

④ 변비가 심할 경우 처방에 따라 배변완화제를 투여하고, 수분과 섬유소가 많이 함유된 음식을 섭취하도록 합니다.

⑤ 구내염 예방을 위해 다량의 수분섭취를 하고 생리식염수, 니스타틴 함수를 격려합니다.

⑥ 항암제 투약 시 골수기능 억제로 감염, 출혈, 빈혈이 발생할 수 있습니다. 빈혈이 심할 경우 PRBC수혈을 합니다.

⑦ ANC가 500/uL 미만인 경우 감염위험성이 커지므로 의료진은 손 씻기와 무균술을 준수하고 감염 예방법에 대해 교육합니다.

⑧ PLT수치가 20,000/uL 이하일 경우 출혈위험이 높으므로 혈소판 수혈을 하고 출혈 증상이 있을 시 즉시 보고하도록 하며 신체손상에 주의하도록 교육합니다.

2020 **2019**

02 항암제 투여 시 중요한 보호장구는 무엇인가?

항암제 투여 시 노출을 최소화하기 위해 장갑과 마스크를 반드시 착용하고, 노출 위험이 높은 경우 손목이 조이는 긴팔 가운을 착용합니다. 장갑은 사용 전 손상여부를 확인하고 찢어지거나 약물을 쏟은 경우, 사용 30분이 경과한 경우 교환합니다. 항암제가 눈에 튈 위험이 있는 경우 보안경을 추가로 착용합니다.

보호장구
• 장갑, 마스크
• 노출없는 긴 가운
• 보안경

2020 **2017**

03 항암제 사용 시 부작용 종류와 중재에 대해 말해보시오.

① 항암제 투약 시 골수기능 억제로 감염, 출혈이 발생할 수 있습니다. 의료진은 손 씻기와 무균술을 준수하고 감염 예방법에 대해 교육합니다. 출혈증상이 있을 시 즉시 보고하도록 하며 신체손상에 주의하도록 교육합니다.

② 탈모가 나타나면 다시 머리카락이 자라남을 강조하며 정서적으로 지지하고 가발이나 스카프를 이용하도록 합니다. 피로 시 활동과 휴식을 균형있게 하고 자주 휴식을 취하도록 하며 적절한 영양을 섭취하도록 합니다.

(2020)

04 항암제 부작용에 호소하는 환자에 대한 진단을 말해보시오.

① 진단 : 항암화학약물 투약과 관련된 오심

② 사정 : 오심 호소함, 메스꺼움, 음식 피함, 타액증가

③ 계획 : 건강유지를 위한 충분한 영양을 섭취할 수 있다.

④ 중재

· 섭취량·배설량을 확인한다.

· 마른음식, 부드럽고 자극적이지 않은 음식을 소량씩 자주 먹도록 한다.

· 처방에 따라 항구토제를 투약한다.

· 이완요법을 교육하여 식사 시간에 적용하도록 한다.

⑤ 평가 : 적절한 영양을 섭취하여 특정 체중범위를 유지한다.

(2023) (2017) (2015)

05 항암치료환자 식이에 대해 설명해보시오.

항암제 투여 시 식욕부진, 소화 및 흡수불량으로 적절한 영양 섭취가 필요합니다. 고단백, 무기질과 비타민이 풍부한 음식을 섭취하고 자극적이지 않은 음식을 소량씩 자주 섭취합니다. 필요시 상업화된 경관유동식 제품을 통해 영양을 공급합니다. 오심, 구토가 심하면 기름지거나 자극적인 음식은 피하고 차고 시원한 음료를 섭취하며 음식은 소량씩 자주 섭취하도록 합니다. 설사 시 저잔류, 저섬유, 저잔사 식이를 하고 유제품은 피합니다. 변비가 심할 경우 수분과 섬유소가 많이 함유된 음식을 섭취하고 구내염이 있는 경우 자극적이지 않고 부드러운 음식을 섭취하도록 합니다. 면역력이 저하된 경우 날것은 피하고 과일, 채소는 익혀서 먹도록 합니다.

(2019)

06 정맥주사로 투약하는 일반 약물과는 다르게 항암제는 투약 전 혈관의 개방성을 확인하는 이유에 대해 설명해보시오.

일혈을 예방하기 위해서 입니다. 일혈을 예방하기 위해서는 최근 24시간 이내 정맥천자를 한 팔이나 관절부위는 피하고 작은 카테터를 사용합니다. 혈관 확보 후 단단히 고정하고 약물 주입 중 피부 변화를 주의 깊게 관찰하며 혈액역류를 자주 확인합니다. 주입종료 후에는 생리식염수를 충분히 관류합니다.

➕
일혈

혈관에서 조직으로 약물이 새어나가 조직이 손상되는 것입니다.

2023 2020

07 항암제 투여 중인 환자에게 일혈이 발생했을 때 대처 방법을 말해보시오.

① 주입 중인 항암제를 즉시 중단하고 정맥주사 삽입 부위의 발적, 통증, 부종, 궤양 유
무를 사정합니다.

② 주사기로 카테터에 남아있는 약물을 흡입하고 카테터를 제거합니다.

③ 의사 및 간호 상급 관리자에게 항암제 약명, 양, 발생 부위 및 양상, 환자 증상을 보
고하고 멸균 거즈로 드레싱합니다.

④ 부종 감소를 위해 혈관 외 유출 부위를 높여주고 약물에 따라서 온·냉찜질을 적용
합니다.

⑤ 근무조마다 해당 부위를 관찰하고 피부과 또는 성형외과 협진 후 의사 처방에 따
라 항생제, 진통제, 연고를 적용합니다.

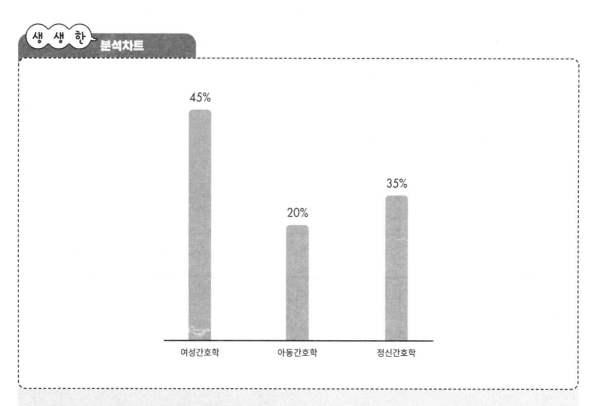

성생한 **분석차트**

성인, 기본간호학에서 대부분 출제되지만 간혹 출제되는 여성, 아동, 정신간호학 기출문제들에 대한 답을 모아두었습니다. 어떤 질문에도 당황하지 않도록 준비해보세요.

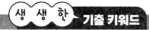

성생한 **기출 키워드**

우울증   # 임산부 간호   # APGAR score   # 모유수유 장점   # 분만 후 간호   # 과숙아 미숙아   # 신생아 황달

제대 카테터   # 공황장애   # 사고장애

SECTION 01 여성간호학

출제빈도 ●●○○

키포인트 임부 간호에 대해 자주 묻습니다.

---

(1) 임부 시기별 간호중재

- 임신1기 : 바른 자세를 유지하고 자극적인 음식을 자제시킨다. 공복이나 과식은 피하고 조금씩 자주 먹는 것을 격려한다.
- 임신2기 : 변비, 가슴통증, 정맥류 등이 발병할 수 있다. 자세 변경은 천천히 하도록 하고 장시간 서있는 것을 피한다.
- 임신3기 : (❶   )로 불면증이나 하지경련을 완화시킨다. 발목부종이 생길경우 (❷   )는 금기이다.

(2) 유산의 종류

종류	출혈량	자궁경련	조직배출	경관
절박	점상출혈	출혈 발생 이후	없음	닫힘
불가피	중증	중증	없음	개대
불완전	다량	심함	태아나 태반 일부	개대
완전	살짝	가벼운	수태 산물	닫힘
계류	살짝	없음	없음	닫힘
습관성	3회 이상 원인불명의 자연유산 발생			

1. 마사지 2. 이뇨제

2020 2019 2017

01 모유수유의 장점을 말해보시오.

① 아기 : 뇌성장, 알레르기 질환 발생 감소, 당뇨병, 비만, 고지혈증 발생 감소, 감염성 질환의 발생 감소(IgA, 항체 풍부), 영양분의 소화와 흡수용이, 초유에는 비타민A, 단백질 풍부

② 엄마 : 자궁수축 촉진, 산후출혈 감소, 체중회복 촉진, 모아결속 증진, 분유에 비해 비용감소, 골다공증 발생위험 감소, 여성암 발생 감소, 피임 효과

2017

02 임부 간호에 대하여 설명해보시오.

① 임신 중에는 쉽게 피로해지므로 자주 휴식과 수면을 취하고 넉넉한 옷과 잘 맞는 브래지어를 착용하도록 합니다.

② 감염위험성이 높기 때문에 통 목욕보다는 샤워를 권장하고 질 세척은 하지 않도록 합니다.

③ 요통감소를 위한 골반 흔들기 운동과 가슴앓이, 호흡곤란 완화를 위한 나비운동 방법에 대해 교육합니다.

④ 임부는 일반 성인여성과 비교하여 하루 약 300kcal/kg의 열량을 더 섭취하고 단백질은 약 60g정도 더 섭취하도록 합니다.

⑤ 충분한 칼슘과 무기질을 공급하고 엽산과 철분을 보충합니다.

⑥ 임신 초기 오심, 구토 완화를 위해 공복과 과식은 피하고 일어난 직후 마른 크래커와 같은 탄수화물을 섭취하며 소량씩 자주 섭취하도록 합니다.

⑦ 임신 중기 정맥류 예방을 위해 다리를 꼬지 않고 너무 조이는 옷은 피하며 하지를 자주 상승 시킵니다.

⑧ 임부의 산전관리를 위해 임신 28주까지는 4주에 1번, 36주까지는 2주에 1번, 37주부터는 매주 병원에 방문하여 활력징후와 체중을 측정하고, 태아심음 검사를 시행합니다.

2023 2016

03 고혈압 산모 간호 중재를 말해보시오.

① 산전관리(혈압, 소변검사, 체중측정)를 통해 예방과 관리를 합니다.

② 저염, 고단백, 저지방, 고비타민, 적절한 탄수화물 식이를 합니다. 부종이 심한 경우 수분을 제한합니다.

③ 좌측위로 누워 절대안정을 취하며 조용하고 자극이 적은 환경을 제공합니다.

④ 경련 시 기도를 확보하고 손상을 줄 수 있는 물건을 치우며 처방에 따라 항경련제, 황산마그네슘, 항고혈압제를 투약합니다.

⑤ 태아를 모니터링하고 섭취량·배설량을 주의 깊게 관찰합니다.

⑥ 심한 두통, 구토, 심와부통증, 흐린 시야, 소변량 감소 등의 전조증상 시 즉시 내원해야 함을 교육합니다.

04 유방절제술 환자에게 폐쇄 압박드레싱을 하는 이유는 무엇인가?

수술 부위를 압박하는 이유는 수술 부위의 유합을 촉진하고 림프부종을 예방하기 위해서입니다. 유방절제술 시 액와림프절, 림프관의 제거로 림프부종이 발생할 수 있으므로 부종을 예방하기 위해 폐쇄 압박드레싱 외에도 수술 받은 쪽의 팔과 손을 어깨보다 높게 하고 얼음주머니를 대어줍니다.

(2017)

05 분만 후 산모가 병실로 돌아왔을 때 해야 하는 간호를 설명해보시오.

분만 직후 1 ~ 2시간은 산모의 회복에 중요한 시기로 적절한 간호가 필요합니다. 산모가 병실로 돌아오면 둔부 아래 산모패드를 깔아주어 오로의 양을 확인하고 회음부를 건조하게 유지시킵니다. 활력징후를 측정하고 산후떨림이 있는지 확인합니다. 분만 후 자궁퇴축정도와 자궁이완 여부를 확인하기 위해 자궁저부의 높이와 단단한 정도를 확인합니다. 오로의 양과 양상을 사정하고 회음절개부위의 열상, 혈종 유무를 확인합니다. 정맥주사부위를 확인하고 분만 후 4시간 이내에 자연배뇨를 할 수 있도록 격려합니다.

> **알고가기** 분만 후 간호의 거의 모든 것
>
> ① 분만 후 자궁저부 높이는 어떻게 변할까요?
>
>   분만 후에는 제와부 아래에 위치하다가 분만 12시간 후 제와부로 상승합니다. 분만 1일째 제와부 1cm아래에서 만져지고 이후에는 매일 1cm정도씩 낮아집니다.
>
> ② 자궁저부가 부드럽게 만져지면 어떻게 할까요?
>
>   둥글고 단단하게 만져질 때까지 자궁저부 마사지를 합니다. 마사지는 출혈을 예방하고 분비물의 배출을 돕습니다. 한손은 자궁저부, 한손은 치골봉합 상부에 놓고 천천히 강하게 마사지 합니다.
>
> ③ 분만 후 오로의 양상은 어떻게 변할까요?
>
>   오로는 분만 1 ~ 4일은 적색으로 나오다가 분만 4 ~ 10일까지 갈색의 장액형태로 나옵니다. 분만 10일 후는 노란색 또는 흰색의 오로가 나옵니다.
>
> ④ 산후출혈은 의심할 수 있는 징후는 무엇인가요?
>
>   활력징후 측정 시 혈압이 낮거나, 맥박이 높은 경우, 둔부 아래에 깔린 패드가 15분 내 푹 젖거나 혈괴가 나오는 경우, 분출형태의 혈액이 계속 흐르는 경우 출혈을 의심할 수 있습니다.

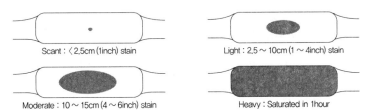

Scant : 〈 2.5cm (1inch) stain   Light : 2.5 ~ 10cm (1 ~ 4inch) stain

Moderate : 10 ~ 15cm (4 ~ 6inch) stain   Heavy : Saturated in 1hour

▲ 오로의 양 확인

---

plus NOTE

⊕
제왕절개 산모 간호

• 자궁 출혈사정
• 심호흡·기침 격려
• 2시간마다 체위변경
• 산모 상태에 따라서 진통제 사정
• 수술 부위 감염증상 사정
• 수분공급
• 유치도뇨관 제거 후 자연배뇨 확인
• 심리적 안정을 위해 신생아를 보여줌

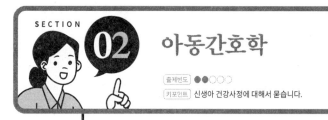

SECTION **02** 아동간호학

출제빈도 ●●○○○

키포인트 신생아 건강사정에 대해서 묻습니다.

(1) 아동 발달단계

단계	성심리 단계	심리 사회 단계	인지단계
영아기(출생 ~ 1세)	(❶)	감각운동기(출생 ~ 2세)	처벌과 복종 인식
유아기(1 ~ 3세)	항문기	전조작기 전개념기(2 ~ 4세)	상대적 인식
학령전기(3 ~ 6세)	남근기	전조작기 직관기(5 ~ 7세)	법과 질서 인식
학령기(6 ~ 12세)	잠복기	(❷)(7 ~ 11세)	대인관계 조화, 법과 질서 인식
청소년기(13 ~ 18세)	(❸)	형식적 조작기(11 ~ 15세)	사회적 계약, 준법정신, 도덕성 인식

1. 구강기 2. 구체적 조작기 3. 생식기

(2020)

01 제대 카테터(Umbilical catheter)의 간호중재를 말하시오.

① 제대동맥관(UAC)은 신생아의 채혈과 지속적 혈압감시를 위해, 제대정맥관(UVC)은 수액 주입과 투약을 위해 삽입합니다.

② 제대 카테터의 삽입을 위해 시술자는 무균적인 환경에서 모자, 마스크, 외과적 가운, 장갑을 착용하고 시술하며 시술 후 X - ray를 확인하여 사용여부를 결정합니다.

③ 환아의 제대 위에 거즈나 테이프를 붙이고 카테터를 각각 오메가 모양으로 말아 각 카테터가 다른쪽으로 나오게 고정하고 라벨링을 하여 표시합니다.

④ 기저귀는 제대가 노출되도록 아래쪽으로 채웁니다.

⑤ 하지순환이상과 출혈유무를 관찰할 수 있도록 이불을 덮지 않고, 감염예방을 위해 제대 카테터 주위를 1회/일 이상 알코올 스왑으로 소독하며 검체 채취, 투약 시 무균술을 준수합니다.

⑥ 출혈예방을 위해 카테터가 분리되지 않도록 주의합니다.

➕ **그림으로 보는 제대 카테터**

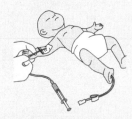

(2023) (2020) (2016) (2015)

02 APGAR Score는 무엇이며 정상 점수는 몇 점인지 설명해보시오.

Apgar score는 신생아의 신체적 상태를 나타내는 징후로 출생 1분, 5분에 평가합니다. 0 ~ 3점은 자궁 외 적응에 심각한 어려움 상태, 4 ~ 6점은 중정도의 어려움 상태, 7 ~ 10점은 정상적인 상태를 의미합니다.

알고가기 Apgar score 채점기준

징후	점수		
	0	1	2
A(Appearance, 피부색)	창백함	몸은 분홍색, 사지는 푸른색	전신이 분홍색
P(Pulse, 심박수)	없음	100회/분 미만	100회/분 이상
G(Grimace, 자극에 대한 반응)	없음	찡그림	기침, 재채기, 울음
A(Activity, 근육의 긴장도)	이완, 늘어짐	사지 약간 굴곡	활발한 움직임
R(Rsepiration, 호흡)	없음	느림, 약한울음	강한울음

(2013) (2012)

03 과숙아와 미숙아 특징을 말해보시오.

① 과숙아 : 재태 연령 42주 이상의 신생아로 전반적으로 야위고 눈을 뜨고 기민한 모습을 보입니다. 피부는 창백하고 솜털이 없으며 쭈글쭈글하고 태지가 적습니다. 손톱이 길고 머리카락이 많으며 제대와 손톱에 태변이 착색되어 있습니다.

② 미숙아 : 재태 연령 37주 이전에 출생한 신생아로 반사가 약하고 관절이 이완되어 늘어진 모습을 보입니다. 피부는 솜털이 많고 태지가 적어 피부와 점막이 연약하며 손발의 주름이 적습니다. 체온조절 능력과 호흡능력이 미숙하고 빠는 능력이 부족하여 잘 삼키지 못합니다. 남아의 경우 음낭의 주름이 거의 없고 고환이 내려오지 않는 경우가 많고 여아는 소음순과 음핵이 돌출되어 있습니다.

(2017)

04 신생아 황달에 대하여 설명해보시오.

생리적 황달은 출생 2 ~ 4일의 신생아 대부분에 나타나는 일과성 황달로 신생아는 다혈이며, 적혈구 처리 능력이 미숙하여 빌리루빈이 축적됩니다. 생후 24시간 이내에 출현하여 하루 5mg/dL 이상의 급상승 또는 성숙아 15mg/dL, 미숙아 12mg/dL 이상 시 병적 황달을 의심해 볼 수 있습니다.

➕
신생아 황달

출생 첫 24시간 내 황달이 나타나면 병적인 것으로 신생아 패혈증, 자궁내 감염 등을 고려할 수 있습니다. 출생 24시간 후 황달이 나타나면 생리적 황달일수도 있고 선천성 감염 또는 선천 담도 폐쇄 등 다른 질환에 의한 것 일 수도 있습니다.

SECTION 03 정신간호학

출제빈도 ●○○○○
키포인트 현대인이 가장 많이 겪고있는 우울증에 대해 묻곤 합니다.

(1) 우울증
- 원인 : 상실감·자책감이나 자존감이 낮거나 강박적인 성격의 경우 발병률이 높다.
- 의사소통 : 온화하고 적극적으로 다가간다. 수용적인 태도로 대화하되 지나치게 낙천적인 어투로 대하는 것은 피한다. 재촉하거나 지나친 칭찬이나 위로는 하지 않는다.

(2) 공황장애
- 정의 : 원인이 없이 심장이 뛰고 숨이 막혀서 (❶   )가 생기는 장애이다.
- 치료 : 급성발작 시 Benzodiazepines 약물을 처방한다. 약물치료를 진행할 때 1차 치료로는 SSRI(Setraline, Paroxetine, Fluoxetin)이 사용된다.

(3) 사고장애
- 사고형태 장애 : 자폐적 사고, 마술적 사고, 일차사고 과정, 구체적 사고, 신어조작증, 이인증
- 사고과정 장애 : 사고의 이탈·지연·두절·박탈·부적절성, 연상의 이완, 횡성수설, 보속증
- 사고내용 장애 : 망상, 환상, (❷   ), 질병불안

1. 죽음의 공포 2. 강박사고

(2015)

01 우울증 환자의 간호를 말해보시오.

① 우울증 환자를 대할 때 지나친 동정이나 위로와 관심은 죄책감을 증가 시킬 수 있으므로 피하고 재촉하거나 강요하지 않으며 상투적인 말투로 대하지 않습니다.

② 말을 하지 않고 옆에 있어주는 것만으로도 정서적 지지가 될 수 있으며 편안한 환경을 제공하여 스스로 감정을 표현할 수 있도록 도와줍니다.

③ 회복기에 자살시도가 증가하므로 자살사고나 자해행동을 예방하기 위해 환자를 주의 깊게 관찰하고 위험한 요소의 제거 및 불규칙적인 병동 순회를 합니다.

④ 우울증 환자는 자가 간호 능력이 저하되기 때문에 신체간호도 함께 필요하므로 필요시 위생, 음식섭취, 배설, 배뇨를 돕습니다.

⑤ 항우울제는 최소 4~6주 복용해야 약물의 효과가 나타나므로 약물의 부작용 여부를 관찰하며 투약여부를 확인하고 약물치료와 함께 인지치료, 심리 사회치료를 할 수 있도록 돕습니다.

02 간질발작 환자 발견 시 간호에 대하여 말해보시오.

① 흡인 예방을 위해 고개를 옆으로 돌립니다.

② V/S, 산소포화도를 측정하며 환자 사정 후 즉시 담당의에게 보고하고 처방대로 시행합니다.

③ 응급상황을 대비하여 산소를 준비하고 안전한 주변 환경을 조성합니다.

④ 개인 프라이버시 및 주변 안정을 위해 커튼을 칩니다.

⑤ 증상이 멈출 때까지 지속적으로 주의 깊게 사정합니다.

 선배들의 **TIP**

> 경련, 간질 처치가 비슷한 것 같은데?
> 경련환자의 간호와 동일합니다. 간질, 경련, 발작 모두 약간의 차이가 있지만 개념이 비슷하여 간호 처치도 비슷하다는 사실을 기억해 둡시다.

알고가기 간질의 종류

① **경련**(Convulsion) : 불수의적, 반복적인 근육 수축으로 일어나는 현상

② **발작**(Seizure) : 뇌의 전기방전에 의하여 발생하는 모든 임상증상

③ **뇌전증**(Epilepsy) : 간질발작(Epileptic seizure)이 반복적으로 발생하는 뇌의 비정상적인 질환

④ **실신**(Syncope) : 뇌 혈류 저하로 인한 일시적인 의식 소실

 plus **NOTE**

Epilepsy

뇌전증
= 간질
= 전간

상황 및 인성

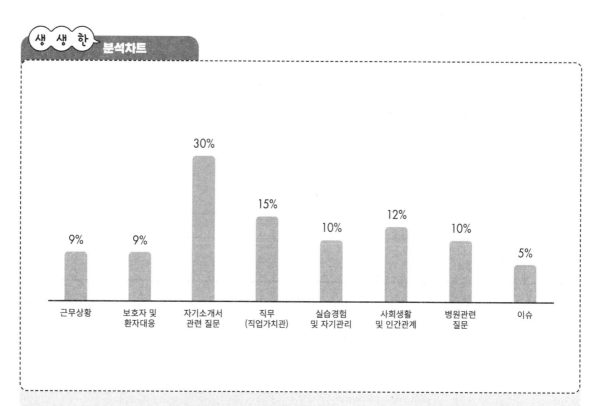

사실 이 부분에서 가장 많은 질문이 출제되지요. 상황문제는 대처능력을 확인하기 위함이며, 거의 모든 병원의 공통질문이라고 할 수 있는 자기소개부터 성격, 지원동기, 포부 등을 묻는 질문은 빠짐없이 출제됩니다. 기본중의 기본! 필수로 준비해야 하지만 정답이 없다는 점을 꼭 기억해주세요. 신입의 자신감있고 당당한 태도로 자신을 보여주세요.

스트레스 해소방법   # 자기소개   # 성격 장단점   # 동시상황   # 환자대응   # 보호자대응   # 취미   # 간호사의 덕목

최종목표   # 개인경험   # 실습 경험   # 태움   # 인간관계   # 병원 지원동기   # 병원 장단점   # 이슈   # 3교대 장점

대기발령제   # 간호간병통합서비스

근무상황

SECTION 01

[출제빈도] ●●●○○
[키포인트] 근무상황과 관련한 대처법을 자주 물어요.

(2023) (2021) (2020) (2018)

01 상급자와의 의견충돌이 있을 경우 어떻게 대처할 것인가??

① 조금 사적인 자리를 마련하여 대화를 나누고 싶습니다. 서로에 대한 이야기와 오해를 풀어가는 노력을 하겠습니다.

② 우선 대화를 통해 문제를 해결해보도록 하겠습니다. 상사의 생각과 의견을 들어보고 어디에서 오해가 생겼는지 파악하고 해결하겠습니다. 실무에 있어서 저보다 경험이 많은 상급자의 의견을 받아들이고, 조율하겠습니다.

 선배들의 **TIP**

> 상사와 잘 안 맞아요!
> 상사와의 의견 충돌은 어느 곳에서나 존재하는 문제입니다. 면접관들은 이 질문을 통하여 지원자들의 상황 대처능력을 평가할 수 있습니다. 상대방의 입장을 배려하고 대화를 통해 풀어가겠다는 자세를 보이는 것이 좋습니다.

(2020) (2019)

02 동기가 퇴사하고 싶다고 말한다면 어떻게 할 것인가?

어떤 점으로 힘든지 확인한 후, 업무적인 부분일 경우 제가 할 수 있는 한 자료를 공유하고 함께 극복해 나아갈 것입니다. 만약 업무적인 부분 이외에 대인관계와 관련된 경우 의지할 수 있는 선임 선생님을 찾아가서 자문을 구해볼 것입니다. 저에게도 발생할수 있는 일이므로 서로 공유하고 고민을 나누며 이야기하는 것이 중요하다고 생각합니다.

말하기 TIP

상사와의 의견 충돌은 어느 사회에서든 존재하는 문제입니다. 면접관들은 이 질문을 통하여 지원자들이 가지는 문제해결능력을 평가할 수 있습니다. 따라서 상대방의 입장을 배려하고 대화를 통해 풀어가겠다는 자세를 보입니다.

(2023) (2022)

03 자신보다 나이가 어린 선배들과 함께 근무할 수 있는가?

나이가 많고 적음은 중요하지 않습니다. 저보다 어릴지라도 선배님들은 많은 지식과 경험을 갖춘 분들이기 때문에 인정하고, 존경하고 배려하며 배워야 할 것입니다. 저에게 요구하는 것이 간호사로서 마땅하다고 생각이 되면 기꺼이 요구에 응해야 하는 것이며, 간호사로서 부끄러운 행동이라면 부끄러운 행동이라고 말할 수 있는 용기와 중심이 필요할 뿐입니다.

(2023) (2020) (2017)

04 약속이 있는 날, 갑자기 추가 업무가 발생할 경우 어떻게 대처할 것인가?

성공적인 업무수행에 있어서 남들보다 더 많은 시간을 투자하는 것은 목표달성을 위한 기본적인 조건이라고 생각합니다. 추가업무를 하면서 자신의 일에 대한 열정과 성취감을 맛보는 것이 저 스스로와 병원 모두에게 도움이 될 것이라고 생각합니다.

(2016)

05 의사 처방이 잘못되었을 경우 어떻게 대처할 것인가?

본인이 잘못 생각했을 수 있으므로 동료간호사와 확인하겠습니다. 동료간호사 역시 처방이 잘못 되었다고 생각할 경우 의사에게 확인을 요청합니다. 한국간호사 윤리강령에 따라 간호사는 환자의 위험을 최소화하는 조치를 취해야 하기 때문입니다. 만약 의사가 재확인을 하지 않는다면 환자안전을 위해 간호 상급 관리자에게 보고하여 조치가 취해지도록 할 것입니다.

 선배들의 **TIP**

> 할 수 있는 것이 없어요.
> 네, 신입은 할 수 있는 선에서 마무리 지어야 합니다. 신규가 무엇을 알겠어요. 섣부르게 판단하는 것이 더 큰 문제로 이어질 수 있어요. 해결이 안 될 때에는 무조건 상급 관리자에게 보고하기!

(2016)

06 콜과 환자 IV가 빠진 두 상황 중 무엇을 우선으로 처리할 것인가?

① 콜 벨을 눌러 어떤 상황인지 확인합니다. 환자의 생명과 직결되는 응급상황일 경우 즉각적인 중재가 필요하기 때문입니다.

② 콜 벨이 응급상황이 아니라면 IV가 빠진 환자에게 가서 지혈을 합니다. 또한, 주입 중인 약물을 확인하여 필요시 IV를 재삽입합니다.

07 (2017)

근무 중, 수혈 받은 환자에게서 카테터 라인이 빠져 주변에 혈액이 흥건한 것을 보았다. 어떻게 대처할 것인가?

환자상태를 사정 후 환자를 안정시킵니다. 주변을 정리하면서 대략적인 양을 확인합니다. 담당 의사에게 보고 후 처방에 따라 시행합니다. 증상이 없고 실혈량이 크지 않은 상태라면 CBC f/u 날짜까지 경과를 주의 깊게 관찰합니다.

08 (2020)(2019)

업무가 밀려있는 상황에서 미숙한 업무를 맡은 경우 어떻게 대처할 것인가?

업무가 밀려있지만 우선순위에 따라 업무를 수행하고 미숙한 업무일지라도 시행해보지 않고 선배 간호사에게 먼저 도움을 요청하기 보다는 시도 후 도움이 필요한 부분에 대해서 선배 간호사에게 도움을 요청할 것입니다. 하지만 업무가 너무 지연될 경우 환자에게 불편감이 발생할 수 있으므로 이때는 지체없이 선배 간호사에게 도움을 요청하겠습니다.

09 (2020)(2019)

이중 확인 약물을 한명이 확인하고 그냥 투여하러 가려하는 것을 목격하였을 경우 어떻게 대처할 것인가?

이중 확인 약물은 환자에게 투약오류 발생 시 다른 약물보다 위해가 더 크므로 간호사 2명 이상이 주입 시작 시·주입 중·근무교대 시 확인이 필요합니다. 따라서 동료 간호사가 투약하기 전 함께 약을 확인하고 투약할 수 있도록 돕습니다.

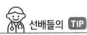 선배들의 **TIP**

이중확인 약물
병원마다 정한 이중 확인 약물의 종류는 다르지만 보통 환자에게 투약오류 발생 시 치명적인 부작용을 초래하므로 투약 시 주의가 필요한 약물입니다. Insulin, Heparin, Lipid(지질영양제), norepinephrine, epinephrine, dopamine, dobutamine, perdipine 등(활력징후에 영향을 미치는 약물), 고농도 전해질, 항암제가 있습니다.

➕ 이런 경우에는?

동료 간호사가 너무 바빠서 이중 확인을 요청하기 곤란할 때가 있지만 투약오류의 상황과 환자를 생각하는 마음, 반드시 확인 후 투약한다는 인식을 새겨두고 어려워도 요청합니다.

(2015)

10 선배 간호사가 의사처방이 필요한 해열진통제를 자신에게 투약해달라고 한다. 어떻게 대처할 것인가?

의사처방이 없는 투약을 할 경우 투약경로, 투약용량에 오류가 발생할 가능성이 크고 부작용 발생 시 응급조치가 어려우므로 해열진통제를 투약할 수 없다고 말하겠습니다. 의사처방이 필요 없는 일반의약품을 투약하거나 필요시 응급실에 내원하여 의사의 처방에 따라 5R에 맞게 투약해야 함을 설명합니다.

(2021) (2016) (2015)

11 선배 간호사가 투약오류를 무시한다면 어떻게 할 것인가?

선배 간호사가 의사 및 상급 관리자에게 투약오류가 발생하였음을 보고하고 환자에게 적절한 조치가 취해지도록 도울 것입니다. 만약 선배 간호사가 계속 투약오류를 무시한다면 의사, 상급 관리자에게 투약오류가 발생하였음을 알리고 재발을 방지하기 위해 원내 환자안전사고보고시스템에 보고할 것입니다. 선배 간호사라 할지라도 환자의 안전이 최우선이므로 간호사 윤리강령에 따라 간호사는 환자의 건강과 안전이 위협받는 상황에서 적절한 조치를 취해야 하기 때문입니다.

(2020)

12 선배 간호사가 병원의 지침과 다르게 행동할 경우 어떻게 대처할 것인가?

선배 간호사라 할지라도 병원의 지침과 다르게 행동할 경우 잘못 되었음을 알리고 지침에 따라 원칙과 절차를 준수할 수 있도록 도와야 합니다.

(2016) (2012)

13 나보다 연차가 높은 선생님께서 내가 아는 간호지식과 다른 방법으로 간호를 하고 있다. 어떻게 대처할 것인가?

내가 아는 방법이 잘못되었을 수도 있으므로 환자에게 안전한 간호를 제공하기 위해 관련된 병원 내 지침을 찾아볼 것입니다. 선배 간호사뿐만 아니라 부서 내 동료 간호사 모두가 정확한 지침을 준수하여 동일한 간호를 제공할 수 있도록 간호 상급 관리자에게 보고하여 함께 학습할 수 있는 기회를 마련하겠습니다.

14 의사가 구두지시를 한 경우 어떻게 대처할 것인가?

수술이나 시술, 응급상황으로 의사가 처방을 할 수 없을 경우 의사에게 정확한 환자정보를 확인한 후 지시내용을 받아 적고 되읽으며 처방한 의사와 지시내용이 정확한지 확인한 후 수행해야 합니다. 지시내용은 24시간 이내 전산처방을 해야 하고 지시받은 직원은 지시내용, 수행내용, 처방 의사명, 수행 직원명을 기록으로 남깁니다. 만약 수술, 시술, 응급상황이 아니라면 구두처방이 불가하므로 전산처방을 하도록 의사에게 요청합니다.

(2015)

15 처음 보는 시술, 실기를 해야 한다면 어떻게 대처할 것인가?

먼저 제가 알고 있는 이론적인 내용을 검토 한 후에 선임간호사 선생님께 확인받을 것입니다.

(2016) (2015)

16 일하는 도중 다발의 응급상황이 생길 경우 어떻게 대처할 것인가?

환자에게 가장 응급하고 생명에 직결되는 부분을 가장 우선순위로 두고 대처할 것입니다. 혼자서 모든 일을 해결할 수 없을 경우 동료 간호사에게 도움을 요청하겠습니다.

 선배들의 **TIP**

> 실제로...
> 임상에서는 근무하다 보면 다발의 응급상황이 동시에 일어나는 경우가 많아요. 가장 생명과 직결되는 응급상황은 호흡과 심장문제이므로 기억해 둡시다.

---

plus **NOTE**

➕
확실함을 위한 확인 또 확인!
어려워도 선임 선생님께 내가 아는 절차와 내용을 읊어본 후 확인을 받습니다. 이는 나 자신과 환자 그리고 병동에게도 좋은 일이 될 것입니다.

(2017) (2016)

17 호흡곤란을 호소하는 환자, 지금 당장 CT를 찍어야 하는 환자, 의사가 처방한 약을 당장 투여해 달라고 하는 환자 이 세 가지 상황이 동시에 일어난다면 어떻게 대처할 것인가?

① 호흡곤란은 환자의 생명과 직결되기 때문에 가장먼저 호흡곤란을 호소하는 환자를 사정하고 즉각적인 중재를 시행합니다.

② 의사가 응급약을 처방할 경우 약제팀에서 응급으로 약을 조제하므로 간호 보조인력에게 도움을 요청하여 약을 타오고 5R에 따라 투약합니다.

③ 우선순위 업무를 처리하는 동안 이송 보조인력을 통해 환자를 검사실로 내리고 검사실에 미리 연락을 해둡니다. 검사가 밀리는 경우 다시 검사하기까지 많은 시간이 걸릴 수 있기 때문입니다.

답변 더보기

- 수액 교체 : 담당간호사가 아니어도 할 수 있는 업무입니다. 도움을 요청하여 환자의 불편감을 신속하게 해결하겠다고 답변하세요.
- 투약 : 정확한 시간에 투약해야 하지만, 환자 생명에 위협을 가하는 일이 아니므로 우선순위로 일을 처리한 후 직접 담당간호사가 투약한다고 설명합니다.

(2017) (2016)

18 환자들이 한 번에 많은 요청을 할 때가 있다. 현재 유린 컬쳐를 나가야 하는 상황에서 정확한 시간에 약을 달라는 환자, 수액이 다 끝났으니 봐달라며 스테이션에 나와 있는 보호자, 그리고 콜 벨이 울렸다. 어떻게 대처할 것인가?

① 응급상황 일 수 있으므로 콜벨을 눌러 어떤 상황인지 확인합니다.

② 콜벨 확인 후 응급상황이 아니라면 소변배양검사를 준비하여 환자에게 소독물품과 배양검사 컵을 제공하고 검사이유, 검사방법에 대해 설명합니다.

③ 동료 간호사에게 수액이 다 들어간 환자를 봐달라고 도움을 요청합니다.

④ 약을 준비하여 5R에 따라 투약합니다.

DNR Full term

Do not resuscitate
연명의료중단

(2017)

19 마약성진통제를 복용중인 DNR 환자가 있다. 이때, 환자의 보호자가 산소포화도를 제거할 것을 요구한다. 이 경우, 간호사의 적절한 Action은 무엇인가?

DNR은 심정지 상황에서 적극적인 치료를 하지 않는 것이나 환자상태에 대한 감시는 필요합니다. 따라서 보호자의 이야기를 적극적으로 경청하여 산소포화도 기기제거를 원하는 이유에 대해 먼저 확인하고 산소포화도 기기의 적용 목적에 대해 설명하여 적용의 필요성을 강조할 것입니다.

(2017)

20 뇌졸중, 욕창, 실금 세 가지 상황에서 간호진단 우선순위에 맞게 2개를 뽑아 적어보시오.

① 뇌졸중
- 간호진단 : 허혈과 관련된 뇌조직 관류장애 위험성
- 간호중재 : 주기적으로 의식상태(GCS)를 사정한다. 주기적으로 동공반사를 사정한다. 주기적으로 두통여부를 확인하고 통증 양상 및 강도를 사정한다. 침상머리를 높이고 침상안정을 유지하도록 교육한다. 처방에 따라 필요한 약물을 투약한다.

② 욕창
- 간호진단 : 부동과 관련된 피부 손상 위험성
- 간호중재 : 2시간마다 피부상태를 사정한다. Braden scale을 통해 욕창위험도를 평가한다. 압력과 마찰이 일어날 수 있는 환경적 요인을 제거한다. 환의와 침대시트가 주름지지 않도록 하고 침대에 에어매트리스를 깐다. 2시간마다 체위변경 및 등간호를 시행한다.

 선배들의 **TIP**

간호진단?
정확한 간호진단에는 사정과 진단, 계획, 중재, 평가가 다 들어가야 합니다. '주기적으로 의식상태(GCS)를 사정하였다'가 중재라면 계획은 '주기적으로 의식상태(GCS)를 사정한다'이고 평가는 '뇌신경 손상여부 확인을 위해 의식상태(GCS)를 사정하였을 때 손상을 나타내는 증상을 보이지 않았다'입니다.

SECTION 02 보호자 및 환자대응

출제빈도 ●●●◐○

키포인트 보호자와 환자 대응과 관련한 상황을 제시하고 물어봅니다.

(2020)

01 CPR 중 다른 환자 보호자가 흡인을 요청할 경우 어떻게 대처할 것인가?

담당 간호사는 CPR환자의 기록과 간호를 수행해야 하므로 CPR 환자에게 갈 것입니다. 그러나 흡인 또한 지체될 경우 기도분비물로 인한 호흡곤란을 야기할 수 있습니다. 따라서 주위 동료에게 도움을 요청하여 빠르게 흡인이 시행될 수 있도록 할 것입니다.

(2016)

02 어제 암 진단받은 환자가 외출 신청을 하였다. 어떻게 대처할 것인가?

① 외출을 하고자 하는 이유를 물어보고 외출 시간과 장소를 확인합니다.

② 담당 의사와 상의 후 외출이 가능할 경우 외출 후 주의사항에 대해 알려주고 예정된 시간에 복귀해야 함을 설명합니다.

③ 외출이 불가능하다면 환자의 현 상태와 치료 및 검사 계획에 대해 설명하고 외출할 경우 적절한 치료와 검사가 이루어질 수 없으므로 외출이 불가능함을 설명합니다.

(2018)

03 채혈 처방이 2번 나서 환자가 불평하는 상황이라면 어떻게 대처할 것인가?

① 채혈이 당일에 시행해야 하는 검사인지, 당일 접수·결과가 나오는 검사인지 확인하고 의사와 상의하여 채혈일정을 조정합니다.

② 당일에 시행하여야 하는 검사라면 환자에게 검사가 필요한 이유에 대해 충분히 설명하고 채혈하도록 합니다.

③ 채혈이 어려운 환자의 경우 동료간호사나 병원 내 임상병리사의 도움을 받아 채혈을 시행합니다.

(2018)

04 수술 후 퇴원 하지 않겠다고 말하는 환자에게 필요한 조치는 무엇인가?

이유를 물어본 후 상급자·담당 의사·원무과에 연락을 취합니다. 각 이유에 따른 해결 방법을 최대한 강구합니다. 예를 들어서 만약 경제적 이유라면 사회복지사 등과 연계를 취해줍니다.

(2020) (2014)

05 불만을 토로하는 환자에게 대응할 경우 중요한 것은 무엇이며 어떻게 대처할 것인가?

가장 중요한 것은 공감을 표현하는 일입니다. 그러나 민원을 계속해서 제기할 시 병원 내 고충처리부서에 상담을 권유하고 안내합니다. 또한 이를 간호 상급 관리자에게 보고합니다. 병원 측 실수일 경우에는 담당자의 사과 및 업무숙지를 약속합니다.

(2020)

06 보호자가 전화로 환자 혈액검사 정보를 달라고 요청했을 경우 어떻게 대처할 것인가?

환자의 개인정보 보호를 위해 유선상으로 환자의 정보를 알려줄 수 없음을 설명합니다. 환자 또는 환자의 보호자가 필요한 서류를 지참하여 의무기록실을 통해 환자의 혈액검사결과 기록을 발급받을 수 있도록 안내합니다.

✚
검사결과가 왜 이렇게 나와요?
보통 보호자가 환자의 검사결과에 대한 설명을 원할 경우 면회시간 정보를 제공하여 주치의에게 직접 설명을 들을 수 있도록 안내합니다.

(2021) (2020)

07 신규 간호사인 본인에게 환자가 경력있는 간호사를 불러오라고 한다면 어떻게 대처할 것인가?

환자와 간호사 간의 신뢰가 중요하므로 신규 간호사는 본인이 현재 담당간호사임을 환자에게 설명하고 환자의 이야기를 적극적으로 경청하여 담당간호사 변경이유를 확인합니다. 담당간호사로서 환자의 치료를 위해 적극적으로 도울 것임을 설명하고 환자 또한 의료진에 대한 신뢰와 존중의 의무가 있음을 알릴 것입니다.

① **의료인에 대한 신뢰·존중 의무** : 환자는 자신의 건강 관련 정보를 의료인에게 정확히 알리고, 의료인의 치료계획을 신뢰하고 존중하여야 한다.

② **부정한 방법으로 진료를 받지 않을 의무** : 환자는 진료 전에 본인의 신분을 밝혀야 하고, 다른 사람의 명의로 진료를 받는 등 거짓이나 부정한 방법으로 진료를 받지 아니한다.

경우에 따른 대처방법

- 환자가 불안, 우울로 치료를 거부할 경우 : 정서적 지지와 심리적 안정을 위한 간호 제공
- 경제적인 이유로 치료를 거부하는 경우 : 병원 내 사회사업팀의 도움을 받을 수 있는지 확인

(2021) (2018)

08   중환자실에서 환자가 계속 치료를 거부할 경우 어떻게 대처할 것인가?

환자가 치료를 거부하는 이유가 무엇인지 먼저 파악합니다. 해결 가능한 부분이라면 신속하게 조치를 취해 이를 해결하고, 해결할 수 없는 부분이라면 환자에게 치료가 필요한 이유에 대해 충분히 설명하고 설득합니다.

(2021) (2014)

09   환자가 없어졌을 경우 어떻게 대처할 것인가?

먼저 간호 책임자에게 보고한 후 원내방송을 통하여 환자를 찾습니다. 또한, 주치의에게 보고하겠습니다.

 선배들의 **TIP**

> **사라지는 환자들**
> 외출도 아닌데 환자가 갑자기 사라지는 경우 정말 많아요. 절! 대! 안! 정! 으로 조금도 돌아다니면 안 된다고 말해도 이곳저곳으로 환자분들이 돌아다녀요. 말도 없이 집에 다녀오고 도망가는 경우가 참 많습니다. 당황하지 말고 원내방송을 이용합시다. 실제로 원내방송으로 환자들을 찾는 일이 종종 있답니다.

(2017)

10   해열제를 투여한 환자의 보호자가 10분 만에 열이 안내려간다고 항의할 경우 어떻게 대처할 것인가?

해열제는 복용 30분 ~ 1시간 후 효과가 나타나므로 좀 더 경과를 관찰할 필요성이 있음을 설명합니다. 체온을 지속적으로 측정하며 환자상태를 확인하여 보호자를 안심시키고 오한이나, 경련 등 새로운 증상이 나타나면 즉시 알리도록 합니다.

(2021) (2020) (2016)

11 환자나 보호자에게 폭언을 들었을 경우 어떻게 대처할 것인가?

욕설을 자제할 것을 정중히 요청하고 욕설에 절대 맞대응하지 않고 환자, 보호자를 설득합니다. 지속적 폭언 시 녹음이 되고 있다는 것을 사전에 고지하고 스마트폰으로 폭언내용을 녹음합니다.

 선배들의 **TIP**

그래도 폭언이 계속돼요!

3회째 중단 요청에도 지속된다면 보안관리팀의 협조를 받읍시다. 보안관리팀에게 응대가 불가능함을 설명하면 조용한 곳으로 자리를 이동 시킨 후 간호 상급 관리자가 직접 응대할 거예요.

(2017)

12 응급실에 온 환자의 보호자가 화가 나서 갑자기 폭력을 휘두른다면 어떻게 대처할 것인가?

안전을 위해 피할 수 있는 상황이면 먼저 피하고 주변에 즉시 도움을 요청합니다. 환자나 보호자가 안정이 되면 화가 난 이유를 확인하고 해결 가능한 부분이라면 신속히 조치를 취한 후 간호 상급 관리자에게 보고합니다. 지속적으로 폭력, 폭언 시 병원 내 지침에 따라 다른 환자, 의료진의 보호를 위해 진료가 불가능함을 설명하고 보안관리팀에 도움을 요청합니다.

(2020) (2016)

13 환자가 약 부작용이 심하여 보호자가 화를 내는 상황이라면 어떻게 대처할 것인가?

① 환자에게 약물이 투약 중일 경우 약물 주입을 중단하고 환자를 주의 깊게 사정합니다.

② 발생한 투약 부작용을 확인하고 활력징후를 사정하여 담당 의사와 간호 상급 관리자에게 보고해 적절한 조치를 취합니다.

③ 투약 부작용은 환자의 안전과 관련되어 보호자의 입장에서 충분히 화낼 수 있는 상황이므로 보호자의 이야기를 적극적으로 경청하고 수용합니다.

④ 처방에 따라 투약 부작용을 완화시킬 수 있는 약물을 투약하거나 적절한 간호중재를 신속히 수행합니다.

⑤ 투약 부작용의 재발을 방지하기 위해 원내 전산에 환자의 투약 부작용 사실을 등록합니다.

➕ **투약 부작용 시 대처**
• 약물 즉시 중단
• 보호자의 말 경청하기
• 적절한 간호중재 수행
• 재발 방지를 위한 원내 전산 등록

➕
진료를 거부하는 환자

간호사와 환자 사이에 높은 신뢰와 라포가 잘 형성될 경우 환자의 불안감·긴장감·거부감이 사라집니다.

(2020)

14 여성환자가 남자 간호사의 간호를 거부할 경우 어떻게 대처할 것인가?

간호사의 책임감과 역할에 대해 단호하고 분명한 태도로 환자가 이해할 수 있게 충분히 설명하고 신뢰받는 행동으로 환자를 설득할 것입니다.

(2016)

15 환자가 시한부판정을 받았다. 보호자는 환자에게 알리지 말 것을 요구한 경우 어떻게 대처할 것인가?

보호자와의 면담을 통해 환자에게 사실을 알릴 수 있도록 해야 합니다. 환자는 자신의 상태에 대해 알 권리와 충분한 설명을 듣고 스스로 의사결정 할 권리를 갖고 있기 때문입니다. 따라서 보호자와 상의하여 사실을 알리고 환자가 자신의 상황을 받아들이고 스스로 대처할 수 있도록 도와야 합니다.

➕
정보누설금지(의료법 제19조)

• 의료인이나 의료기관 종사자는 이 법이나 다른 법령에 특별히 규정된 경우 외에는 의료·조산 또는 간호업무나 진단서·검안서·증명서 작성·교부 업무, 처방전 작성·교부 업무·진료기록 열람·사본 교부 업무·진료기록부등 보존 업무 및 전자의무기록 작성·보관·관리 업무를 하면서 알게 된 다른 사람의 정보를 누설하거나 발표하지 못한다.

• 의료기관 인증에 관한 업무에 종사하는 자 또는 종사하였던 자는 그 업무를 하면서 알게 된 정보를 다른 사람에게 누설하거나 부당한 목적으로 사용하여서는 아니 된다.

(2017)

16 업무 중 친구가 타 병동에 입원해있는 자신의 친척 상태를 알아봐달라고 한다. 어떻게 대처할 것인가?

환자의 개인정보를 알려줄 수 없다고 단호히 거절합니다. 환자의 개인정보를 지키는 것은 간호사로서 지켜야할 기본적 전문직 윤리이고 이를 어길 시 처벌받을 수 있습니다 (의료법 제19조).

(2023) (2022) (2015)

17 실수로 환자의 개인정보를 발설하였다. 환자가 이 사실을 알고 간호 스테이션으로 나와서 소리치는 경우 어떻게 대처할 것인가?

① 환자의 입장에서 충분히 화를 낼 수 있는 상황이므로 환자와 함께 조용한 곳으로 자리를 이동합니다.

② 환자에게 진심으로 사과하고 상황에 대해서 사실대로 설명하고 재발방지를 약속합니다.

③ 환자가 원할 경우 고충처리부서와 연결해주고 간호 상급관리자에게 보고합니다.

(2023) (2020) (2019)

18 **의사소통에 있어서 가장 중요한 것을 말해보시오.**

대충 넘겨짚거나 건성으로 들을 경우 제대로 된 의사소통이 진행되지 않을 것입니다. 따라서 상대방의 마음을 듣기 위한 적극적인 자세가 필요하다고 생각합니다. 경청은 상대방의 감정과 사실을 파악하여 공감을 표할 수 있으며 이는 신뢰로 이어질 수 있기 때문입니다.

 선배들의 TIP

의사소통의 기술
① 듣기 : 들리는 것이 아닌 내가 노력하여 듣는 기술
② 말하기
• 상대방이 듣고 싶은 이야기(공감)
• 현재 상황과 타이밍에 알맞은 이야기
• 진심으로 우러나오는 감정 섞인 대답

(2023) (2021) (2015)

19 **첫 월급을 타면 무엇을 하고 싶은가?**

① 우선 가장 먼저 가족들에게 선물을 하고 싶습니다. 평소에 부모님께 필요한 물건이 무엇인지 알고 있으면서 선뜻 사드리지 못해 아쉬웠습니다. 또한, 액수가 충분하지 않아도 오로지 부모님 자신을 위해 쓰실 용돈을 드리고 싶습니다.
② 첫 월급이라는 것은 제게 새로운 시작이라고 생각됩니다. 한 달이 비록 짧은 시간이지만 시작과 마무리를 잘한 저에게 사회생활에 필요한 옷과 구두를 선물하고 싶습니다.

 선배들의 TIP

첫 월급, 첫 소비!
질문에 대하여 개인 소비 취향 및 대인관계, 경제적 관념을 유추할 수 있습니다. 그동안 도움을 받았던 부모님 또는 주변사람들에게 선물을 하거나 자기개발에 투자하겠다는 답변이 가장 무난합니다.

(2023) (2020) (2019)

20 주말에 무엇을 하며 보내는가?

① 저는 주로 휴일에는 집안 대청소를 합니다. 평일에도 청소를 하지만 구석구석 하기 힘들기 때문에 주말에 대청소를 합니다. 하고 나면 기분도 새롭고 피로도 풀립니다.

② 저는 요리를 합니다. 평소에 잘 먹지 못했던 음식을 생각해두었다가 시간을 들여서 요리합니다. 요리하는 과정이 어려워도 음식을 만들어 먹었다는 성취감이 들어서 주말 중 하루는 꼭 요리를 해서 먹습니다.

 선배들의 **TIP**

> 시간을 활용하는 지혜!
> 휴일은 혼자서 시간을 관리할 수 있는 날입니다. 주말을 어떻게 보내느냐에 따라서 다음 한 주의 생활이 달라질 수 있습니다. 여기에 자신의 상황에 따라서 시간을 관리하는 능력을 보여준다면 더욱 좋을 것입니다. 주말에 지인들을 만난다는 답변도 좋지만 다음날 업무에 지장이 있을 것 같다는 인상을 남기지 않도록 주의하는 것이 좋겠죠?

(2020)

21 기독교 병원에 근무하는 간호사이다. 환자가 기도를 요청할 경우 어떻게 대처할 것인가?

환자를 위로하고 환자에게 심리적 안정을 주는 것 또한 간호의 일부라고 생각합니다. 환자의 안정을 위해 환자와 함께 기도를 할 수 있습니다.

 선배들의 **TIP**

> 종교시설을 갖춘 병원
> 원내 기독교 원목실, 불교법당, 천주교 원목실을 갖춘 병원이 많습니다. 환자 및 보호자가 입원 기간 동안 종교활동을 원할 경우 원내 종교시설의 위치에 대한 정보를 제공하면 환자의 심리적 안정에 도움이 되겠죠?

SECTION 03 자기소개서 관련 질문

출제빈도 ●●●●●
키포인트 작성한 자기소개서를 기반으로 질문합니다.

ALL

01 자기소개를 해보시오.

안녕하십니까, 친절함으로 주변 사람들과 적극적인 소통을 하며 문제를 해결해 나아갈 수 있는 지원자 OOO 입니다. 저는 백화점에서 근무한 경험이 있습니다. 당시 고객님의 오해로 인한 작은 소동이 있었지만, 적극적인 공감과 소통으로 상황을 슬기롭게 대처하였습니다. 이러한 경험을 바탕으로 저희의 고객인 환자분들에게 친절한 간호사, 공감과 소통의 아이콘이 되겠습니다.

 선배들의 **TIP**

유비무환!
자기소개를 하는 동안 면접관은 자기소개에 나온 내용을 바탕으로 질문을 한다는 것을 명심해야 합니다. 따라서 자기소개를 준비할 때 후속 질문에 대한 준비는 필수겠죠?

ALL

02 자신의 장점에 대하여 말해보시오.

저는 도전적인 분석가입니다. 모든 일을 원칙적으로 생각하기 보다는 오히려 감각과 행동을 통해 이해하는 성격입니다. 따라서 토익 900점이라는 목표를 달성하기 위해서 공부를 먼저 하기보다 무엇을 준비해야 할지 알아보기 위해 시험을 먼저 보았습니다. 그후, 끊임없이 제 자신을 갈고 닦으며 만족한 결과를 이룰 때까지 열중하였습니다.

 선배들의 **TIP**

추상적인 표현보다는 구체적인 표현으로!
자기 분석과 적성을 알아가는 질문입니다. '협조성', '리더십'이 있다는 추상적인 표현은 피하는 것이 좋습니다. 또한 면접관의 질문에는 '어떻게'가 중요하므로 적절한 사례를 들어 대답해보세요.

(2017)

03 눈치가 빠른 것의 장단점이 무엇이라 생각하는가?

눈치가 빠른 것의 장점은 환자의 미묘한 표정 변화만으로도 환자에게 필요한 부분을 단번에 알아차리고 해결할 수 있다는 점입니다. 또한 빠른 판단이 필요한 경우 주저하지 않고 결정을 할 수 있습니다. 이는 의사선생님을 보조를 할 경우에도 도움이 될 것이라고 생각합니다. 하지만 단점으로는 이익을 먼저 챙기려하여 계산적일 수 있고 주변 사람들에게 부담이 될 수 있다는 점입니다.

 선배들의 TIP

> 눈치게임, 1! 2! 3!
> 발 빠르게 움직여야하는 간호사의 업무로서 가장 필요한 능력이라고 할 수 있죠. 실습 현장에서 느꼈던 경험을 떠올려보세요. 그때 본인도 눈치를 보고 있지 않았나요?

(2019) (2018)

04 자신의 성격을 한 단어로 표현해보시오.

저는 USB 저장장치입니다. 한 번 본 사람 얼굴을 특징으로 기억해낼 수 있기 때문입니다. 간호사 업무에서 대부분의 시간을 환자들과 함께 보냅니다. 간호사의 업무 중 하나로 환자분들의 특징을 알고, 친절함으로 그들을 하나하나 대할 수 있어야 합니다. 따라서 저는 USB처럼 환자분들을 기억하고 그들이 필요한 사항에 대해서 알맞게 도울 수 있는 간호사가 되고 싶습니다.

 선배들의 TIP

> 나는 누구인가, 1
> 자신이 어떤 사람인지 이해하기란 쉽지 않아요. 자기 자신을 알아가기 위한 방법 중 하나로 자신을 한 단어로 표현해보는 것입니다. 이러한 질문은 지원자가 자신에 대해서 잘 알고 자신을 표현할 수 있는지 알아보기 위한 질문입니다.

(2023) (2020) (2019) (2016)

05 자신을 동물로 표현해보시오.

저는 오리에 저를 비유하겠습니다. 오리는 항상 물 위를 여유롭게 움직이는 것처럼 보이지만, 수면아래의 발이 빠른 속도로 움직이고 있습니다. 오리의 빠른 발처럼 보이지 않는 곳에서도 발 빠르게 움직이며 환자들에게 항상 도움을 줄 수 있는 간호사가 되겠습니다.

 선배들의 **TIP**

나는 누구인가, 2
이러한 질문은 면접에서 자기소개 대신 자주 출제돼요. 면접관의 의도는 지원자가 어떤 특징을 가지고 있는지 알고 싶어 하기 때문이죠. 이 질문에 대해서는 업무와 연관하여 가장 필요한 능력이 무엇인지 생각해보고 자신의 능력을 잘 섞어서 이야기해 봅시다.

(2017)

06 자신감이 떨어졌을 경우 어떻게 극복하였는가?

아주 쉬운 것을 목표로 잡아서 성공을 경험하기 위해 노력했습니다. 음식 만들기, 뜨개질과 같은 취미생활에서 작은 목표를 잡습니다. 이렇게 가벼운 목표에 대한 성공이 점점 쌓이면서 저에게 큰 용기가 되었습니다.

 선배들의 **TIP**

자책은 하지 맙시다.
간호사 업무를 하게 되면 실수도 할 수 있고, 많은 사람들과 부딪히며 일하기 때문에 여러 가지 상황을 겪을 수 있어요. 이러한 경우에 지원자가 어떻게 극복할 것인지, 그만한 멘탈을 가지고 있는지 알아보기 위한 질문으로 건전한 극복 방법을 말해봅시다.

2020 2017

07 자기소개에 적혀있는 취미 외에 가지고 있는 다른 취미가 있는가?

① 네, 독서는 제 생활 속 가장 밀접하게 닿아있는 것이라고 할 수 있습니다. 집중을 잘 못하던 저에게 친구가 추리소설을 권해줘서 책을 읽게 되었습니다. 추리소설을 접하다 보니 논리적으로 생각하는 습관이 생겼습니다.

② 네, 요리하는 것을 좋아합니다. 음식을 만들어서 누군가가 맛있게 먹는 모습을 볼 때 가장 즐겁습니다. 요리는 조금 번거로운 과정일 수 있지만, 그 결과로 맛있는 음식을 다함께 즐길 수 있다는 점에서 계속 요리를 하게 되는 것 같습니다.

 선배들의 **TIP**

> 스트레스 감당할 수 있겠어?
> 간호사는 스트레스를 많이 받는 직업 중 하나랍니다. 지원자가 스트레스를 다룰 수 있는 취미를 가지고 있는지와 취미를 통한 지원자의 성격, 업무에는 지장이 없는 취미를 가지고 있는지를 파악할 수 있답니다.

2020

08 영어실력을 어떤 방식으로 활용할 것인지 말해보시오.

1차적으로 생각했을 때, 병원에 많이 유입되고 있는 외국인 환자들을 응대할 수 있습니다. 그리고 전문인으로서의 간호사가 되기 위하여 많은 외국 간호서적과 논문을 보고 간호지식을 넓혀갈 것입니다.

2020

09 최근 1년간 가장 기억에 남는 일은 무엇인가?

명절에 모여서 가족들과 함께 보냈을 때가 가장 기억에 남습니다. 지금은 쉽게 만날 수 없는 할머니, 할아버지, 친척들이 함께 모여서 이야기를 나누고, 식사를 했던 사소한 것들이 소중하게 느껴지고 있습니다.

(2020)

10 현재 가장 걱정되는 점에 대하여 말해보시오.

 선배들의 **TIP**

> 한 질문 두 가지 답변
> 지원자의 사적인 걱정과 해결방안에 대한 질문을 물어본 것일 수도 있고, 사회의 흐름·의료보건계의 이슈에 대한 지식을 어느 정도 알고 있는지 파악하기 위하여 물어보는 질문일 수도 있으니 모두 생각해두자.

(2016)

11 과정이 더 중요한가, 결과가 더 중요한가?

① 저는 과정을 중요하게 생각합니다. 좋은 결과를 만들어내는 것은 좋은 과정이 있기 때문입니다. 어떤 일을 하든지 철저하고 정직한 준비과정을 따른다면 원하는 결과는 당연히 따라올 것이라고 생각합니다.

② 저는 결과가 우선이라고 생각합니다. 위급상황의 환자가 있을 경우, 제일 먼저 환자를 살리는 일이 목표입니다. 맺어내는 결실이 없다면 좋은 과정과 힘들었던 과정도 없었던 것이라 생각합니다. 결과를 도출하기 위해서는 어쩔 수 없이 해야 하는 일도 있다고 생각합니다.

(2020)

12 자신은 리더와 팔로워 중 어느 쪽에 더 가까운가?

① 팔로워에 가깝습니다. 리더에겐 옳은 길을 볼 줄 아는 팔로워가 필요하다고 생각합니다. 수동적으로 리더를 따르기보다는 다른 사람들의 의견을 수용하고 올바른 쪽으로 따라갑니다. 그저 리더의 말을 무조건 따르는 팔로워가 아닌 길을 제시해 줄 수 있는 팔로워처럼 말입니다.

② 저는 리더입니다. 빠르고 올바른 결정력을 가지고 사람들을 능동적으로 이끌 수 있는 능력을 가지고 있습니다.

(2020)

13 자신을 바꾼 경험과 그 경험이 현재 어떻게 도움이 되고 있는지 말해보시오.

친구와의 다툼으로 멀어졌던 적이 있습니다. 시간이 지난 후, 친구는 먼저 저에게 용기를 내서 화해를 요청했습니다. 그때 친구의 어려운 사정을 듣게 되었고, 친구를 이해하려고 시도조차 하지 않은 제게 실망했습니다. 다퉜지만 먼저 용기를 내어 연락해준 친구가 고마웠습니다. 이 일을 계기로 먼저 다가갈 줄 아는 사람, 타인을 이해할 수 있는 사람이 되었습니다.

(2023) (2022) (2021) (2020) (2016)

14 가장 존경하는 인물과 그 이유를 말해보시오.

저는 OO교수님을 존경합니다. 무섭기로 소문난 OO교수님은 저희에게 항상 좋은 말만 해주시는 것이 아니라 도움이 되도록 꾸중도 아끼지 않으셨습니다. 제가 무엇을 잘하고, 무엇을 잘못하는지 알 수 있도록 하셨습니다. 이러한 당근과 채찍은 교수님이 우리 모두에게 관심을 가지고 계시구나, 생각하였고 실망시켜 드리고 싶지 않았습니다. 이는 전문적이고 멋진 간호사가 되고 싶다는 동기부여로 다가왔습니다. 이렇게 누군가에게 동기부여를 해줄 수 있는 사람이 되고 싶습니다.

 선배들의 **TIP**

> 롤모델이 누구야?
> 단순히 존경하는 인물에 대한 설명이 아니라 지원자의 가치관과 인생의 목표를 알기 위한 질문이에요. 병원이 요구하는 인재상과의 일치하는지 그 일치 여부와 발전 가능성까지 파악할 수 있으니 철저히 준비해보세요.

(2022) (2021) (2020)

15 **어떨 때 행복을 느끼는지, 가장 행복했던 경험을 말해보시오.**

① 가장 행복했던 순간은 가족들과 해외로 여행을 갔을 때입니다. 가족 모두가 함께 처음으로 간 해외여행이기 때문에 더 기억에 남습니다. 서로 같은 음식을 먹으며 같은 것을 보고 그 추억을 공유할 수 있다는 점이 너무 즐거웠습니다. 지금은 서로 바빠서 해외여행에 가기 어려워졌지만, 함께 이야기할 수 있는 추억이 늘어났다는 것에 가장 행복했던 경험이라고 할 수 있습니다.

② 저의 행복의 기준은 소소함입니다. 기분이 좋지 않은 날에 우연히 좋은 글귀를 보면 마음이 편안해지는 것처럼 작은 일들이 곧 큰 행복으로 다가오는 경우가 많습니다.

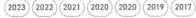   선배들의 **TIP**

> 자신만의 행복의 기준을 정하자.
> 행복이 감정적인 행복인지, 물질적인 행복인지, 가족 또는 연인의 사랑을 통해 받는 행복인지 그 기준을 설정한 후 인생에서 행복했던 기억을 떠올려보세요.

(2023) (2022) (2021) (2020) (2020) (2019) (2017)

16 **가장 힘들었던 순간은 언제인가?**

대학 진학 문제로 아버지와 오래 다툰 적이 있었습니다. 경제적으로 어려운 상황이니, 바로 취업하라고 하셨고, 저는 제가 하고 싶은 공부를 해서 더 큰 일을 하겠다는 포부를 아버지께 말씀드렸습니다. 이를 증명하고자 4년 내내 장학금을 받으면서 학교를 다녔습니다. 이때, 아버지께 큰 불효를 저지른 것 같아 가장 힘들었습니다.

선배들의 **TIP**

> 공감을 이끌어내는 힘!
> 본인의 역량·직무관련성·진정성을 골고루 확인하기 위한 질문입니다. 지원자의 솔직함이 면접에 큰 영향을 미칠 수 있어요. 또한, 문제가 발생했을 경우에는 그것을 어떻게 극복해 나아갔는지 해결방안을 제시하는 부분에서 면접관에게 신뢰성을 심어줄 수 있는 좋은 방법이 될 수 있습니다.

(2019) (2016)

17 화가 났을 경우, 어떻게 해결하는가?

가장 중요한 것은 잊는 것입니다. 먼저 화가 났다는 생각을 없애기 위해 제 스스로를 진정시킵니다. 그리고 정말 화를 낼만한 상황인지, 상대방이 내가 생각한 의도로 말한 것인지를 심호흡 후 생각해봅니다. 만약, 그래도 정말 화를 내야 할 상황이라면 감정을 솔직하게 잘 정리하여 말합니다. 마지막으로 오늘 화냈던 이 상황을 잊어버립니다.

(2019) (2016) (2015)

18 최근 갈등상황의 사례와 해결방법에 대하여 말해보시오.

8명의 친구들과 바다 여행을 갔을 때였습니다. 저는 여행에서 가장 중요한 것이 음식이라고 생각합니다. 편식이 심한 친구가 있었습니다. 친구는 바닷가 근처에서 파는 음식은 전부 못 먹기 때문에 친구들과 이야기를 통해 다른 방안을 찾았습니다. 서로 먹고 싶은 음식을 포장해서 숙소에서 먹은 것입니다. 또 다른 방법은 짝을 지어서 다른 식당을 다녀오고 서로 후기를 말해주며 갈등을 해결할 수 있었습니다.

 선배들의 **TIP**

> 사례를 곁들인 설명
> 경험을 통한 갈등해결방법 및 해결하기 위한 노력과 지원자의 태도가 중요합니다. 타인의 입장에서 생각한 경험과 타인과 자신의 욕구에서 공통점과 차이점을 발견하고 알맞은 해결방안을 찾은 경험에 대하여 이야기 해보세요.

(2019) (2017)

말하기 TIP

자신을 변화시킨 사건을 중심으로 고르고, 도전을 하고난 후의 변화의 과정과 결과를 자세히 말해보자.

19 누구의 도움 없이 도전한 경험이 있다면 말해보시오.

배낭여행을 혼자서 하는 장기간의 여행이었습니다. 낯을 가리는 저는 다른 사람의 도움을 받기보다는 혼자서 해결해야 한다는 마음으로 철저히 준비했습니다. 하지만 여행하다 다쳐서 힘들게 걷고 있었는데 다른 여행자들이 도와줬습니다. 처음에는 낯선 사람이라는 것이 두려웠지만 금세 친구가 되었고, 여행하는 내내 저처럼 혼자 온 낯선 이들을 스스럼없이 도와주고 맞이하는 제 모습을 발견할 수 있었습니다.

(2023) (2022) (2020)

20 주위사람들은 나를 어떤 사람이라고 평가하는가?

사람들이 '행동으로 실천하는 사람'이라고 말합니다. 도움을 요청하지 않아도 폐지를 줍는 할머니의 수레를 밀어드리거나, 낯선 사람이 길을 헤매고 있을 때 먼저 다가갑니다. 어렸을 때, 여행을 다니면서 도움을 받았던 기억으로 제가 필요로 하는 곳에 언제든지 도움이 되어야 한다는 생각입니다. 따라서 주변인들에게 행동이 앞서는 사람이라는 평가를 받는 것 같습니다.

 선배들의 **TIP**

> 나, 잘 살아왔나?
> 주변인들이 나에 대하여 어떻게 평가하고 있는지 물어보는 질문입니다. 또한 나의 대인관계도 알아볼 수 있죠. 주의할 점은 나열식의 대답은 금물! 한 가지에 집중하여 자신을 어필해 봅시다.

(2020) (2018)

21 각자의 체력관리 방법에 대하여 말해보시오.

일주일에 세 번 아침 수영을 합니다. 간호사에게 중요한 부분 중 하나는 체력과 더불어 인내력이라고 생각합니다. 수영을 하게 되면 심폐지구력이 늘어나는데, 지구력은 그 힘을 오래 유지할 수 있는 것이므로 인내력과 비슷하다고 생각이 듭니다. 따라서 수영은 체력과 인내력을 모두 키울 수 있는 좋은 방법이라고 생각합니다.

말하기 TIP

취미와 비슷해요!
적당히 안전한 운동으로 체력관리를 하고 있다고 말해봅시다.

(2016)

22 동아리 활동을 한 적이 있는가, 한 적이 있다면 구체적으로 말해보시오.

신입생 때 학과 친구들 몇 명과 함께 봉사동아리에서 활동하였습니다. 처음에는 소규모로 아동보육시설, 사회복지관 등에서 의료봉사, 목욕봉사, 환경봉사 등을 하다가 점점 인원이 많아져서 체계적으로 움직이게 되었습니다. 봉사활동 경험은 간호사로서 환자간호 시 중요한 밑거름이 될 것이라고 생각하고 있습니다.

(2018) (2016)

23 봉사란 무엇이라고 생각하는가?

봉사는 제가 가지고 있는 것을 가지지 못한 사람들에게 베푸는 것이라고 생각하였습니다. 해외봉사를 갔던 적이 있습니다. 한국어를 배우는 학생들에게 한국어와 한국문화를 가르치는 봉사활동을 하였습니다. 봉사활동을 하면서 그 친구들의 문화와 언어를 즐겁게 배우고 있는 저의 모습을 발견하였습니다. 이 때, 제가 생각했던 봉사의 개념이 달라졌습니다. 봉사는 제가 가지고 있는 것을 주기만 하는 것이 아니라 나 자신도 즐겁게 임하는 마음가짐이라고 생각합니다.

말하기 TIP

반드시 크고 대단한 봉사일 필요는 없습니다. 자신이 생각하는 봉사와 경험을 토대로 성장한 모습을 답변합니다.

(2020)

24 학창시절 별명이 있는가?

네, 행동대장이라는 별명이었습니다. 남들보다 활동적이어서 먼저 움직이는 것을 좋아하고 학급친구들을 이끄는 학급반장을 도맡아했습니다. 또한 사람들과 소통하는 것을 좋아하기 때문에 친구들과의 모임을 계획하면 주도하고 바로 실행하는 역할을 하였습니다. 이러한 행동대장의 모습으로 도움이 필요한 환자에게 스스럼없이 먼저 다가가서 도울 수 있는 준비가 되어 있습니다.

말하기 TIP

별명은 주변 사람들과의 친분을 나타낼 수 있으며, 그 사람의 특징을 가장 잘 묘사하는 부분이라고 할 수 있습니다. 별명에 대한 설명으로 장점을 부각시켜서 말하는 것이 좋으며 병원에 부합하는 부분과 연관 지어 대답합니다.

(2017)

25 대학생활을 하면서 후회한 점이 있는가?

저는 남들과 함께 서로의 경험을 공유하는 자리를 좋아합니다. 제가 겪지 못한 것을 배울 수 있고, 남들 또한 저의 경험을 통해 부족한 점을 알아갈 수 있는 자리라고 생각합니다. 이런 저의 열정이 조금 지나쳤던 적이 있었는데, 친한 후배들의 고민을 밤새 들어주면서 술을 마신 것입니다. 다음날 힘들어하던 제 자신을 후회하며 이러한 열정을 조절하고 있습니다.

2019

26 스스로와의 약속을 어겼던 경험이 있는가?

저의 신조는 도움이 필요한 상황에서 주저하지 말자라는 것입니다. 교양수업이 있을
때였습니다. 그날은 수업이 끝나고 50명이 넘는 학생이 과제를 제출하는 날이었습니다.
교수님께서 혼자 들고 가시기에는 많은 양의 책이었습니다. 사무실까지 같이 들어줄
학생을 찾고 계셨지만 강의실의 적막감이 감돌고 있을 때 나서서 도와드렸습니다. 사실
말씀하시기 전에 도와드렸어야 했는데 그러지 못한 점이 조금 후회스럽습니다.

2020

27 내 의사결정에 가장 많은 영향을 끼친 사람은 누구인가?

어머니입니다. 대학생이 되고난 첫 해, 어머니의 추천으로 보육원에 봉사활동을 갔습
니다. 어머니는 10년째 보육원 아이들을 돌보고 계셨습니다. 아이들은 저의 작은 행동
하나에 진심으로 행복해하고 기뻐했습니다. 헤어지는 순간에는 울음을 터트리며 저를
붙잡고 있는 아이들을 보고 봉사보다는 '소통'과 '교감'이라는 단어가 떠올랐습니다.
어머니 영향으로 아이들을 만났고, 보육원에 꾸준히 봉사하고 있습니다.

2020 **2019** **2017**

28 다른 사람과 견해차이가 있을 경우, 어떻게 이겨냈는가?

모든 사람이 다 같은 생각을 가질 수 없으므로 상대방의 이야기를 먼저 듣는 것이 중
요하다고 생각합니다. 무조건 저의 생각이 옳은 것은 아니라고 생각합니다. 하지만 상
대방의 이야기를 충분히 들어 본 후, 정말 부당하다는 부분에 대해서는 충분히 생각을
정리하고 제 의견을 피력할 것입니다.

말하기 TIP

인간관계에 문제가 있을 경우 어
떻게 해결해 나아갈 수 있는지 알
아보기 위한 질문입니다. 해결을
위하여 너무 이상적이고 추상적
인 답변보다는 실현가능한 답변
이 중요하며 인간관계 개선을 위
해 노력하는 자세가 필요합니다.

2020

29 나보다 공부를 못하던 친구가 붙는다면 어떻게 할 것인가?

속은 많이 상하겠지만, 제가 모르는 다른 부분에서 그 친구의 뛰어난 능력이 다른 분
들의 눈에 띄었을 것이라고 생각합니다.

(2020)

30 아르바이트 경험이 있는가? 무슨 아르바이트를 하였는가?

대학교에 들어가자마자 서비스직을 2년 동안 했습니다. 낯을 많이 가리는 성격이었지만 자연스럽게 사람들의 물음에 대답하고 안내하고, 컴플레인에 대처할 수 있게 되었습니다. 이러한 경험은 실습 때, 낯선 환경에서도 쉽게 적응할 수 있게 했으며 환자들을 응대할 때에도 많은 도움이 되었습니다.

 선배들의 **TIP**

경험, 경험, 경험!
여러 경험을 해본 것은 좋으나 경험이 너무 많은 경우 참을성이 없어보일 수 있어요. 아르바이트의 내용보다는 아르바이트 경험으로 자신에게 어떤 도움이 되었는지 밝히는 것이 더 효과적입니다.

(2020)

31 내가 면접관이라면 어떤 지원자를 뽑을 것인가?

① 병원을 빛내주고 함께 앞으로 나아갈 수 있는 지원자를 뽑을 것 같습니다.

② 기존 간호사들과 함께 일할 수 있는 사람, 병원의 인재상에 어울리는 지원자를 뽑을 것 같습니다.

말하기 TIP

지원 병원의 인재상을 답변에 녹아내야 하므로 지원하는 병원의 정보 수집은 필수입니다.

(2020) (2015)

32 불합격 한다면 어떻게 할 것인가?

이번에 불합격 한다면 부족한 부분을 채우고 재정비하여 다시 도전하겠습니다. 하지만 그보다는 이번에 합격하여 조금 더 빠르게 현장에서 배울 수 있는 기회를 가지고 싶습니다.

 선배들의 **TIP**

면접관의 입장에서 질문을 보자!
불합격을 시킬 사람에게 직접적으로 질문을 하기란 어려울 것입니다. 당황하지 않고 '다음엔 이렇게 준비하겠다'라는 자신의 포부를 대답하는 것이 중요하겠죠. 물론 이번에 합격하고 싶다는 간절함도 빼놓지 맙시다.

(2017) (2016) (2014)

33 인문학적 소양이 중요한데 책은 얼마나 자주 읽는가, 추천해줄 만한 책을 소개해보시오.

스펜서 존슨이 쓴 '선물'이라는 책을 보고 많은 것을 생각하게 되었습니다. 그 책은 영어의 'present'라는 단어가 선물이라는 뜻과 현재라는 뜻을 가졌다는 데서 기인하여 인생 최고의 선물은 현재라는 것을 이야기하고 있습니다. 그리고 현재와 더불어 과거, 미래를 사는 법까지 언급하고 있습니다. 이 책은 바쁘다는 말을 하면서도 정작 시간 활용을 제대로 하지 못하고 결과를 이루지 못하는 일이 많던 저에게 시간을 활용할 수 있는지혜를 주었습니다.

 선배들의 TIP

> 지원자의 관심사를 보여줘!
> 책이나 영화 등을 고르는 관점과 그것을 바라보는 입장을 통해 총체적인 성향이 드러납니다. 널리 알려진 베스트셀러나 고전 작품을 읽었을 경우에는 선택하게 된 경위와 자신의 감상을 꼭 덧붙입시다.

(2023) (2022) (2021) (2020) (2018)

34 5년 후, 10년 후 자신의 모습을 말해보시오.

일적인 부분에서 신뢰를 가지고 맡길 수 있는 사람이 되어있을 것입니다. 그 정도의 사람으로 전문적인 분야의 일을 익히고 공부하고 싶습니다.

 선배들의 TIP

> 열정적인 사람!
> 기업이든 병원이든 자신의 업무분야에서 최고가 되려고 노력하는 자발적이고 열정을 지닌 사람을 원합니다. 미래에 병원과 환자를 책임지는 인재를 넘어서 자기계발을 어떻게 할 것인지 물어보는 질문입니다.

(2016)

35 학교생활 때 리더를 맡아본 적이 있다면 갈등상황을 어떻게 해소하였는가?

저는 학생회 회장이었습니다. 전년도의 학회비 문제가 많아 투명하게 관리하기 위하여 2분기마다 가계부를 결산하고 게시판에 공지하였습니다. 그래서 학과생들의 신임을 얻을 수 있었고 체육대회, 축제, 학과행사 등을 차질 없이 준비할 수 있었습니다.

(2020)

36 다른 사람이 당황했을 때 대신 나서서 해결한 적이 있는가?

남자 두 명과 여자 두 명이 싸우는 상황에서 어떤 여자가 도와달라고 소리치는 것을 보았습니다. 처음에는 머뭇하다가 상황이 점점 악화되는 것을 보고 112에 신고를 하며 다른 남자 분을 데려와서 그 상황을 중재하려고 노력했습니다.

(2020)

37 타 지역에서 어떻게 적응할 것인지 말해보시오.

말하기 TIP
인간관계·조직적응력을 알아보기 위한 질문입니다. 변화된 환경에 잘 적응하기를 위한 긍정적인 답변을 준비해보세요.

대학교를 타지에서 생활하였습니다. 처음에는 낯설었던 생활이었지만, 새로운 친구들을 만나고 새로운 환경에서 적응하는 것이 좋았습니다. 일부러 동아리 활동을 시작하였고, 동아리 활동을 통해 학과 친구와 새로운 사람들을 만나며 적응해 나아갔습니다. 타 지역의 특성과 문화에 대해 알아갔던 경험과 붙임성 좋은 성격으로 빠르게 적응할 수 있습니다.

(2018) (2013)

38 다치거나 환자가 되어본 경험이 있는가?

건강체질이라서 특별히 다친 적은 없습니다. 하지만 라섹 수술을 하고 한동안 눈이 잘 안 보인 적은 있었습니다. 며칠 잘 안 보이고, 양파 몇 개가 눈에 들어간 것처럼 통증이 계속되었습니다. 잘못 된 것은 아닌가 덜컥 겁이 날 때, 유인물과 함께 과정을 상세히 설명하고 알려주신 간호사 선생님이 생각났습니다. 또박또박 저에게 친절히 알려주시던 간호사 선생님을 생각하니 안정이 되었습니다. 저도 환자에게 안정감을 줄 수 있는 간호사가 되고 싶다고 결심하였습니다.

 선배들의 **TIP**

역지사지의 마음으로!
환자의 입장으로 아플 때의 심정을 이해할 수 있는지, 그때 간호사 선생님을 보며 무엇을 생각했는지 자신의 경험담을 이야기해 봅시다.

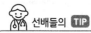

39 마지막으로 하고 싶은 말이 있다면 무엇인가?

첫 면접이어서 많이 떨렸는데, 편안한 분위기로 면접에 임할 수 있도록 배려해 주셔서
정말 감사드립니다.

선배들의 **TIP**

마지막 기회!

누구나 할 수 있는 이야기나 자신을 강하게 뽑아달라고 어필하는 뉘앙스의 답변은 오히려 마
이너스일 수 있어요. 솔직하게 답변하는 것은 좋지만, 욕심을 내려놓고 병원에 대한 관심을
표현해보세요. 간단명료한 대답으로 면접 시간을 소모하지 않는 것도 좋은 방법이랍니다.

SECTION 04 직무 및 직업가치관

출제빈도 ●●●●○

키포인트 간호사가 가지는 직업가치관을 자주 물어봅니다.

2020 2019

01 간호사가 되기로 한 계기가 무엇인가?

병원에 진료를 받으러 가면 아프고 불안함 마음에 간호사 선생님께 이것저것 물어봤던 적이 있습니다. 그때 하나부터 열까지 꼼꼼하게 설명해주시는 선생들의 모습에 반하여 간호사를 꿈꾸게 되었습니다. 또한 학교에 들어가서 실습 때 불안해하는 환자의 마음을 다독여주고 전문적으로 돌봐주시는 선생님들의 모습에 꼭 간호사가 되어야겠다고 마음을 다잡았습니다.

 선배들의 TIP

> 자연스러운 대답이 포인트!
> 사실 팩트는 '성적에 따라 간호학과 와서 간호사가 되었습니다' 이거지요. 면접관들이 듣고 싶은 이야기는 그런 것이 아닙니다. 진짜 특별한 사연을 듣고 싶어서 묻고자 하는 것도 아니고요. 진부한 이야기(스토리텔링)를 얼마나 자연스럽게 할 수 있는지가 궁금한 거예요. 이러한 질문은 환자에게 설명하는 스킬 테스트 중 하나라고 생각합니다. 제 결론은 무난히 구색 맞춘 자연스러운 대답을 준비하세요.

2019 2015

02 특별한 간호사가 되기 위하여 어떤 노력을 할 것인가?

환자의 건강을 생각하며 진심을 가지고 대하는 것이라고 생각합니다. 테이프 붙일 때조차 하나하나 신경을 써가면서, 아무리 바쁘더라도 이상한 점이 있다면 못 본 척 하지 않고 신경을 쓰도록 노력하겠습니다.

(2019) (2015)

03 자신만의 라포를 형성하는 방법을 말해보시오.

간호사가 환자에게 할 수 있는 가장 중요한 부분은 상태에 따른 간호와 그에 따른 설명입니다. 환자 질병상태에 따른 처방은 의사가 합니다. 간호사는 이를 행하면서 그에 따른 간호를 하고, 의사가 설명하지 못한 개별적인 행위에 대해 설명하면서 환자를 안심시켜야 합니다. 우리나라의 의학은 세계적인 수준입니다. 대부분의 환자들이 건강을 회복하고 퇴원합니다. 환자 만족을 위한 간호는 쾌유에 대한 믿음과 신뢰를 심어주고 라포를 형성하면서 치료를 이행하는 것이라고 생각합니다.

(2023) (2021) (2020) (2018) (2016) (2014)

04 간호사의 중요한 덕목이 무엇인지 말해보시오.

제가 가장 중요하다고 생각하는 간호사로서의 자질은 정직함과 성실함입니다. 모르는 것을 모른다고 말하는 것에는 큰 용기가 필요하다고 생각합니다. 배우는 입장에서 선임 간호사께 정직하게 보고 드리는 것과 다시는 실수가 없도록 내 것으로 만드는 성실함이 필요하다고 생각합니다.

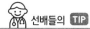 선배들의 TIP

자질, 덕목, 마음가짐!
정말 많이 물어보는 질문이에요. 저렇게 단어 하나만 바꿔서 출제된답니다. 다 같은 질문이라고 할 수 있어요. 하지만 저의 기준에서 구분해 보자면 자질은 타고난 것이고 덕목은 실천해야 하는 것, 마음가짐은 사건에 대한 태도와 성향이라고 생각해요. 그렇다면 무엇이 있을까요? 정직함, 성실함, 친절함, 침착함, 사명감, 관찰력, 소통능력, 임기응변, 꼼꼼함, 전문적, 자제력, 협동, 인내력, 헌신 등의 단어들이 있어요. 제가 생각한 신규의 우선순위는 정직함 → 성실함 → 친절함 → 꼼꼼함 → 전문적 → 자제력이라고 생각합니다. 왜냐하면 뒤로 갈수록 일과 노력으로 키울 수 있고 만들 수 있는 부분이라고 생각하기 때문이죠. 정해진 답은 없어요, 이런 단어들을 토대로 병원의 이념과 가치에 맞춰서 대답해보세요.

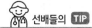 선배들의 TIP

진부하기 짝이 없는 질문
답변도 답변이지만, 어떤 태도와 분위기로 대답하는지 보기 위한 질문이기도 합니다. 무난하게 이야기합시다. 병원 홈페이지와 간호부 홈페이지에 들어가면 미션·비전·인재상과 핵심가치가 나와 있습니다. 비슷비슷한 단어입니다만, 면접 전에 숙지하여 관련 단어를 적절하게 대답하면 훌륭한 면접생이 되겠지요.

말하기 TIP

색을 통해 지원자의 성품과 인성, 가치관을 알아볼 수 있는 질문입니다. 답변 시, 어떠한 색이라도 상관이 없지만 색과 자신만의 이미지를 부합시켜 대답하는 것이 좋습니다.

(2023) (2020) (2016)

05 어떤 간호사가 좋은 간호사라고 생각하는가?

저는 욕심이 많습니다! 먼저 일을 잘하는 신규 간호사가 된 다음, 이를 바탕으로 환자와 보호자를 아울러서 보살피고, 시간이 날 때마다 틈틈이 공부해서 똑똑한 간호사가 되고 싶습니다!

 선배들의 **TIP**

> 한 가지만 고르라면?
>
> 입장을 바꿔서 생각해보세요. 여러분이 아픕니다. 병에 걸렸어요. 능력이 있고 실력이 있는 의사, 착하고 친절한 의사, 논문 많이 쓰고 똑똑한 의사(번외편 : 잘생기고 유명한 의사) 등등... 누구한테 진료를 보시겠습니까? 이에 따른 선택과 그 이유를 대답하시면 됩니다.

(2020)

06 어떤 색깔의 간호사가 되고 싶은가?

① 어떠한 색깔이든 모두 담아낼 수 있으며, 필요한 색을 만들 수 있는 흰색의 간호사가 되고 싶습니다. 각각 다른 색을 가진 환자들이 필요한 것이 무엇이며, 그에 알맞은 간호를 할 수 있는 간호사가 될 것입니다.

② 저는 초록색의 간호사 되고 싶습니다. 푸르른 숲을 보면 마음이 편안해지듯이, 언제나 저를 필요로 하는 환자들이 편안한 마음으로 주저하지 않고 도움을 요청할 수 있는 간호사가 되고 싶습니다.

(2021) (2020) (2017)

07 간호사로서 최종 목표는 무엇인가?

임상에서 많은 경력을 쌓고 대학원에 진학하여 OO전문 간호사가 되고 싶습니다.

알고가기 전문간호사의 종류

보건, 마취, 정신, 가정, 감염관리, 산업, 응급, 노인, 중환자, 호스피스, 종양, 임상, 아동

(2018)

08 입사 후, 간호직이 자신과 맞지 않다고 생각이 된다면 어떻게 할 것인가?

사람을 알아가는 것에도 시간이 걸리듯이 일 또한 마찬가지라고 생각합니다. 처음부터 자신과 딱 맞는 일을 찾기란 힘들 것입니다. 천천히 시간을 가지고 조언을 구해가며 제가 선택한 길에 맞도록 노력해 나아갈 것입니다.

(2023) (2022) (2016)

09 근거기반 실무 간호에 대하여 말해보시오.

환자간호를 하면서 임상적 결정을 내릴 때, 현존하는 과학적인 최상의 근거를 갖고 결정을 내려 간호중재를 수행을 하는 것입니다.

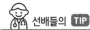 선배들의 **TIP**

> 병원간호사회의 근거기반 간호실무지침(Evidence based nursing)
> 병원간호사회 자료실에 근거기반 간호실무 지침자료가 있습니다. 정맥주입요법, 욕창, 경장영양, 유치도뇨, 구강간호, 간헐도뇨간호, 정맥혈전색전증 예방간호, 의료기관의 격리주의지침, 통증간호, 낙상 간호, 장루간호 총 11개 항목입니다.

(2023) (2022) (2020) (2019)

10 기피부서나 원하는 부서에 배치 받지 못할 수 있다. 어떻게 대처할 것인가?

① 오히려 인생의 터닝 포인트라고 생각의 전환을 할 예정입니다. 잘 맞지 않는다고 생각한 부분을 채울 수 있는 기회라고 생각할 것입니다.

② 제가 병원을 지원한 이유는 병원의 인재상과 핵심가치 때문입니다. 제가 원하지 않는 부서가 맞지 않을 수 도 있지만 원하는 부서 또한 맞지 않을 수 있습니다. 따라서, 저의 세계가 더 넓어지는 것으로 감사히 받아들이겠습니다.

 선배들의 **TIP**

> 원하는 부서가 아닌 다른 부서로 왔어…
> 평소의 나를 생각했을 때 지원한 부서가 나에게 잘 맞지 않을까 해서 썼지만 오히려 안 맞을 수도 있고, 잘 맞지 않는다고 생각한 부분이 나에게 잘 맞을 수도 있어요. 이는 자신의 역량을 잘 채울 수 있는 기회가 될 수 있지요. 잊지 말아야 할 것은 이 병원을 지원한 이유입니다. 부서는 어느 병원에든 있어요. 부서가 아닌 이 병원의 인재상과 핵심가치임을 어필합시다.

(2023) (2021) (2020) (2016)

11 간호사로서 직업윤리가 중요한 이유에 대하여 말해보시오.

간호사는 전문직입니다. 따라서 간호사라는 직업이 가지는 의료윤리를 포함하여 생각해야 합니다. 전문직인 간호사는 모든 업무를 표준에 따라 수행하며 간호에 대한 행위를 책임지고, 간호 표준개발과 연구를 합니다. 또한 전문적인 활동과 간호활동에 형평성 및 공정성을 유지하기 위하여 노력해야 합니다. 이로써 안전한 제공을 할 수 있기 때문입니다.

plus NOTE

한국간호사 윤리 선언〈2023.2.28. 개정〉

① 우리 간호사는 인간 생명을 존중하고 인권을 지킴으로써 국가와 인류 사회에 공헌하는 숭고한 사명을 부여받았다.

② 이에 우리는 국민의 건강 증진과 안녕 추구를 간호 전문직의 본분으로 삼고 이를 실천할 것을 다음과 같이 다짐한다.

③ 우리는 어떤 상황에서도 간호 전문직으로서의 명예를 지키고 품위를 유지하며, 국민건강 지킴이의 역할에 최선을 다한다.

④ 우리는 인간 생명에 영향을 줄 수 있는 첨단 의과학 기술을 포함한 생명 과학 기술을 적용하는 것에 대해 윤리적 판단을 견지하며, 부당하고 비윤리적인 의료 행위에는 참여하지 않는다.

⑤ 우리는 간호의 질 향상을 위해 노력하고, 모든 보건 의료 종사자의 고유한 역할을 존중하며 국민 건강을 위해 상호 협력한다.

⑥ 우리는 이 다짐을 성실히 지킴으로써 간호 전문직으로서의 사회적 소명을 완수하기 위해 최선을 다할 것을 엄숙히 선언한다.

알고가기 한국간호사 윤리강령〈2023.2.28. 개정〉

① 간호사와 대상자:평등한 간호 제공, 개별적 요구 존중, 사생활 보호 및 비밀 유지, 알 권리 및 자기 결정권 존중, 취약한 대상자 보호, 건강 환경 구현, 인간의 존엄성 보호

② 전문가로서의 간호사 의무:간호표준 준수, 교육과 연구, 정책 참여, 정의와 신뢰 증진, 안전한 간호 제공, 건강 및 품위 유지

③ 간호사와 협력자:관계윤리 준수, 간호대상자 보호, 첨단 생명 과학 기술 협력과 경계

 선배들의 **TIP**

참고하세요!
간호인이 가지는 윤리가 있습니다. 간호사의 윤리 선언과 윤리강령을 참고하여 답변해보세요.

(2020)

12 야간전담 간호사를 시킨다면 어떻게 할 것인가?

야간전담 간호사만의 장점으로 더 많은 월급, 일 등의 장점을 가지고 있다고 생각합니다. 따라서 저는 긍정적으로 고려해 볼 것입니다.

> **알고가기** 야간전담 간호사 장단점
>
> ① 장점 : 야간 수당으로 더 많은 월급과 휴일(한 달의 절반 이상), N 일만 확실히 알면 된다.
> ② 단점 : 신체리듬의 불균형 및 호르몬의 변화가 올 수 있다.

 선배들의 TIP

> 신입인데 야간전담?
> 처음부터 야간전담을 하라고 하지 않습니다. D·E 일도 어떻게 돌아가는지 알아야 하기 때문에 일단 교대근무로 시작하는 편이고요. 그렇기 때문에 실제 제안을 받았을 때는 득과 실을 잘 따져보고 결정하세요.

(2023) (2022) (2020) (2019) (2016)

13 간호사 전문직으로 발전하기 위해 필요한 역량이 무엇이라고 생각하는가?

책임감, 성실함을 가지고 자신을 성장시킬 수 있는 노력. 즉, 자기개발을 하는 간호사가 되어야 한다고 생각합니다. 현재 의료계도 AI의 도입과 함께 빠르게 변화하고 있습니다. 따라서 미래에 발맞춰 갈 수 있도록 연구하는 간호사가 될 것입니다.

 선배들의 TIP

> 간호사 전문성의 속성
> 고도의 간호지식 탁월한 간호기술, 인간중심 간호 수행, 윤리성, 책임감, 동료 간 협력, 자율성, 탁월한 상황판단 및 문제 해결력이 있습니다. 이를 위한 선행 요인은 '간호교육과 경험', '연구 활동', '개인자질', '자기 주도적 훈련', '간호사로서의 경험'입니다.

(2023) (2022) (2020)

14 개인 업무와 일이 중복될 경우 무엇이 더 중요하다고 생각하는가?

업무가 더 중요하다고 생각합니다. 개인 생활은 저 혼자만의 판단으로 일을 해결할 수 있지만, 일은 저 한사람의 판단으로 조직 전체에 영향을 줄 수 있기 때문에 좀 더 신중하게 생각해야 합니다.

말하기 TIP
답변을 할 때, 단순히 어느 한 쪽을 선택하기 보다는 일과 개인생활이 상호 보완적인 관계라는 점을 전제로 자신의 입장을 밝히는 것이 좋습니다. 개인 업무를 우선순위로 둔다면 타당성 있는 이유를 제시할 수 있어야 합니다.

(2016) (2014)

15 **출근길에 쓰러진 사람을 발견하였다. 지나치자니 간호사로서의 책임감이 떠오르고, 사람을 구조하게 되면 병원 출근에 늦어 업무에 지장이 생기게 된다. 어떤 선택을 할 것인가?**

출근길에 쓰러진 사람을 발견하면 즉시 도움을 요청하고 응급조치를 시행할 것입니다. 응급환자를 돕는 것은 간호사로서 당연히 해야 할 일이기 때문입니다. 구조대원이 도착하면 상황을 인계하고 신속하게 출근해서 동료 간호사, 간호 상급 관리자에게 보고합니다.

(2020)

16 **리더십과 팔로워십에 대하여 설명해보시오.**

조직을 이끄는 리더의 자질을 리더십, 리더를 잘 보좌하고 리더가 성공할 수 있도록 최대한 지원해주는 바람직한 조직원의 자질이 팔로워십입니다.

 선배들의 **TIP**

리더십과 팔로워십
약간 관계가 다르긴 하지만, 의사와 간호사의 관계도 비슷합니다. 의사의 오더는 리더의 역할을 하지요. 딱 오더, 시키는 일만 하면 그것은 굉장히 수동적이고 의존적 태도입니다. 전문직의 책임있는 태도로 옳지 않습니다. 필요시 문제를 제기하고, 상태 파악과 결정을 내리는 것에 도움을 주어야 합니다. 이러한 태도는 스스로가 성장하고 발전할 수 있는 길이기도 합니다.

(2020)

17 간호사가 네일, 타투, 피어싱을 하는 것에 대해 어떻게 생각하는가?

네일, 타투, 피어싱 모두 개성을 표현하기 위한 수단이라고 생각합니다. 타투는 보이지 않는 곳이라면 괜찮다고 생각하지만, 네일의 경우 위생상의 문제가 있기 때문에 깨끗한 손톱을 유지해야 한다고 생각합니다. 업무에 지장이 없을 정도의 단순한 귀걸이는 괜찮지만, 너무 많은 피어싱의 경우에는 간호사에 대한 이미지인 신뢰감과 동떨어질 수 있으므로 피하는 것이 좋다고 생각합니다.

 선배들의 **TIP**

미용에 대한 답변

- **네일** : 임상 간호사라면 환자안전과 관련된 위생상 문제로 해서는 안 된다고 생각합니다. 수술환자에게도 금지하는 네일입니다. 간호사는 늘 짧고 깨끗한 손톱을 유지해야 합니다.
- **타투** : 공중파의 경우 타투 노출은 아직도 금지입니다. 보편적인 사회적 인식이 있기 때문에 그에 따라야 된다고 생각합니다. 하지만 보이지 않는 곳에는 개인적인 자유라고 생각합니다.
- **피어싱** : 병원 내규 안에서 과하지 않으면 개인의 재량이라고 생각합니다(피어싱은 뺄 수 있으니까요!).

(2019)

18 환자와 일반인과의 소통 차이에 대하여 말해보시오.

환자는 기본적으로 아픈 사람이며 병원이라는 낯선 환경을 마주합니다. 평소에 말을 잘 하던 사람도 아프게 되면 표현하는 것에 어려움을 느낍니다. 따라서 쉽고 자세한 표현을 사용하도록 도와줘야 하며 지속적으로 상태와 검사결과를 설명하여 안심시켜줘야 합니다.

 선배들의 **TIP**

환자와의 소통은 조심 또 조심!

환자들은 매우 예민해져있는 상태이기 때문에 무심결에 나온 말 한마디에 상처와 소외감을 느낄 수 있어요. 혹시나 치료에 영향을 받을까 표현하지 않을 수도 있으니 주의와 조심을 기울여야 합니다. 그리고 요즘에 고령 환자들이 많이 늘었습니다. 고령 환자들과 소통할 때에는 천천히 크게 말하고 반복교육이 필요합니다. 주의사항을 다시 확인 할 수 있도록 볼 수 있는 곳에 메모하여 붙이거나, 그림자료 등이 있는 팜플릿 또는 유인물을 활용하는 방법도 좋습니다.

(2018)

19 다른 직업과 간호사 직업의 차이점과 장점에 대하여 말해보시오.

다른 직업과의 차이점과 장점 모두 교대근무, 의료인이라는 점입니다. 의료인이기에 혼자서 자잘한 응급처치가 가능하며 교대근무라는 점은 남들이 쉬지 못할 때 쉴 수 있다는 메리트를 가졌다고 생각합니다.

 선배들의 TIP

간호사라는 직업의 장점

딱 2개가 생각나네요. 첫 번째는 교대근무라는 것입니다. 남들 못 쉴 때 쉴 수 있어요(덤으로 남들 쉴 때 못 쉬지만 그건 이야기하지 맙시다). 일반 직장인들이 반차를 내야지 갈 수 있는 평일 날 은행가기, 병원가기 등 할 수 있네요. 두 번째로는 의료인이라는 겁니다. 손에 베이는 등의 자잘한 상처라도 응급처치 시 꽤 도움이 됩니다. 그 외에는 솔직히 다 단점입니다. 면허라서 평생 간다고 하기에는 참으로 많은 장롱면허가 있네요. 아, 참고로 전 현재 재직 중입니다. 간호사 일도 그만 둘 생각 없습니다. 그냥 장점 찾기가 힘들어요. 그렇지만 다른 직장인들도 다 마찬가지 아닐까요?(웃음)

(2019) (2018)

20 팬데믹으로 가족들이 자원근무를 반대할 경우 어떻게 대처할 것인가?

누군가 해야 하는 일이며, 간호사가 된 이상 피할 수 없는 의무라 설득합니다. 전시 상황에서도 간호사는 소집됩니다. 이는 간호사가 되기로 마음먹고 대학 입학 후 면허 시험에 합격 한 이후 의무입니다. 늘 언제든 마주칠 수 있는 위험성, 간호사로서의, 의료계의 방역과 의무성을 설명해드립니다.

 선배들의 TIP

그래도 말리신다면

부모님도 아시겠지만 선택권이 없는 문제라고 설득합니다. 만약 그만 두라고 하시면? 여러 가지 생각하고 결정하면 됩니다. 평상시에도 예기치 못하게 수많은 감염환자들이 있습니다. 그들이 가지고 있는 질환이 무서워서 간호를 하지 않을 생각이라면 간호사는 못하는 것이지요.

21 친구의 배우자가 성병에 걸렸다. 친구에게 이 사실을 알릴 것인가?

친구의 배우자(환자)와 대화를 통해 친구에게 사실을 이야기 하도록 돕거나 대신 알리는 것에 대한 동의를 구할 것입니다. 만약 환자가 이를 거부한다면 선의의 간섭주의에 따라 위 사실을 친구에게 알릴 것입니다. 간호사는 환자의 자기 결정권을 존중하고 비밀을 보장해야 할 의무가 있지만 환자의 안전을 위해 적극적으로 간섭하여 문제를 해결하고 예방해야 할 의무도 가지기 때문입니다. 친구의 배우자 성병으로 친구의 감염 위험이 높아지므로 이를 예방하기 위한 적절한 간호중재가 이루어질 수 있도록 도와야 합니다.

SECTION 05 실습 경험 및 자기관리

출제빈도 ●●●●●●

키포인트 실습 경험에 관한 질문이 많습니다.

(2021) (2020) (2019) (2018) (2017) (2016)

01 스트레스 해소방법을 말해보시오.

퍼즐 맞추기로 스트레스를 해소합니다. 하나하나 딱 맞아 떨어지게 들어가는 퍼즐을 볼 때 마음이 편안해지며, 완성이 될 경우 성공했다는 작은 성취감으로 스트레스가 풀립니다.

 선배들의 **TIP**

> 수면관리는 듀티에 맞춰서 조절합니다.
>
> 개인적인 예시로는 E → N 근무 시에는 일부러 E 퇴근 후 그 다음날 새벽까지 자지 않습니다. 퇴근 후 졸린 것은 참으면 되지만 출근 후 졸린 것은 일에 큰 지장을 주거든요. 그리고 자기에게 맞는 수면 용품을 미리 구비해둡니다. 암막 커튼, 안대, 베개, 매트리스 등이요.

(2021) (2020) (2018)

02 간호사로서 힘든 점 세 가지와 극복 방법에 대해 말해보시오.

힘든 점 3가지는 교대근무로 인한 수면문제, 환자·보호자 등으로 받는 스트레스, 감염 노출의 위험성에 대한 불안 등이라고 생각합니다. 극복하기 위해서는 재미나는 영화를 보거나 노래방에서 신나게 노래를 부르며 스트레스를 해소할 것 입니다.

(2017)

03 간호학 중 가장 좋아하는 과목과 그것을 어떻게 활용했는지 말해보시오.

기본간호학입니다. 활력징후 측정이나 혈당검사의 정확한 계측법 등을 실습에서 많이 활용했습니다.

04 번 아웃에 어떻게 대처하였는가?

취미 활동을 가지고 소소한 곳에서 행복을 찾을 것입니다. 가족과 함께 시간을 보내며
마음의 안정을 찾을 것입니다.

 선배들의 **TIP**

스트레스와는 다른 번 아웃
스트레스 해소방법이랑 비슷하지만, 여기서는 다른 곳에서의 활동 및 지지체계에 대한 어필
이 더 중요하다고 생각합니다. 덤으로 직장 내에서 도움을 받겠다는 의지도 내세우고요.

(2023) (2017) (2015)

05 간호핵심기술 중 자신 있는 것은 무엇인가?

① **신규** : 간이혈당검사입니다. 예전에 헌혈을 하기 전에 혈액비중검사를 한 적이 있습
니다. 한 방울의 피를 얻기 위해 찔렸던 통증으로 며칠 동안 얼얼함이 지속되었던
경험이 있었습니다. 그래서 간이혈당검사를 할 때 헌혈했을 때의 기억이 떠올랐습
니다. 환자의 혈당측정을 하는데 어떻게 하면 아프지 않을까 고민을 해보았던 것 같
습니다.

② **경력직** : 시행 전 환자의 피부 두께 및 상태를 사정하고, 여러 번의 경험으로 터득한
최소한의 바늘 두께를 선정하여 혈당검사를 하였습니다. 찌른 것이 맞는지, 아프지
않다고 칭찬해주시던 환자분들의 말에 뿌듯함을 느꼈습니다.

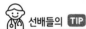 선배들의 **TIP**

노하우 관련 질문에 대하여
사실 신규에게 노하우를 말해보아라. 이런 말은 안 해요. 경력직 간호사들에게 물어보는
질문이죠! 신규 간호사 여러분들은 핵심간호기술 항목 중 실습하면서 했던 것에서 제일 자
신 있는 것과 없는 것을 생각해보고 대답하면 됩니다.

---

plus **NOTE**

🐾 **쉬어가기**

번 아웃에 대처하기

• 적절한 휴식을 취한다.
• 명상으로 조급한 마음을 달랜다.
• 친한 상대와 대화를 나눈다.
• 운동, 여행 등의 취미생활을 즐
  긴다.
• 영양이 풍부하고 맛있는 음식
  을 챙겨먹는다.

➕ **핵심기본간호술 24가지**

활력징후 측정, 경구투약, 근육주
사, 피하주사, 간이 혈당측정 검
사, 피내주사, 정맥 수액 주입, 수
혈요법, 간헐적 위관영양, 단순도
뇨, 유치도뇨, 배출관장, 수술 전
간호, 수술 후 간호, 입원관리, 격
리실 출입 시 보호장구 착용, 폐기
물 관리, 산소포화도 측정, 심전도
모니터 적용, 비강 캐뉼라를 이용
한 산소요법, 기관 내 흡인, 기관
절개관 관리, 기본심폐소생술, 제
세동기 적용

(2022) (2020) (2016)

06 실습에서 가장 본받고 싶지 않았던 간호사와 이유를 말해보시오.

환자에게 관심이 없었던 간호사 선생님이 계셨습니다. 라운딩 돌 때, 처방 관련 일만 하고 환자에게 무언가를 일절 묻지 않는 태도로 임하셨습니다. 일처리는 빠르셔서 시간이 없는 것도 아니었지만 기계적으로 일하시는 모습을 보고 초심을 잃지 않도록 중심을 잘 지켜야겠다고 생각했습니다.

 선배들의 **TIP**

> 실습 중 인상 깊었던, 기억에 남는 선생님도 있겠죠?
> 분명 기억에 남는 간호사 선생님들이 있을 거예요. 몇 가지 예시를 드릴 테니 그에 따른 경험은 각자 맞춰서 대답해보세요.
> ① 행동 하나하나에도 환자의 건강을 생각하는 마음이 묻어나왔던 선생님
> ② 학생인 저에게도 늘 존댓말을 쓰면서 존중해주셨던 선생님
> ③ 바쁜 와중에도 한 가지라도 알려주려고 애써주셨던 선생님
> ④ 늘 밝은 얼굴로 일하셨던 선생님

쉬어가기

실행력을 만들어보자
• 지금 바로 한다.
• 단순화된 습관의 수를 늘리자.
• 하기 싫은 일은 먼저 한다.
• 잘 모르겠으면 도움을 요청하라.
• 수첩을 사용하자.
• 생각난 즉시 메모한다.
• 좋은 것은 따라한다.
• 계획은 늘 완벽하지 않다.

(2017) (2014)

07 학생의 시선으로 봤을 때, 실습 중 바뀌었으면 하는 것은 무엇인가?

관찰 위주의 실습이 대부분이었습니다. 너무 바쁜 와중에 제가 민폐가 아닌가라는 생각이 들 정도로 구석에서 지켜봤습니다. 따라서 기본간호 위주의 제한된 실습내용이지만 실질적인 접근이 어렵다는 점이 아쉬웠습니다. 하지만 먼저 적극적으로 실습에 참여하지 못한 저의 태도를 바꾸는 것이 가장 중요한 것 같습니다.

 선배들의 **TIP**

> 실습의 기억
> 학생일 때는 실제적으로 간단한 기본간호 기술의 몇 가지 외의 간호기술을 실습할 기회가 거의 없죠. 시뮬레이션이나 서로에게 시행하는 것으로 보완하고 있지만 실제 임상과 거리가 멀지요. 이런 측면에서 실질적으로 접근하기 어려웠고, 아쉬웠으며 실습 중 바뀌었으면 하는 내용보다 실습 때 자신의 태도를 바꿔야 한다는 내용도 나쁘지 않을 것이라고 생각합니다.

(2023) (2022) (2019) (2017)

08 가장 기억에 남는 실습은? 혹은 실습 중 기억에 남는 환자와 간호과정에 대하여 말해보시오.

실습 때 제가 따라다니고 있던 간호사 선생님이 스테이션에서 간호기록을 넣는 와중에 환자가 복도로 걸어 나왔습니다. 그런데 갑자기 번쩍 일어나시더니 걸음걸이가 뭔가 이상하다며 환자를 바로 침상안정 취하게 하였습니다. 선생님은 신경학적 사정 후 담당 의사에게 보고하였습니다. 환자는 즉시 응급 MRI 촬영을 하였고, 초기 뇌졸중 진단이 나와 바로 치료에 들어갔습니다. 정말 초기인지라 바로 항혈전제(아스피린) 복용 후 며칠 뒤 환자분은 건강하게 퇴원하셨습니다.

(2023) (2022)

09 어떤 프리셉터 선생님을 만나고 싶은가?

① 기본적으로 모든 선생님들이 배려하는 마음과 헌신적인 태도로 환자를 살피시는 분들이라고 생각합니다. 여기에 배울 점이 많고 인간미 넘치는 선생님을 만나고 싶습니다.

② 실습 때 선생님 한 분께서 모르는 부분에 대해 자세히 설명해주신 적이 있었습니다. 그때의 선생님처럼 배려심이 넘치는 선생님을 만나고 싶습니다.

(2020)

10 원하는 부서가 어디인가? 그 이유와 함께 말해보시오.

중환자실에 지원하고 싶습니다. 처음부터 차근차근 배워가면서 전문인으로 더 공부하고 싶은 목표를 가지고 있기 때문입니다.

 선배들의 **TIP**

> **병동별 이해하기**
>
> ① **외과 vs 내과** : 보통 급성(외과) vs 만성(내과)이라고 생각하면 됩니다.
> - **내과** : 의사들 또한 성향이 매우 다릅니다. 어떤 내과 의사들은 회진 할 때 들어가는 수액 방울수까지 지켜보면서 회진합니다. 수액을 다는 시간이랑 끝나는 시간이랑 지시처방으로 주기도 해요. 어떤 면에서는 그게 마음 편하기도 하죠. 그리고 내과는 약이 굉장히 많아요. 만성질환이라서 환자들도 자기 질환에 대해서 잘 알아 마음대로 하려고 하기도 합니다. 잦은 입퇴원과 오랜 입원기간으로 가족과 같은 환자가 됩니다. 진짜 꼼꼼하게 다 고려해서 봐야 합니다. 내과는 모래 알갱이부터 숲까지 볼 수 있는 시야를 지닐 수 있습니다.
> - **외과** : 굉장히 액티브합니다. 수술 전·후 검사 막 뛰어다녀요. 막 옮겨요. 전화도 많이 오고 정신이 없습니다. 수술 많은 날은 새벽까지 리턴 받을 때도 있습니다. 환자 회전율도 빠릅니다. 다른 과에 비해서 루틴이 잘 되어있는 편이에요. 급성기 통증이 심해 잘 조절해줘야 합니다. 수술과 마취로 인해서 급성기 때 진짜 갑자기 확 상태가 안 좋아지는 응급상황이 있을 수 있기에 주의해야 합니다. 외과는 씨 뿌리고 파종하고 물 뿌리고 수확하고를 동시다발적으로 할 수 있는 능력을 키울 수 있습니다.
> ② **특수파트**
> - **중환자** : 지식이 쌓입니다. 공부를 진짜 많이 해야 합니다. 연결되어 있는 선과 기계들이 굉장히 많습니다. 정리 집착병이 생깁니다. 전문직으로 자부심이 있다고 합니다. 비위가 강해야 합니다.
> - **소아과** : 용량에 굉장히 신경을 많이 써야합니다. 요즘에 아이 한 명 입원하면 부모, 조부모, 외조부모, 이모, 삼촌, 고모까지 다 상대해야 합니다. 여러 과가 같이 있는 경우가 많아 넓게 알아야 합니다.
> - **수술실** : 초반부터 수술에 따른 기구, 집어주는 순서(심지어 의사별로 다름) 외울 것이 많습니다. 다른 파트도 많긴 한데 순서가 꼭 '12345...'가 되어야 하기에 적응할 때까지 힘들고, 파트별로 완전 다르기에 계속 외워야 합니다. 야간근무가 없습니다. 물론 돌아가면서 하거나 응급 콜이 올 때도 있지만, 거의 정상적인 패턴으로 돌아갑니다. 다리가 아픕니다. 손도 아픕니다. 보호자를 볼 일이 없습니다. 인계가 거의 없습니다.
> - **응급실** : 넓고 깊게 알아야 합니다. 우선순위 선정 및 상황대처가 빨라야 합니다. 손도 빨라야 합니다. 인수인계가 거의 없습니다. 술에 취하거나 경황이 없어 난리치는 보호자들도 간간히 있습니다.

말하기 TIP

병동별 장단점과 대략적인 이해를 한 후에 자기 성향과 맞아서 선택한 것이며, 그에 따른 자신의 실습 경험 예시를 한 가지 정도 곁들여 말합니다.

SECTION 06 사회생활 및 인간관계

출제빈도 ●●●○○○

키포인트 대인관계 관련한 질문이 많습니다.

plus NOTE

(2019)

01 팀 간호에서 중요한 것은?

간호사의 업무는 협업이라고 생각합니다. 하나의 수술 또는 시술을 하더라도 간호사뿐만이 아닌 다른 부서의 사람들까지, 많은 사람의 손길을 거칩니다. 이때, 중간에 한 부분이 빠져 협업이 되지 않는다면 피해는 환자의 몫이 될 것입니다. 따라서 맡은 일을 잘하되 서로 필요한 부분은 도와주고 도움을 줄 수 있는 '함께'라는 마음이 필요하다고 생각합니다.

> 말하기 TIP
>
> 팀 간호는 팀원 모두가 공동의 목적을 가지며, 그 목적을 달성하기 위해서는 협력이 중요한 부분입니다. 협업에 초점을 두고 이야기합니다.

(2013)

02 의료진 사이의 관계에서 어떤 점이 가장 중요하다고 생각하는가?

의료진 사이에서 제일 중요한 것은 '정확한 환자상태 파악 후 정보 교환'입니다. 가장 많이 이루어지는 정보 교환은 환자에 대한 인계와 보고이기 때문에 서로간의 신뢰와 믿음이 필요합니다. 환자에게 문제가 생겼을 경우 '정확한 상태 파악은 되었는지', '그에 적절한 사정은 취해졌는지', '필요한 조치는 이루어졌는지' 등 서로 따지거나 비난하지 않고, 믿음과 존중이 선행되어야 합니다.

(2023) (2020)

03 타부서(원무과, 진료과) 직원과 어떻게 협력할 것인가?

하는 일이 달라서 서로 이해하지 못하는 상황이 올 수도 있습니다. 이를 항상 염두에 두고 서로를 배려하는 마음으로 협력하며 의견을 교환할 것입니다.

 선배들의 TIP

> **서로를 배려하는 마음**
> 타부서 직원과 직접 만나는 경우는 드뭅니다. 보통 대부분 전화나 메시지를 주고받습니다. 이 와중에 오해가 생길만한 소지는 차단하고 서로를 이해하면서 친절하게 대합니다. 입장을 주고받을 때에는 '내 입장은 이러합니다. 당신이 생각하기에는 어떻습니까?'하고 다른 부서도 전문직임을 인식하고 배려하는 태도가 필요합니다.

04 태움을 당하는 상황이 오면 어떻게 할 것인가?

태움은 옳지 않고, 없어져야 하는 문화라고 생각합니다. 충고와 지적은 감사히 받아들일 수 있지만 태움이라는 것은 이유 없는 괴롭힘이라고 생각합니다. 이는 제가 잘 해도 해결될 문제가 아니기 때문에 그 상황을 겪게 된다면 의논할 수 있는 다른 선생님과 상담을 통해 조언을 구할 것입니다.

 선배들의 **TIP**

> 태움 왜 안 없어져?
> 태움은 옳지 못하고 없어져야 하는 문화라고 생각해요. 특히, 태움의 경계와 지적·훈계·충고의 경계가 명확해야 합니다. 하지만 사실 신규 때는 태움과 훈계, 충고를 구분하기 힘들 것 같다는 생각도 드네요. 그래서 태움을 당했다! 의논할 수 있는 다른 선생님과의 상담을 통해서 상황을 파악하고 조언을 얻는 것이 우선입니다. 무조건 의논→보고→상담, 3단계! 기억하세요.

05 동기가 선배 간호사에게 태움을 당하고 있다면 어떻게 할 것인가?

함께 선배의 태움을 듣습니다. 무엇이 잘못되었는지 정확하게 확인하고 동기를 다독여주며 동기와의 유대감을 키우겠습니다.

 선배들의 **TIP**

> 제목 : 슬픈시(부제, 알코올)
> 같이 듣는다.
> 뭐를 잘못했는지 알고
> 무엇 때문에 잘못됐는지 알고
> 나도 정확히 알고
> 각성을 하면서
> 동료도 다독여준다.
> 서로 유대관계를 가져야한다.
>
> 만약, 이걸로도 해결이 안 되면 의논할 수 있는 다른 선생님에게 같이 가서 상담을 통해 상황을 파악하고 조언을 얻어봅시다.

🦶 쉬어가기

말로 천냥 빚 갚기

- 말로 입은 상처는 평생 간다.
- 걸러서 말한다.
- 눈을 보며 말한다.
- 같은 말 두 번 하지 않는다.
- 일관되게 말한다.
- 상대방 말을 끝까지 듣는다.
- 상대방 의견을 받아들인다.
- 말할 때는 경청한다.
- 불평불만하지 않는다.
- 시시비비를 가리지 않는다.
- 남을 비판하지 않는다.
- 또박또박 말한다.
- 경솔하게 말하지 않는다.
- 대상에 맞는 말을 한다.
- 활기있게 말한다.
- 말에는 책임이 따른다.

(2019)

06 동료들과 나이 차이가 많이 나서 소통의 어려움이 있다면 어떻게 대처할 것인가?

대학에서 동기와 나이 차이가 많이 있었지만 서로 배려하며 소통을 하며 동갑내기 친구처럼 지냈습니다. 그때와 같이 동기들과 나이 차이가 많이 나더라도 배려하고 존중하며 소통할 것입니다.

 선배들의 **TIP**

나이 차이가 소통의 어려움?

대학생활 경험으로 다 검증되었는데 물어보네요. 이미 대학에서 경험했던 이야기를 하면 될 것 같아요. 사실 동기쯤이야 서로 도와야 하니까 문제가 되지 않아요. 선임도 훨씬 어릴 수 있는데요! 솔직히, 나이를 신경 쓸 거였으면 애초에 입학도 안 했을 거예요. 지겹더라도 면접관이 듣고 싶어하는 대답과 존중하는 태도로 잘 지낼 수 있다는 것을 경험과 함께 내세우면 됩니다. 사실, 개인적으로는 이런 질문 자체가 없어지도록 선배든지 동기든지 후배든지 전문직으로 존중하고 배려하고 도와주는 문화의 정착이 필요하다고 생각합니다.

(2017)

07 프리셉터가 본인을 싫어한다면 어떻게 대처할 것인가?

객관적인 시각이 필요하므로 의논할 수 있는 다른 선생님과의 상담을 통해서 상황을 파악하고 조언을 얻을 것입니다.

 선배들의 **TIP**

선배가 나를 유령취급해요.

이런 것도 태움의 종류입니다. 서로 존중해야 하는데, 무시하고 하대하는 것이지요. 쌀쌀맞은 사람이 은근히 많아요. 원래 태도가 그런 것인지, 나한테만 보란 듯이 대하는 것인지 알아야 합니다. 객관적인 시선이필요하며 이런 경우의 태움의 대처방안과 같습니다.

(2022)

08 **부서 배치를 받았는데, 프리셉터가 싫어하는 유형의 사람이라면 어떻게 할 것인가?**

① 저는 새로운 사람을 만나는 것을 좋아해서 싫어하는 유형이라는 것이 없습니다. 굳이 찾아보자면 저와 성향이 완전 반대인 사람입니다. 저는 조금 차분하고 말수가 적은 편인데 텐션이 엄청 높은 사람과 함께 있을 때 조금 불편한 경우가 있었습니다. 하지만 적절한 텐션은 간호사에게 필요한 부분이며 다른 시각에서의 간호를 배울 수 있을 좋은 기회라고 생각합니다.

② 저는 도덕성이 결여된 사람을 싫어합니다. 간호사라면 더욱이 도덕성을 갖춰야 한다고 생각합니다. 그러나 사람마다 기준이 다르기 때문에 나의 기준과 잣대로 상대방과 불편한 관계가 되면 안 된다고 생각합니다. 또한 개인적인 성향으로 조직 내 갈등을 빚는다면 함께 일하는 모두에게 불편함을 줄 수 있으므로 저와 다른 점을 인정하고, 만일 심한 경우 에둘러 말하며 원만한 관계를 유지하고 함께 업무를 수행해 나가겠습니다.

 선배들의 **TIP**

> 바꿔달라고 면접에서 이야기 할 수는 없잖아요?
>
> '일선에서 일하고 계시는 간호사 분들이 다들 존경스럽고 멋진 분들 같아서 상상이 안 가지만...', '전 사람 사귀기를 좋아해서 싫어하는 유형의 사람은 별로 없습니다'하고 부정적인 단어를 없애자구요. 굳이 말해야 하면 '불편한 유형'은, 하고 말하는 게 좋지 않을까요? 불편함이 나와 다른 성향이라는 것을 강조하며 그런 사람이 프리셉터가 된다면 오히려 그런 성향을 가까이에서 본받을 수 있고, 다른 시각에서의 간호를 배울 수 있을 좋은 기회일 것 같다고 마무리! 원하지 않는 부서 배정이랑 비슷하게 대답하시면 됩니다. 생각의 전환으로 긍정의 힘!(밑줄 쫙쫙)

09 **선배 간호사에게 질책을 들은 후, 업무 부탁을 해야 할 일이 생겼다. 어떻게 대처할 것인가?**

(2020)

아까의 지적받은 내용을 간단하게 보고 제출하고 주의하겠다는 말과 함께 '말씀해주셔서 감사합니다'라고 말합니다. 그 뒤에 용건을 말합니다. 그리고 늘 마무리로 감사의 인사를 꼭 할 것입니다.

(2023) (2021) (2020)

10 **갑자기 추가업무를 지시했을 경우 어떻게 대처할 것인가?**

성공적인 업무수행에 있어서 남들보다 더 많은 시간을 투자하는 것은 목표달성을 위한 기본적인 조건이라고 생각합니다. 추가 업무를 하면서 자신의 일에 대한 열정과 성취감을 맛보는 것이 나와 병원에게 모두 도움이 될 것이라고 생각합니다.

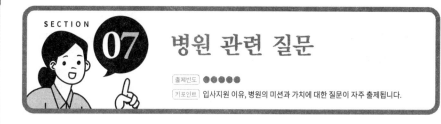

SECTION 07 병원 관련 질문

출제빈도 ●●●●●

키포인트 입사지원 이유, 병원의 미션과 가치에 대한 질문이 자주 출제됩니다.

(2023) (2022) (2021) (2020) (2019) (2017)

01 병원의 지원동기 및 입사 포부에 대해 말해보시오.

 선배들의 **TIP**

지원동기, 입사 포부, 본인을 뽑아야하는 이유 빠지지 않고 나와요!

니들도 알고 나도 아는 규모·급여·복지 등 비슷비슷한 수준의 병원을 제치고 선택한 개인적인 이유를 잘 포장해서 솔직하게 이야기하시면 됩니다. 아, 물론 그 지원동기에는 다음 것들이 포함되어야 합니다. 병원의 인재상이나 핵심가치, 그리고 기사 같은 것을 검색해서 이슈 등을 알아보고 가세요. 입사 포부는 다른 항목의 간호사로서 역량 개발 및 목표에 대한 대답을 해봅시다.

(2020)

02 상급종합병원이란?

상급종합병원은 정부가 지원하는 분류기준으로 500병상 이상을 가지며 중증질환에 대한 질 높은 의료 서비스를 제공하고 의료전달체계의 확립을 통한 의료자원의 효율적 활용의 목적을 가진 병원입니다.

알고가기 상급종합병원

정부가 병원을 분류하는 기준에 따라 병원이 관리됩니다. 일반적으로 병상 수를 기준으로 의원·병원·종합병원·상급종합병원으로 분류가 가능합니다. 이는 보건복지부에 3년마다 신청하게 되면 지정·고시 됩니다.

① 의원 : 30병상 미만의 의료기관(동네 병원)

② 병원 : 30 ~ 100병상 미만(전문병원)

③ 종합병원 : 100 ~ 500병상 미만(일정 수의 진료과목과 전문의가 있는 조건을 충족해야 함)

④ 상급종합병원 : 500병상 이상 및 특정 조건 충족

(2013)

03 JCL인증은 어떠한 약자이며 무엇을 의미하는가?

JCL은 Joint commission international의 약자이며 전 세계를 대상으로 하는 국제 의료기관 평가위원회 인증입니다. 엄격한 심사기준으로 발급되는 인증으로 환자에게 양질의 의료 서비스를 목적으로 합니다. 환자가 병원에 발을 딛는 순간부터 퇴원할 때까지 과정을 11개 분야와 1,033개 항목에 걸쳐서 평가합니다.

(2015)

04 다른 병원과의 차이점을 말해보시오.

 선배들의 **TIP**

병원정보 100% 사용하기

병원의 홈페이지에는 모든 답이 있습니다. 병원마다 비슷하지만 추구하는 미션, 비전, 핵심가치가 다릅니다. 이를 바탕으로 답변을 작성해보세요. 또한 관련한 언론보도 자료들이 있습니다. 현재 병원이 추진하는 사업에 대한 긍정적인 답변을 한다면 아주 훌륭한 지원자가 되지 않을까요?

(2023) (2017)

05 타병원에 지원하였는가, 어떻게 되었는가?

 선배들의 **TIP**

지원자에게 당황스러운 질문

1 ~ 2군데의 병원을 언급하되, 지원하는 병원이 왜 1순위라고 생각하는지 명확하게 정리하여 말하는 것이 좋습니다. 따라서 지원하는 병원의 정보를 정확히 알아가는 것이 중요하겠죠?

(2023) (2022) (2020)

06 병원 입사 후 키울 수 있는 역량에 대해 말해보시오.

 선배들의 **TIP**

홈페이지 꼭 보세요!

각 병원 간호(본)부 홈페이지에 간호(본)부장(혹은 원장)의 인사말에 어떠한 간호를 목표 삼는지가 적혀 있습니다. 간호사로서 기본적인 역량, 전문가로서 간호사의 의무 외에 이와 더불어 키울 수 있는 나의 발전 가능성에 대해 말해봅시다.

(2022) (2020) (2017)

07 다른 병원에서 스카우트 제의가 오는 경우가 있다. 입사하지 1년도 안 된 상태에서 이러한 제의를 받는다면 어떻게 할 것인가?

거절합니다. 아무리 좋은 조건이라도 입사 원서를 넣었던 본원을 택한 그때의 초심을 되살려 볼 것입니다. 제가 이 병원에 지원한 이유는 의학 기술을 선도하며 의료의 질 향상을 위해 다양한 센터와 병동을 가진 ○○병원에서 환자에게 최상의 간호 서비스를 제공하고 싶습니다.

 선배들의 **TIP**

'평생 직장!'이라는 마음가짐으로!

병원 지원동기, 병원 핵심가치와 내가 추구하는 방향 등 지원 병원에 알맞게 대답합시다. 면접에 임할 때에는 자신만의 생각을 확실하게 다 잡고 가야 합니다. 요즘 평생 직장이 어디있냐고요? 다른 우선순위의 병원이 있다고요? 그래도 면접 갈 때에는 싹 잊고, 스스로를 세뇌합니다. '여기는 최고의 병원이다', '내가 다닐 평생 직장이다', '이곳에 뼈를 묻으리!'

(2023) (2020)

08 우리병원의 단점 및 개선사항에 대하여 말해보시오.

 선배들의 **TIP**

우리 병원 어때?

'우리 병원 시스템에 대해서 어떻게 생각하는가?'에 대한 질문들은 당연히 지원자의 입장에서 감수하고 받아들여야 한다고 말해야겠지요. 심지어 그것이 필요악이라도 말입니다. 좋지 않은 조건에 대해서 어떻게 생각하는지를 물어볼 때는 객관적으로도 타당한 근거 혹은 각오 등을 내세워서 말하면 됩니다. 병원 측에서도 불합리하거나 좋지 않다는 것을 알고 있고, 어떤 마음가짐으로 감수하고 있는 것인지를 물어보는 것이기 때문입니다.

 선배들의 **TIP**

모두를 위해!

복지 측면에서 이야기 합니다. 병원마다 복지는 다르므로 관련 병원 정보를 미리 알고 가세요. 그 병원은 없는데 다른 병원은 있는 실현 가능한 복지의 예시 정도면 괜찮을 것 같아요. 여기서 중요한 것은 간호사뿐만 아니라 다른 직원들의 복지와 함께 전체적인 향상을 바라며 궁극적으로는 병원 자체 상향을 꾀한다는 것을 어필하는 것이 좋습니다.

(2019)

09 좋은 병원이란 무엇이라고 생각하는가?

훌륭한 의사가 많은 병원, 좋은 시설과 장비를 갖춘 병원, 업무실적이 돈으로 환산되는 것이 아닌 환자의 건강을 위해서 하는 병원, 접근성이 뛰어난 병원, 정확한 진료가 이루어지는 병원입니다.

 선배들의 **TIP**

병원정보 참고하세요.
병원 홈페이지마다 병원장 인사말이 있습니다. '우리 병원은 이렇게 좋은 병원으로… 끊임없이 노력하겠습니다, 약속하겠습니다'라는 취지의 글이 있으니 꼭 참고하세요!

(2016) (2015)

10 우리병원이 더 발전하기 위하여 본인이 할 수 있는 것은 무엇인가?

간호사는 환자를 가장 직접적으로 보는 의료인입니다. 환자의 건강 뿐 아니라 병원 만족도에도 직접적인 영향을 미칩니다. 지속적인 관련 공부와 환자에 대한 관심은 간호사 개인 뿐 아니라 병원에도 발전을 가져다 줄 것입니다.

(2020)

11 원하는 부서와 관련하여 QI 연구계획에 대하여 말해보시오.

 선배들의 **TIP**

QI 주제
사실 QI연구계획은 그 부서에서 일을 해야지 필요한 QI활동이 뭔지 알게 됩니다. 주로 환자안전·감염예방·교육 및 설명·기본 간호와 관련된 것이 많습니다. 코로나 사태와 관련되어서 이야기하는 것도 괜찮겠네요. 면회가 제한되니 보호자 문자 안내 서비스 개선 활동, 입원 시 감염 지침 설명 강화를 통한 입원환자 만족도 및 인식 상승 등이 있으니 참고하여 대답해 보세요.

(2018)

12 신규 간호사가 적응하기 위해 개인이 해야 할 노력과 병원이 해야 할 노력에 대하여 말해보시오.

① 개인이 해야 할 노력 : 임상에 대해서 적응하려고 해야 합니다. 정규일 뿐 아니라 과별 특성, 주치의별 처방, 질환별 처치 등 공부해야 합니다. 업무 적응을 되도록 빠르게 하도록 노력하고, 더불어 병동 선생님들과도 좋은 관계를 유지하도록 먼저 다가가는 태도 또한 필요하다고 생각합니다.

② 병원이 해야 할 노력 : 신규 간호사를 가르치는 프리셉터도 막중한 부담감과 고민에 빠집니다. 병원은 제도적으로 프리셉터 교육을 미리 시행해야 합니다. 교육전담간호사 운영을 시행하였으면 좋을 깃 같습니다. 또한 모든 병동 선생님들이 부담스런 신규 간호사를 위해 신규 간호사의 직원 고충상담실 운영도 좋은 방안일 것 같습니다. 각 병동별 매뉴얼, 가이드라인 정비 또한 도움이 될 것입니다.

(2020)

13 병원 내 세대갈등에 대한 해결방안을 제시해보시오.

가장 중요한 것은 서로에 대한 존중하는 문화가 정착되어야 한다고 생각합니다. 나이와 상관없이 먼저 다가가려는 노력을 할 것입니다.

 선배들의 **TIP**

> 여러분, 사회생활입니다.
> 서로 이해하며 먼저 다가가는 문화가 정착돼야 해요. 보면 인사하고, 싹싹하게 다가가서 공감하며 경청하는 것이 주된 포인트입니다.

(2019)

14 병원 내 안전사고에 대하여 자신의 생각을 말해보시오.

안전사고의 가장 중요한 것은 예방이며, 일어났을 경우, 제일 먼저 할 일은 책임을 묻는 것이 아니라 해결을 한 후 재발 방지를 위한 시스템 개선을 하는 것입니다.

 선배들의 **TIP**

> 베르나르 베르베르의 '개미'
> • 사람에게 장애물이 나타났을 때 : '왜' 이런 문제가 생긴 거지? 이것은 누구의 잘못이지? 잘못한 사람을 찾아 다시는 그런 일이 생기지 않도록 부과할 벌이 무엇인지 찾는다.
> • 개미에게 장애물이 나타났을 때 : '어떻게' 누구의 도움을 받아 이 문제를 해결할 수 있을까? 찾는다.

SECTION 08 이슈

출제빈도 ●●○○○

키포인트 의료계 이슈와 사회이슈를 묻는 질문이 가끔 나옵니다.

2017

01 신규간호에게 수습기간은 얼마나 필요하다고 생각하는가?

2 ~ 3개월이라고 생각합니다. 아직 일을 하지 않아서 적절한 트레이닝 기간에 대해서 잘 모르겠습니다. 하지만 보통 트레이닝 기간은 3개월 정도라고 알고 있습니다. 이 기간 동안 수습을 잘 마칠 수 있도록 노력하겠습니다.

알고가기 보건의료노조가 발표한 트레이닝 기간

신규 간호사 교육기간(병동)	응답	비율
1개월 미만(1 ~ 3주)	5	11.36
1개월(4주)	5	11.36
1개월 후 ~ 2개월 미만(5주 ~ 7주)	7	15.90
2개월(8주)	10	22.72
3개월(12주)	10	22.72
정해진 기간 없음	2	4.54
무응답	5	11.36
합계	44	100

2021 2019

02 연명의료결정법에 대한 본인의 생각은 어떤가?

연명의료결정법은 임종 과정에 있는 환자의 존엄성과 가치를 보장할 수 있는 법이라고 생각합니다. 환자가 자기 스스로 주체적인 임종을 맞이할 수 있기 때문에 긍정적으로 생각하고 있습니다.

(2023) (2022) (2021) (2020) (2019) (2017)

03 신규 간호사 퇴사율이 높은 이유와 해결방안에 대하여 말해보시오.

퇴사율이 높을 것 같은 이유는 불규칙한 근무 시간, 신체 노동, 감정노동, 의사·환자·보호자 등의 응대 등이 있습니다. 이에 대한 해결방안으로 신체적 건강증진을 위한 운동, 근무표에 따른 신체 리듬 조절, 서로 존중하고 배려하는 문화 형성(경어체 사용) 등이 있습니다.

(2023) (2020) (2014)

04 3교대에 대한 자신의 견해를 말해보시오.

환자들의 지속적인 간호를 위해 교대근무는 필수불가결하다고 생각합니다. 교대근무 때문에 힘들다는 이야기를 많이 들어왔습니다. 지속적이고 장기간으로 겪은 적은 없지만, 시험기간에 밤을 새어 시험을 보고 다시 쪽잠 자고 밤새서 다음 시험을 준비하고, 한 학기당 1 ~ 2주 정도의 경험으로, 확실히 체력적으로 힘들긴 했지만 적응할 수 있을 것 같습니다.

 선배들의 **TIP**

> 뭐 어쩔 수 있나?
> 지속적인 간호를 위해서는 2교대나 3교대나 교대근무는 필수적입니다. 간호사를 하기로 마음 먹었으면 피할 수 없는 것인데, 근무하다보면 적응하기 힘든 것도 사실이지요. 교대근무가 힘들 것 같아서 수술실 등 지원할 예정이라도 부정적인 대답은 입사 면접 때 하지 않기를 권합니다. 수술실 지원은 그야말로 수술간호를 원해서 지원해야 하는 것입니다.

(2023)

05 대기발령제에 대하여 어떻게 생각하는가?

트레이닝 기간이 필요한 간호사 직업의 특성상, 현실적으로 모든 신규 간호사를 한꺼번에 투입하기에는 무리가 있기 때문에 대기발령제도는 아직까지는 어쩔 수 없다고 생각합니다. 오히려 대기발령기간 동안 무엇을 하고 어떻게 지낼 것인지가 더 중요하다고 생각합니다.

check

06 의사파업에 대하여 어떻게 생각하는가?

정부가 19년간 동결돼 있던 의대 정원을 2025년부터 2,000명으로 증원하겠다고 발표하면서 이에 대한 반발로 의사 파업이 시작되었습니다. 현재 정부의 입장이 충분히 논리적이고 설명되지 않아, '정치적 목적'으로 추진된다는 인상을 심어주면서 더욱 악화되고 있는 안타까운 상황입니다. 그러나, 제일 혼란스러운 것은 환자들이며, 사태가 길어질수록 국민 생명권이 위협 당하고 있습니다. 하루빨리 실효성을 발휘할 수 있는 구체적인 계획이 필요하다고 생각합니다.

2020

07 AI분야가 간호에 도움을 줄 수 있는 부분이 무엇인가?

은평성모병원의 '음성 간호의무기록'부터 한림대의료원의 이동형 의료장비에 적용한 실시간 위치추적센서 물품 관리, 낙상·욕창 예측 프로그램 도입의 예방적 간호, 인하대병원의 맥박, 체온, 산소포화도 등을 알 수 있는 '웨어러블 단말 도입'과 비대면 간호 등 지속적인 개발과 시행이 되고 있습니다.

2020

08 AI가 병원에서 사용되는 예시를 말해보시오.

길병원의 경우 암 진단하는 부분에, 전북대 병원의 경우 고관절이나 인공관절 수술하는 부분에, 아산병원은 환자병상 자동 배정에, 세브란스는 챗봇 도입으로 병원 안내에 쓰이고 있습니다. 앞으로 입원해서 퇴원할 때까지 상당량의 정보 처리 및 편의서비스를 AI가 맡게 될 것으로 기대되어 집니다.

2019

09 커뮤니티 케어란 무엇인지 설명해보시오.

커뮤니티 케어(Community care)란 지역사회 통합 돌봄 사회서비스을 의미합니다. 돌봄이 필요한 주민(어르신, 장애인 등)이 살던 곳(자기 집이나 그룹 홈 등)에서 개개인의 욕구에 맞는 서비스를 누리고 지역사회와 함께 어울려 살아갈 수 있도록 주거, 보건의료, 요양, 돌봄, 독립생활 등을 통합적으로 지원하는 지역주도형 사회서비스정책입니다.

알고가기 커뮤니티 케어 4대 핵심요소

① 주거지원 인프라 확충 : 어르신 맞춤형 케어안심주택, 집수리 사업, 커뮤니티 케어형 도시재생 뉴딜

② 방문건강 및 방문의료 : 집중형 방문건강서비스, 방문의료, 어르신 만성질환 전담 예방관리, 병원 '지역연계실' 운영

③ 재가 돌봄 및 장기요양 : 차세대 노인장기요양보험 구축, 재가 의료급여 신설, 식사 배달 등 다양한 신규 재가서비스, 회복·재활서비스

④ 서비스연계를 위한 지역 자율형 전달체계 구축 : 케어안내창구 신설(읍면동), 지역케어회의 등 지역사회 민·관 서비스 연계·협력(시군구)

 선배들의 **TIP**

커뮤니티 케어가 뭐길래?

코로나 사태로 더 중대성이 높아졌습니다. 특히 정신병원, 요양병원의 집단 감염으로 이를 막기 위한 탈시설화 방책이 커뮤니티 케어입니다. 하지만 동시에 이전 추진방향이 방문과 대면으로 이루어졌기 때문에 잠정 중단되는 등 시행착오를 겪고 있습니다. 향후 어떻게 개선할지 문제이지만, 추세는 이를 계기로 의료 패러다임의 전환이 이루어질 것 같습니다.

(2023) (2020)

10 팬데믹으로 인해 달라진 일상과 간호사들이 갖춰야할 태도는 무엇인지 말해보시오.

팬데믹 이후 의료진의 역할이 더 강화되었습니다. 감염예방은 더 중요해졌으며 관련 정보는 미리 습득해야 합니다. 업무량이 과중되었으며 면회가 제한된 보호자들의 대응 또한 평소보다 더 큰 스트레스가 될 것입니다. 따라서 번 아웃에 대비해야 합니다. 전반적인 의료 체계에서 커뮤니티 케어의 중요성이 대두될 것이고 인공지능, 비대면 의료도 활성화될 것입니다.

(2013)

11 간호를 아트 & 사이언스라고 한다. 실습을 통해 그 예를 들어보시오.

간호의 예술은 환자와 의미 있는 만남과 능숙한 간호 활동, 적절한 간호행위 선택입니다. 컴퓨터로 간호기록을 넣는 와중에도 주변 환경을 늘 신경 쓰며, 담당 환자의 이상 징후를 즉각 알아차려 적절한 조치를 취하는 간호사 선생님의 모습을 보고 굉장히 멋있다고 느꼈습니다. 저도 그런 간호사가 되기 위해 노력할 것입니다.

(2019) (2017) (2016)

12 간호간병통합서비스에 대한 장단점을 설명해보시오.

① 장점

- 간호인력 및 보조인력 확충되었다.
- 지원으로 시설 및 장비가 지원되고 도입되었다(전동침대, 에어매트리스 등).
- 환자 입장에서는 간병비가 절약되어 간병의 부담이 적어진다.

② 단점

- 환자 개인 요구도가 너무 다르다.
- 보호자처럼 위생을 전부 신경 써 줄 수 없다.
- 아직 간병인 개념으로 생각하는 경우가 많다.
- 중증이 몰리면 엄청 힘들다.
- 콜 벨 노이로제가 생긴다.

plus NOTE

말하기 TIP

전체적인 흐름은 간호간병통합서비스로 가는 방향입니다. 점차 확대하는 추세로 도입에 긍정적으로 대답하는 것이 좋습니다.

당신의 꿈은 뭔가요?
MY BUCKET LIST !

꿈은 목표를 향해 가는 길에 필요한 휴식과 같아요.
여기에 당신의 소중한 위시리스트를 적어보세요. 하나하나 적다
보면 어느새 기분도 좋아지고 다시 달리는 힘을 얻게 될 거예요.

- [ ]
- [ ]
- [ ]
- [ ]
- [ ]
- [ ]
- [ ]
- [ ]
- [ ]
- [ ]
- [ ]
- [ ]
- [ ]
- [ ]
- [ ]
- [ ]
- [ ]
- [ ]
- [ ]
- [ ]
- [ ]
- [ ]
- [ ]
- [ ]
- [ ]
- [ ]
- [ ]
- [ ]

PART

IV

부록

01 | 인성검사

CHAPTER

개인의 성품과 사회 적응력을 평가하는 검사인 인성검사는 기본적인 사회성 파악에 목표를 둡니다.

인성이란 개인을 특징짓는 평범하고 일상적인 사회적 이미지, 즉 지속적이고 일관된 공적 성격(Public-personality)이며, 환경에 대응함으로써 선천적·후천적 요소의 상호작용으로 결정화된 심리적·사회적 특성 및 경향을 의미합니다. 채용기관에서 인성검사를 중요하게 생각하는 이유는 직무의 동기유발 측면에서 중요하게 작용하기 때문입니다. 조직화합, 사회성, 개인적 성향, 성격의 특징 등 모든 것은 조직 협동 및 업무의 효율성과 연결되므로 병원의 인재상에 부합하며 해당 직무에 적합한 인재파악을 위해 인성검사가 필요합니다.

❶ 정서적 측면

평소 마음의 당연시하는 자세나 정신 상태가 얼마나 안정되어 있는지 또는 불안한지를 측정합니다. 정서상태는 직무수행이나 대인관계와 관련하여 태도나 행동으로 드러납니다. 그러므로 정서적 측면을 측정하는 것에 의해, 장래 조직 내의 인간관계에 어느 정도 잘 적응할 수 있을까(또는 적응하지 못할까)를 예측하는 것이 가능합니다.

✎ 민감성(신경도)

꼼꼼함, 섬세함, 성실함 등의 요소를 통해 일반적으로 신경질적인지 또는 자신의 존재를 위협받는다는 불안을 갖기 쉬운지 측정합니다.

No.	질문	YES	NO
1	배려있는 사람이라고 생각한다.		
2	어질러진 방에 있으면 불안하다.		
3	실패 후에는 불안하다.		
4	이유 없이 불안할 때가 있다.		
5	세세한 것까지 신경 쓴다.		

- YES가 많은 경우 : 사소한 일에 신경 쓰고 다른 사람의 말에 상처를 받기 쉽다.
- NO가 많은 경우 : 정신적으로 안정적인 유형으로 주위 사람의 말에 과민반응하지 않는다.

자책성(과민도)

자신을 비난하거나 책망하는 정도를 측정합니다.

No.	질문	YES	NO
1	후회하는 일이 많다.		
2	자신이 하찮은 존재라고 생각한다.		
3	문제가 발생하면 자기의 탓이라고 생각한다.		
4	무슨 일이든지 끙끙대며 진행하는 경향이 있다.		
5	온순한 편이다.		

- YES가 많은 경우 : 자책하는 유형, 비관적이고 후회하는 유형이다.
- NO가 많은 경우 : 낙천적인 유형, 기분이 항상 밝은 편이다.

기분성(불안도)

기분의 굴곡이나 감정적인 면의 미숙함이 어느 정도인지를 측정합니다.

NO	질문	YES	NO
1	다른 사람의 의견에 자신의 결정이 흔들리는 경우가 많다.		
2	기분이 쉽게 변한다.		
3	종종 후회한다.		
4	다른 사람보다 의지가 약한 편이라고 생각한다.		
5	금방 싫증을 내는 성격이라는 말을 자주 듣는다.		

- YES가 많은 경우 : 감정기복이 많은 유형으로 의지력보다 기분에 따라 행동한다.
- NO가 많은 경우 : 감정기복이 없고 안정적이다.

✎ 독자성(개인도)

주변에 대한 견해나 관심, 자신의 견해나 생각에 어느 정도의 속박감을 가지고 있는지를 측정합니다.

No.	질문	YES	NO
1	창의적 사고방식을 가지고 있다.		
2	융통성이 있는 편이다.		
3	혼자 있는 편이 많은 사람과 있는 것보다 편하다.		
4	개성적이라는 말을 듣는다.		
5	교제는 번거로운 것이라고 생각하는 경우가 많다.		

- YES가 많은 경우 : 자신의 관점을 중요하게 생각하는 유형으로 주위 상황보다 자신의 느낌과 생각을 중시한다.
- NO가 많은 경우 : 상식적으로 행동하고 주변 사람의 시선에 신경을 쓴다.

✎ 자신감(자존심도)

자기 자신에 대해 얼마나 긍정적으로 평가하는지를 측정합니다.

No.	질문	YES	NO
1	다른 사람보다 능력이 뛰어나다고 생각한다.		
2	다소 반대의견이 있어도 나만의 생각으로 행동할 수 있다.		
3	나는 다른 사람보다 기가 센 편이다.		
4	동료가 나를 모욕해도 무시할 수 있다.		
5	대개 일을 목적한 대로 헤쳐나갈 수 있다고 생각한다.		

- YES가 많은 경우 : 자신의 능력, 외모 등에 자신감이 있고 비판당하는 것을 좋아하지 않는다.
- NO가 많은 경우 : 자신감이 없고 다른 사람의 비판에 약하다.

✎ 고양성(분위기에 들뜨는 정도)

자유분방함, 명랑함과 같이 감정(기분)의 높고 낮음의 정도를 측정합니다.

No.	질문	YES	NO
1	침착하지 못한 편이다.		
2	다른 사람보다 쉽게 우쭐해진다.		
3	모든 사람이 아는 유명인사가 되고 싶다.		
4	모임이나 집단에서 분위기를 이끄는 편이다.		
5	취미 등이 오랫동안 지속되지 않는 편이다.		

- YES가 많은 경우 : 자극이나 변화가 있는 일상을 원하고 기분을 들뜨게 하는 사람과 친밀하게 지낸다. 밝은 태도는 좋지만 착실한 업무능력이 요구되는 직종에서는 마이너스가 될 수 있다.
- NO가 많은 경우 : 감정이 항상 일정하고 속을 드러내 보이지 않는다.

✎ 허위성(진위성)

필요 이상으로 자기를 좋게 보이려 하거나 기업체가 원하는 '이상형'에 맞춘 대답을 하고 있는지, 없는지를 측정합니다.

No.	질문	YES	NO
1	약속을 깨뜨린 적이 한 번도 없다.		
2	다른 사람을 부럽다고 생각해 본 적이 없다.		
3	꾸지람을 들은 적이 없다.		
4	사람을 미워한 적이 없다.		
5	화를 낸 적이 한 번도 없다.		

- YES가 많은 경우 : 다른 원칙으로 해답할 가능성이 있다. 면접관이 거짓말을 하고 있다고 생각할 수 있다.
- NO가 많은 경우 : 냉정하고 정직하며, 외부의 압력과 스트레스에 강한 유형이다. 대쪽 같음의 이미지가 굳어지지 않도록 주의한다.

② 행동적 측면

인격 중에 특히 행동으로 드러나기 쉬운 측면을 측정합니다. 주로 직종과 깊은 관계가 있는데 자신의 행동 특성을 살려 선택한다면 플러스가 될 수 있습니다. 행동 특성에서 보여 지는 특징은 면접장에서도 드러나기 쉬우므로 면접관의 시선에서 자신이 어떻게 비칠지 생각하며 점검하는 시간을 가져보는 것이 좋습니다.

✎ 사회적 내향성

대인관계에서 나타나는 행동경향으로 낯가림을 측정합니다.

No.	질문	YES	NO
1	파티에서는 사람을 소개 받는 편이다.		
2	처음 보는 사람과는 어색하게 시간을 보내는 편이다.		
3	친구가 적은 편이다.		
4	자신의 의견을 말하는 경우가 적다.		
5	사교적인 모임에 참석하는 것을 좋아하지 않는다.		

- YES가 많은 경우 : 내성적이고 사람들과 접하는 것에 소극적이다. 면접관은 소극적인데 동료들과 잘 지낼 수 있을까 생각할 수도 있다.
- NO가 많은 경우 : 사교적이고 자기의 생각을 명확하게 전달할 수 있다. 반면에 면접관은 자기주장이 너무 강하지 않을까 생각할 수 있으므로 면접때 협조성을 보여주는 것이 좋다.

✎ 내성성(침착도)

자신의 행동과 일에 대해 침착하게 생각하는 정도를 측정합니다.

No.	질문	YES	NO
1	시간이 걸려도 침착하게 생각하는 경우가 많다.		
2	실패의 원인을 찾고 반성하는 편이다.		
3	결론이 도출되어도 몇 번 정도 생각을 바꾼다.		
4	여러 가지를 한 번에 생각하는 것이 능숙하다.		
5	여러 가지 측변에서 사물을 검토한다.		

- YES가 많은 경우 : 행동하기 보다는 생각하는 것을 좋아하고 신중하게 계획을 세워 실행한다. 하지만 면접관은 행동으로 실천하지 못한다고 생각할 수 있으므로 발로 뛰는 것을 좋아하고 더디게 일한다는 인상을 주지 않도록 한다.
- NO가 많은 경우 : 차분하게 생각하는 것보다 우선 행동하는 유형이다. 면접관이 경솔한 사람으로 생각할 수 있다.

✎ 신체활동성

몸을 움직이는 것을 좋아하는가를 측정합니다.

No.	질문	YES	NO
1	민첩하게 활동하는 편이다.		
2	일을 척척 해치우는 편이다.		
3	활발하다는 말을 듣는다.		
4	몸을 움직이는 것을 좋아한다.		
5	스포츠를 하는 것을 즐긴다.		

- YES가 많은 경우 : 활동적이고, 활동력이 좋은 유형이다.
- NO가 많은 경우 : 침착한 인상으로 차분한 유형이다. 행동하려 하지 않는 사람으로 오해할 수 있으므로 유의해야 한다.

✎ 주도성

대인관계에서나 활동에서 열정적으로 이끌어가는 리더십이 있는지 측정합니다.

No.	질문	YES	NO
1	해결되지 않는 일은 원인을 찾고 문제를 해결하는 방안을 모색하는 편이다.		
2	사람들을 설득하여 함께 행동하는 편이다.		
3	열정적이라는 말을 듣는다.		
4	누군가 지시하지 않더라도 먼저 나서서 일을 한다.		
5	궂은 일이더라도 내가 먼저 하는 것이 마음 편하다.		

- YES가 많은 경우 : 주도적으로 사람을 이끌고 열정적으로 일을 하는 유형이다. 자칫 열정이 과해 동료를 따르지 않고 독단적으로 행동한다고 보일 수 있다.
- NO가 많은 경우 : 주어진 일을 하는 것이 편하다고 생각하는 유형이다. 업무를 맡을 때 적극적으로 하지 않는 인상을 줄 수 있다.

✎ 지속성(노력성)

무슨 일이든 포기하지 않고 끈기 있게 하려는 정도를 측정합니다.

No.	질문	YES	NO
1	일단 시작한 일은 시간이 걸려도 끝까지 마무리한다.		
2	끈질긴 편이다.		
3	인내가 강하다는 말을 듣는다.		
4	집념이 깊은 편이다.		
5	한 가지 일에 구애되는 것이 좋다고 생각한다.		

- YES가 많은 경우 : 시작의 어려움은 있어도 포기하지 않는 인내심이 높다. 이는 집착이 강해보일 수 있다.
- NO가 많은 경우 : 뒤끝이 없고 조그만 실패로 일을 포기하기 쉽다. 따라서 면접때, 지속적인 노력으로 성공했던 사례를 준비하도록 한다.

✎ 신중성(주의성)

자신이 처한 주변상황을 즉시 파악하고 자신의 행동이 어떤 영향을 미치는지를 측정합니다.

No.	질문	YES	NO
1	여러 가지로 생각하면서 완벽하게 준비하는 편이다.		
2	신중해서 타이밍을 놓치는 편이다.		
3	자신은 어떤 일에도 신중히 대응하는 편이다.		
4	시험을 볼 때 끝날 때까지 재검토하는 편이다.		
5	일에 대해 계획표를 만들어 실행한다.		

- YES가 많은 경우 : 주변 상황에 민감하여 예측한 후 계획있게 일을 진행한다. 하지만 너무 신중하면 일의 진행이 정체될 가능성을 보이므로 면접에서 추진력과 강한 의욕을 보여주는 것이 필요하다.
- NO가 많은 경우 : 주변 상황을 살펴보지 않고 계획 없이 일을 진행시킨다. 면접 시 경솔한 인상을 주지 않도록 하며 판단력이 빠르거나 유연한 사고 덕분에 일 처리를 잘 할 수 있다는 것을 강조하도록 한다.

3 의욕적 측면

의욕적인 측면은 의욕의 정도, 활동력의 유무 등을 측정합니다. 의욕이란 하려는 의지와는 뉘앙스가 조금 다릅니다. 하려는 의지란 그 때의 환경이나 기분에 따라 변화하는 것이지만, 여기에서는 조금 더 변화하기 어려운 특징으로 말하자면 정신적 에너지의 양으로 측정하는 것입니다.

달성의욕

목적의식을 가지고 높은 이상을 가지고 있는지를 측정합니다.

No.	질문	YES	NO
1	경쟁심이 강한 편이다.		
2	어떤 한 분야에서 제1인자가 되고 싶다고 생각한다.		
3	규모가 큰일을 해보고 싶다.		
4	아무리 노력해도 실패한 것은 아무런 도움이 되지 않는다.		
5	높은 목표를 설정하여 수행하는 것이 의욕적이다.		

- YES가 많은 경우 : 현재의 생활을 소중히 여기고 큰 목표와 높은 이상을 가지고 승부욕이 강한 편이다.
- NO가 많은 경우 : 비약적인 발전을 위해서 기를 쓰지 않는 사람으로 보일 수 있다. 일을 통해서 하고 싶은 것들을 구체적으로 어필하도록 한다.

활동의욕

자신에게 잠재된 에너지의 크기로, 정신적인 측면의 활동력이라 할 수 있습니다.

No.	질문	YES	NO
1	하고 싶은 일을 실행으로 옮기는 편이다.		
2	어려운 문제를 해결해 가는 것이 좋다.		
3	일반적으로 결단이 빠른 편이다.		
4	곤란한 상황에도 도전하는 편이다.		
5	시원시원하다는 말을 잘 듣는다.		

- YES가 많은 경우 : 꾸물거리는 것을 싫어하고 재빠르게 결단해서 행동하는 유형이다.
- NO가 많은 경우 : 안전하고 확실한 방법을 모색하고 차분하게 시간을 아껴 일에 임하는 유형이다. 하지만 재빨리 활동을 못하고 일의 처리 속도가 느리다고 생각할 수 있다.

4 인성검사 유의사항

시간이 정해져 있어서 시간 내에 문항을 체크하는 것이 key point입니다. 한번 체크하였을 경우 수정이 불가능한 경우가 많은데, 인성검사는 신뢰도가 가장 중요합니다. 결과를 지나치게 의식하여 솔직하지 못하게 응답할 경우 과장반응으로 분류될 수 있어요. 또한 응답할 경우 모호한 '보통이다'의 답변보다는 확실한 '예/아니오'의 대답이 좋습니다. 이 점을 염두에 두고 실전을 대비해 보세요.

✎ 허구성 척도의 질문을 피한다.

인성검사의 질문에는 허구성 척도를 측정하기 위한 질문이 숨어있음을 유념해야 합니다. 예를 들어 '나는 지금까지 거짓말을 한 적이 없다' '나는 한 번도 화를 낸 적이 없다' 이러한 질문이 있다고 가정해봅시다. 누구나 태어나서 한번은 거짓말을 한 경험이 있을 것이며 화를 낸 경우도 있을 것입니다. 대부분의 구직자는 자신을 좋은 인상으로 포장하는데, 물론 자연스러운 일이다. 하지만 지나치게 좋은 성격을 염두에 두고 허구성을 측정하는 질문에 전부 '그렇다'고 대답을 한다면 허구성 척도의 득점이 극단적으로 높아집니다. 이는 검사항목 전체에서 구직자의 성격이나 특성이 반영되지 않았음을 나타내 불성실한 답변으로 신뢰성을 의심받게 될 것입니다. 인성검사의 문항은 각 개인의 특성을 알아보고자 하는 것으로 절대적으로 옳거나 틀린 답이 없으므로 결과를 지나치게 의식하여 솔직하게 응답하지 않으면 과장 반응으로 분류될 수 있음을 기억하세요.

✎ 대체로, 가끔 등의 수식어를 확인한다.

'대체로', '종종', '가끔', '힝상', '대개' 등의 수식어는 대부분의 인성검사에서 자주 등장합니다. 이러한 수식어가 붙은 질문을 접했을 때 구직자들은 조금 고민하게 됩니다. 하지만 아직 답해야 할 질문들이 많음을 기억해야 합니다. 다만, 앞에서 '가끔', '때때로'라는 수식어가 붙은 질문이 나온다면 뒤에는 '항상', '대체로'의 수식어가 붙은 내용은 똑같은 질문이 이어지는 경우가 많으므로 자주 사용되는 수식어를 적절히 구분할 줄 알아야 합니다.

✎ 솔직하게 있는 그대로 표현한다.

인성검사는 평범한 일상생활 내용들을 다룬 짧은 문장과 어떤 대상이나 일에 대한 선호를 선택하는 문장으로 구성되어 있으므로 평소에 자신이 생각한 바를 알아보기 위함입니다. 너무 골똘히 생각하지 말고 문제를 보는 순간 떠오른 것을 체크하세요. 또한 간혹 반복되는 문제들이 출제되기 때문에 일관성 있게 답하지 않으면 감점될 수 있으므로 유의하세요.

✎ 모든 문제를 신속하게 대답한다.

인성검사는 시간제한이 없는 것이 원칙이지만 대부분 일정한 시간제한을 두고 있습니다. 인성검사는 개인의 성격과 자질을 알아보기 위한 검사이기 때문에 정답이 없지만 병원에서 바람직하게 생각하거나 기대되는 결과가 있습니다. 따라서 시간에 쫓겨서 대충 대답을 하는 것은 바람직하지 못합니다.

✎ 자신의 성향과 사고방식을 미리 정리한다.

해당 병원의 인재상을 기초로 하여 일관성, 신뢰성, 진실성 있는 답변을 염두에 두고 꼼꼼히 풀다보면 분명 시간의 촉박함을 느낄 것입니다. 따라서 각각의 질문을 너무 골똘히 생각하거나 고민하는 것 대신 시험 전에 여유 있게 자신의 성향이나 사고방식에 대해 정리해보세요.

✎ 마지막까지 집중해서 검사에 임한다.

장시간 진행되는 검사에 지칠 수 있으므로 마지막까지 집중해서 정확히 답할 수 있도록 해야 합니다.

02 | 인성검사 모의고사

CHAPTER

문항수 : 80문항 | 풀이시간 : 30분

인성검사 맛보기입니다. 시간을 맞춰놓고 풀어보세요.

No.	질문	YES	NO
1	문제가 발생할 시 생각하기보다 먼저 행동하는 편이다.		
2	일을 하는 것이 좋다.		
3	예상이 되는 부분까지 생각하며 발생한 문제에 접근한다.		
4	의사소통의 경우 긍정적인 단어보다 부정적인 단어를 더 많이 사용한다.		
5	동료와 대화할 경우 주제를 이해하기 어렵다.		
6	나에게 없는 부분은 남을 통해서 배우고자 한다.		
7	업무를 수행할 경우 지침에 따라 행동한다.		
8	나 자신을 믿으며 스스로에게 격려한다.		
9	임상지식에 대해 깊이 있는 공부를 하려고 노력한다.		
10	환자 중재 과정에 있어서 비판적인 사고가 필요하다고 생각한다.		
11	약속을 지키지 않은 적이 없다.		
12	나는 대화를 할 때 내 의견을 확실히 밝히는 편이다.		
13	나는 눈치가 빠른 편이다.		
14	이해가 안 되는 부분이 있으면 이해가 될 때까지 물어본다.		
15	세세한 부분까지 놓치지 않는다.		
16	나는 대화를 주도하는 편이다.		
17	상대방과 대화를 할 경우 본론부터 이야기 한다.		
18	주변에서 배려심이 많다는 소리를 듣는 편이다.		
19	처음만난 사람과 대화하는 것이 어렵다.		
20	친구를 사귀면 관계를 오래 유지한다.		
21	모든 일에 계획을 세우고 실행한다.		

No.	질문	YES	NO
22	아무리 힘든 상황이 오더라도 긍정적으로 받아들일 수 있다.		
23	친구가 힘든 일을 겪었을 때 해결방향을 제시하기보다 위로해준다.		
24	상대방의 말에 리액션을 크게 하는 편이다.		
25	나는 판단이 느리다.		
26	맡은 일에 책임감을 가지고 최선을 다한다.		
27	나만의 장·단기 목표를 가지고 있다.		
28	나는 감성적이다.		
29	나는 문제해결에 대한 원리를 이해하려고 노력한다.		
30	나에 대한 평가를 겸허히 받아들이고 개선하고자 노력한다.		
31	화가 나면 주체할 수 없다.		
32	내가 속한 집단에서 나는 중요한 사람이다.		
33	실패를 하면 불안하다.		
34	주변의 변화에 민감하게 행동한다.		
35	업무량과 성취감은 비례한다고 생각한다.		
36	나는 업무를 수행할 할 때 우선순위에 따라 움직인다.		
37	의사소통 시 상대방이 이해하기 쉽게 설명한다.		
38	아무리 긴박한 상황에서도 평정심을 유지한다.		
39	친구와 싸웠을 경우에 먼저 화해를 건넨다.		
40	문제가 생겼을 경우 상대방의 입장에서 생각해보는 편이다.		
41	늦더라도 맡은 업무는 끝까지 마무리한다.		
42	나는 창의적으로 문제를 해결한다.		
43	상대방이 같은 질문을 반복해서 물어보면 대답하기 싫어진다.		
44	어렵고 힘든 업무를 해결했을 때 보람이 있다고 생각한다.		
45	나는 의사소통 시 상대방의 말에 집중해 듣는다.		
46	경험한 적이 없는 상황에서 대처를 잘한다.		
47	나는 변화를 두려워하지 않는다.		
48	주변에서 친절하다는 소리를 많이 듣는다.		
49	종종 깊은 생각에 잠기곤 한다.		
50	의욕이 넘치며 활동적이다.		

No.	질문	YES	NO
51	나만의 스트레스 해소방법을 가진다.		
52	가족과 친구 등 주변사람들에게서 많은 힘을 얻는다.		
53	동료가 어려운 상황에 있으면 주저없이 나선다.		
55	나는 기획하는 것을 좋아한다.		
56	스트레스를 주변사람들과 대화로 풀어낸다.		
57	중압감을 받는 일이 있더라도 침착함을 유지한다.		
58	나이가 어린 사람에게도 충분히 배울 점이 있다고 생각한다.		
59	나는 누군가의 롤모델이 되고 싶다.		
60	내 주변은 항상 정리정돈이 잘 되어 있다.		
61	예상 밖의 어려운 상황도 대처해 나갈 수 있다고 생각한다.		
62	내 주변에는 친구들이 많다.		
63	어떤 일을 기획할 경우에 효율성을 가장 먼저 생각한다.		
64	다른 사람들에게 융통성이 없다는 말을 듣는 편이다.		
65	새로운 것에 도전하는 편이다.		
66	나는 현실적이다.		
67	어려운 문제가 있으면 도움을 요청하는 편이다.		
68	조용한 곳에서 혼자 지내는 것이 좋다.		
69	나는 실패하는 것이 두렵지 않다.		
70	나는 결단력을 가진다.		
71	의리와 인정이 두터운 상사를 만나고 싶다.		
72	좋다고 생각하면 바로 행동한다.		
73	단체규칙에 그다지 구속받지 않는다.		
74	사교성이 많은 사람을 보면 부럽다.		
75	아무것도 생각하지 않을 때가 많다.		
76	의리를 지키는 타입이다.		
77	노력하는 과정이 결과보다 중요하다.		
78	안전책을 고르는 타입이다.		
79	많은 친구들을 만나는 것보다 단둘이 만나는 것이 더 좋다.		
80	금방 낙심하는 편이다.		

03 | 의학용어

CHAPTER

Full term을 물어보는 면접질문이 있으니 확인하고 넘어갑시다. 확인한 용어는 왼쪽 빈칸에 체크합니다.

V	용어	약어	의미
	right patient, right route, right drug, right dose, right time	5R (5Right)	정확한 대상자, 정확한 경로, 정확한 약물, 정확한 용량, 정확한 시간
	arterial blood gas analysis	ABGA	동맥혈가스검사
	absolute bed rest	ABR	절대침상안정
	antidiuretic hormone (=vasopressin)	ADH	항이뇨호르몬
	automatied external defibrillator	AED	자동 제세동기
	acid-fast bacillus	AFB	객담검사(결핵균 검사)
	absolute neutrophil count	ANC	절대 호중구수
	appearance pulse grimace activity respiration score	APGAR	신생아 상태 평가 검사
	acute respiratory distress syndrome	ARDS	급성호흡곤란증후군
	acute respiratory failure	ARF	급성신부전
	arteriosclerosis obliterans	ASO	폐쇄성 동맥경화증
	after skin test	AST	약물 알레르기 검사
	arteriovenous fistula	AVF	동정맥루
	avascular necrosis	AVN	무혈관성 괴사
	atrioventricular node	AVN	방실결절
	bis in die	b.i.d	1일 2회 처방
	BCG inoculation	BCG접종	결핵 예방접종
	basic life support	BLS	기본소생술
	blood pressure	BP	혈압
	body temperature	BT	체온
	blood sugar test	BST	혈당검사
	coronary arteriography	CAG	관상동맥 조영술
	coronary artery bypass graft	CABG	관상동맥 우회술
	coronary artery disease	CAD	관상동맥 질환
	combined drug intoxication	CDI	약물 과다복용

V	용어	약어	의미
	clostridium difficile Infection	CDI	클로스트리디움 디피실 감염
	central diabetes insipidus	CDI	중추성 요붕증
	chronic heart failure	CHF	만성신부전
	creatine kinase	CK	크레아틴키나아제
	critical care non-verbal pain scale	CNPS	중환자 통증사정척도
	chronic obstructive pulmonary disease	COPD	만성폐쇄성 폐질환
	cardiopulmonary cerebral resuscitation	CPCR	심폐뇌소생술
	cardiopulmonary resuscitation	CPR	심폐소생술
	continuous renal replacement therapy	CRRT	지속적신대체요법
	computed tomography	CT	전산화단층촬영
	chest tube drainage	CTD	흉관배액원리
	cerebralvascular accident(=stroke)	CVA	뇌졸중
	central venous pressure	CVP	중심정맥압
	drug intoxication	DI	약물중독
	diabetes mellitus	DM	당뇨병
	do not resuscitate	DNR	연명의료중단
	delirium tremens	DT	진전섬망
	diphtheria and tetanus	DT	디프테리아와 파상풍
	deep vein thrombosis	DVT	심부정맥혈전증
	extracorporeal membrane oxygenation	ECMO	체외막산소공급
	esophagogastroduodenoscopy	EGD	위내시경
	electrocardiography	EKG	심전도 검사
	emphysema		폐기종
	endoscopic mucosal resection	EMR	내시경적 점막절제술
	epistaxis (= nasal bleeding)		코피
	Esophagogastroduodenoscopy	ESD	위내시경
	endotracheal tube	ETT	기관 내관
	endoscopic variceal ligation	EVL	내시경적 정맥류결찰술
	fasting blood sugar	FBS	공복혈당
	fresh frozen plasma	FFP	신선동결 혈장 제제
	fetal heart tone	FHT	태아심음
	fraction of inspired oxygen	FIO_2	흡입산소도

V	용어	약어	의미
	face, legs, activity, cry, consolability scale	FLACC	통증사정도구
	face pain rating scale	FPRS	안면통증사정척도
	fever of unknown origin	FUO	원인불명 발열
	fracture	Fx	골절
	follow up	F/U	추적관찰
	glasgow coma scale	GCS	의식 수준 사정도구
	gastroesophageal reflux disease	GERD	위식도 역류질환
	gastointestinal	GI	위장관
	gastric resection	GR	위절제술
	hepatocellular carcinoma(=liver cancer)	HCC	간암
	herpes zoster		대상포진
	hepatic encephalopathy	HEP	간성뇌질환
	heart rate	HR	심장박동수
	hora somni	HS	취침 전에
	hypertension	HTN	고혈압
	irrigation and drainage	I&D	세척 및 배액
	incision and drainage	I&D	절개 및 배액
	ischemic heart disease	IHD	허혈성 심질환
	input/output check	I/O Check	섭취량 배액량 확인
	intracerebral hemorrhage	ICH	두개내출혈
	increased intracranial pressure	IICP	두개내압항진
	Isoniazid INAH	INAH	항결핵성 항균제 이소니아지드
	international normalized ratio	INR	국제 표준화 비율
	intravenous injection	IV	정맥주사
	laparoscopy	LAP	복강경검사
	liver cirrhosis	LC	간경변증
	loss of consciousness	LOC	의식상실
	myoglobin	MB	미오글로빈
	multiple drug intake	MDI	약물 과다 복용
	manic depressive illness	MDI	조울증
	myocardial infarction	MI	심근경색
	magnetic resonance imaging	MRI	자기공명영상

V	용어	약어	의미
	methicillin-resistant staphylococcus aureus	MRSA	메티실린 내성 황색 포도 상구균
	mitral stenosis	MS	승모판막놀림증
	mental state	M/S	의식상태
	normal saline	N/S	생리식염수
	non per os	NPO	금식
	numeric rating scale	NRS	통증사정도구
	nitroglycerin	NTG	혈관 확장제
	pro re nata	p.r.n	필요에 따라
	palpitation		심계항진
	parkinson's disease	PD	파킨슨병
	peritoneal dialysis	PD	복막투석
	postural drainage	PD	체위배액
	pulmonary function test	PFT	폐기능 검사
	pelvic inflammatory disease	PID	골반염
	platelet	PLT	혈소판
	pulse rate	PR	맥박수
	packed red blood cells	PRBC	농축적혈구
	quaque die	q.d	하루 한 번
	qulity improvement	QI	의료 질의 향상
	QRS complex	QRS	심실의 수축자극
	residual urine	RU	잔뇨량
	subarachnoid hemorrhage	SAH	지주막하출혈
	situation-background-assessment-recommendation or request	SBAR	의사소통 도구
	systolic blood pressure	SBP	수축기 혈압, 최고혈압
	sublingual	SL	설하
	systemic lupus erythematosus	SLE	전신홍반루푸스
	subjective data, objective data, assessment, plan	SOAP	간호기록
	saturation of percutaneous oxygen	SpO_2	경피적산소포화도
	ter in die	t.i.d	하루 3회 투약
	tuberculosis	TB	결핵
	pulmonary tuberculosis Pulmonary	TB	폐결핵

V	용어	약어	의미
	troponin	Tn	트로포닌
	total parenteral nutrition	TPN	완전비경구영양
	unstable angina	UA	불안정 협심증
	upper respiratory infection	URI	상기도 감염증
	urinary tract infection	UTI	요로감염증
	vital sign	V/S	활력징후(혈압·맥박·호흡·체온)
	vancomycin-resistant enterococcus	VRE	반코마이신 내성 장구균
	incision and drainage	I/D	절개와 배액법
	cancer	Ca	암
	cerebrospinal fluid	CSF	뇌척수액
	urinalysis	UA	소변검사
	laboratory	Lab	임상검사
	thyroid function test	TFT	갑상샘 기능검사
	history taking	Hx	병력
	barium enema	BE	바륨관장
	tumor, node, metastasis	TNM	종양, 림프절, 절이
	diabetes insipidus	DI	요붕증
	basal metabolic rate	BMR	기초대사율
	signs and symptoms	S&S	징후와 증상
	range of motion	ROM	운동 범위
	height	ht.	신장, 키
	pernicious anemia	PA	악성 빈혈
	acute otitis media	A.O.M	급성 중이염
	dead on arrival	D.O.A	도착 시 사망
	congenital heart disease	CHD	선천성 심장질환
	tetralogy of fallot	TOF	팔로4징후
	continous ambulatory peritoneal dialysis	CAPD	복막투석

04 체위

CHAPTER

치료에 알맞은 적절한 체위는 환자에게 편안함을 제공하므로 간호의 기본이 되는 것입니다.

1 앉은 자세

체위	내용	자세
좌위 (Sitting position)	자세 등 뒤에 기대는 것 없이 상반신을 90°로 일으켜 똑바로 앉은 자세	
파울러씨 체위 (Fowler's position)	자세 반좌위, 상체를 45°에서 60°로 일으켜 등 뒤에 기대어 앉은 자세 사용 두개골 수술, 위관영양, 마취 후 의식 회복, 호흡곤란, 흡인간호 효과 위관영양 시 기도흡인 예방, 두개내압 하강, 폐확장 증가	45~60
세미 파울러씨 체위 (Semi-Fowler's position)	자세 파울러 체위에서 상체를 25°에서 30°로 높인 자세 사용 두개골 수술, 위관영양, 마취 후 의식 회복, 호흡곤란, 흡인간호 효과 위관영양 시 기도흡인 예방, 두개내압 하강, 폐확장 증가	30

2 엎드린 자세

체위	내용	자세
복와위 (Prone)	자세 복위, 엎드려서 양팔을 베고 머리는 옆으로 돌린 자세 사용 척추 수술, 등과 둔부의 치료 효과 분비물 배액 촉진	
슬흉위 (Knee chest)	자세 가슴 가까이 무릎을 수직으로 세우고 머리와 가슴은 바닥에 대는 자세 사용 직장 및 대장 검사, 산후 운동법, 척추 치료 및 수술 효과 월경통 완화, 자궁후굴 예방, 골반 내 장기 이완, 태아 위치교정	
잭나이프 체위 (Jack knife position)	자세 환자를 엎드리게 한 후, 엉덩이를 올려 머리와 다리를 낮게 하는 자세 사용 항문 및 치질 수술, S결장 검사	

❸ 누운 자세

체위	내용	자세
배위	자세 바닥에 베개를 베고 누워있는 가장 기본적인 자세	
잉와위 (Supine position)	자세 배와위로 베개가 없이 바로 누워있는 기초 자세 사용 남자 인공도뇨, 복부·흉곽·골반·하지 수술 효과 편안함 유지, 척수 액 누출 방지, 수술 후 의식 회복	
배횡와위 (Dorsal recumbent position)	자세 무릎을 똑바로 구부려 다리를 벌리고 누워있는 자세 사용 여자 인공도뇨, 회음부간호, 회음부 열요법, 복부검진	
트렌데렌버그 체위 (Trendelenbug's Position)	자세 골반고위, 골반이 상체보다 높은 위치 두는 자세 사용 하복부 수술, 골반 수술, 쇼크 치료 효과 쇼크 시 심장으로 신체 하부의 혈액을 모으기 위함	
변형 트렌데렌버그 체위 (Modified Trendelenburg's Position)	자세 둔부를 굴곡 되게 하여 하지를 높이는 자세 사용 하복부·골반 수술, 쇼크 치료 효과 쇼크 시 심장으로 신체 하부의 혈액을 모으기 위함	
절석위(=쇄석위)	자세 배횡와위에서 다리가 뒤로 들어지는 자세 사용 분만, 질 검사, 자궁경부암 진단, 방광 검사, 항문 수술	
측와위 (Lateral position)	자세 양 팔을 앞으로 두고 무릎과 대퇴관절, 어깨를 굴곡시켜 옆으로 누운 자세 사용 신장·식도·폐·둔부 수술 효과 분비물 배액에 용이, 둔부의 압력 약화	
심스위 (Sim's position)	자세 반복위(측와위·좌측위). 왼팔(오른쪽 팔)을 앞으로 하고 같은 쪽 다리 무릎을 굽혀 누운 자세 사용 항문 검사 및 관장 효과 무의식환자 구강 내 분비물 배액에 용이	

05 약물계산

CHAPTER

면접 전 약물계산 필기시험을 대비해보세요.

1 투약 약어

V	약어	용어	의미
	ac	ante cibum, before meal	식전
	aw	inter meal	식사 도중에
	pc	post cibum, post meal	식후
	qw	weekly	일주일에 한번
	qd	quaque die, everyday	1일 1회
	bid	bis in die	1일 2회
	tid	ter in die, threee times a day	1일 3회
	qid	quatre in die, four times a day	1일 4일 (아침, 점심, 저녁, 자기 전)
	qod(EOD)	every other day	격일로
	qn	quaque nocte, every night	매일 밤
	sos	si opus sit	위급 시
	stat	statim, at once	즉시
	DC	discontinue	중단
	qh	quaque hora	매 시간 마다
	hs	hora somni, at bedtime	자기 전, 취침시간
	ic	between meal	식간에
	biwk	two times a week	주 2회
	prn	pro re nata, when needed	필요시마다
	ID	intra dermal	피내
	IM	intramuscular	근육내
	IV	intravenius	정맥내
	IP	intraperitoneal	복강내
	IT	intrathecal	척추강내
	SC	subcuetaneous	피하
	SL	sublingual	설하
	PO	par os, by mouth	경구
	PLT	par L-tube	L-tube로
	#	divide	나누어서

01 Acetaminophen 500mg 1T bid/day 처방 시 복용 방법은?

1알씩 하루 2회

02 Magnesium Oxide 250mg 2T tid/day 처방 시 복용 방법은?

2알씩 하루 3회

03 Utopain 1T /qd 처방 시 복용 방법은?

1알씩 하루 1회

04 Tiram 100mg 3T /3pc 처방 시 복용 방법은?

1알씩 하루 3회, 식후 복용

05 Harnal-D 0.2mg 1T HS, PO med 처방 시 복용 방법은?

1알 취침 전, 경구 복용

06 Synthyroid 0.15mg 1T/qd AC 처방 시 복용 방법은?

1알씩 하루 1회, 식전 복용

07 Cefazoline 1g 1V q8hr, IV 처방 시 투약 방법은?

1vial을 8시간마다 IV 투약

08 Triaxone 1g 1V q24hr, IV 처방 시 투약 방법은?

1vial을 24시간마다 IV 투약

09 Diclofenac 1A IM, prn 처방 시 투약 방법은?

필요시 1ample을 근육주사

10 Humalog 2U SC, stat 처방 시 투약 방법은?

즉시 2unit을 피하주사

2 약물 용량 단위 환산

단위	환산	단위	환산
1g	1,000mg	1L	1,000mL
1mg	1,000mcg	1cc	1mL
1mcg	10,000ng	1unit	0.01cc
		100unit	1cc

✎ 예제문제

01 항생제 1g을 mg(밀리그램)으로 변환하시오.

$$1g \times 1,000 = 1,000mg$$

02 항생제 20mg을 g(그램)으로 변환하시오.

$$20mg \div 1,000mg = 0.02g$$

03 1mg을 mcg(마이크로그램)으로 변환하시오.

$$1,000mcg$$

04 500mL를 L(리터)로 변환하시오.

$$0.5L$$

05 1mcg을 ng(나노그램)으로 변환하시오.

$$10,000ng$$

06 2mg을 mcg(마이크로그램)으로 변환하시오.

$$2mg \times 1,000 = 2,000mcg$$

07 0.8mg을 mcg(마이크로그램)으로 변환하시오.

$$0.8mg \times 1,000 = 800mcg$$

08 항생제 0.4g을 mg(밀리그램)으로 변환하시오.

$$0.4 \times 1,000 = 400mg$$

09 20mcg을 ng(나노그램)으로 변환하시오.

$$20 \times 10,000 = 200,000ng$$

10 1.5L를 mL(밀리리터)로 변환하시오.

$$1.5 \times 1,000 = 1,500mL$$

3 주입속도

gtt = 분당 떨어지는 방울(drop) 수 = gtt/min (60sec)

약어	gtt/min	gtt/sec
1gtt	1분당 10방울(10/60)	6초당 1방울
20gtt	1분당 20방울(20/60)	3초당 1방울
30gtt	1분당 30방울(30/60)	2초당 1방울
40gtt	1분당 40방울(40/60)	1.5초당 1방울
50gtt	1분당 50방울(50/60)	1.2초당 1방울
60gtt	1분당 60방울 (60/60)	1초당 1방울

cc/hr = 1시간에 투여되는 cc(mL) 양

약어	시간당 투여량
1cc/hr	시간당 1cc
10cc/hr	시간당 10cc
100cc/hr	시간당 100cc
200cc/hr	시간당 200cc

시간당 주입량(cc/hr)	1분당 방울수(gtt/min)	1방울당 소요시간(sec)	하루 총 주입량
5	1.7	36	
10	3.3	18	
15	5	12	
20	6.7	9	500mL
25	8.3	7.2	
30	10	6	
40	13.3	4.5	1L
50	16.7	3.6	
60	20	3	1.5L
80	26.7	2.3	2L
100	33.3	1.8	
125	41.7	1.4	3L

*1cc당 20gtt 수액세트 기준

④ 분당 방울수(속도) 계산(cc/hr → gtt)

이전에는 수액세트의 주입속도가 1cc당 15gtt였으나, 현재는 1cc당 20gtt의 주입속도로 규격화되어 1mL = 20gtt의 공식으로 계산한다.

구분	공식
1분당 방울수(gtt/min)	$\dfrac{시간당주입량(cc/hr) \times 20(gtt)}{60(min)} = \dfrac{1일 주입량(cc)}{시간(hr)} \times \dfrac{1}{3}$
요점 공식	cc/hr ÷ 3

✏ 예제문제

01 100cc/hr의 gtt/min을 구하시오.

풀이 |

$100(cc) \times 20 / 1(hr) \times 60(min) = 2,000 / 60 = 33gtt/min$

02 60cc/hr의 gtt/min을 구하시오.

풀이 |

$60(cc) \times 20 / 1(hr) \times 60(min) = 1,200 / 60 = 20gtt/min$

03 40cc/hr의 gtt/min을 구하시오.

풀이 |

$40(cc) \times 20 / 1(hr) \times 60(min) = 800 / 60 = 13gtt/min$

04 20cc/hr의 gtt/min을 구하시오.

풀이 |

20(cc) × 20 / 1(hr) × 60(min) = 400 / 60 = 6.7gtt/min

05 120cc/hr의 gtt/min을 구하시오.

풀이 |

120(cc) × 20 / 1(hr) × 60(min) = 2,400 / 60 = 40gtt/min

06 5% D/W 3L를 24시간 주입하려면 몇 gtt/min으로 해야 하는가?

풀이 |

3,000(cc) × 20 / 24(hr) × 60(min) = 125 / 3 = 41.666··· = 42gtt/min

07 0.9% N/S 1L를 10시간 동안 주입해야 할 때 주입속도를 구하시오.

풀이 |

1,000(cc) × 20 / 10(hr) × 60(min) = 100 / 3 = 33.3333··· = 33gtt/min

08 0.9% N/S 800mL를 4시간 동안 주입해야 할 때 주입속도를 구하시오.

풀이 |

$$800(cc) \times 20 / 4(hr) \times 60(min) = 200 / 3 = 66.666\cdots = 67gtt/min$$

09 0.9% N/S 1L를 24시간 동안 주입해야 할 때 주입속도를 구하시오.

풀이 |

$$1,000(cc) \times 20 / 24(hr) \times 60(min) = 125 / 9 = 13.888\cdots = 14gtt/min$$

10 5% D/W 500mL를 3시간 동안 주입해야 할 때 주입속도를 구하시오.

풀이 |

$$500(cc) \times 20 / 3(hr) \times 60(min) = 500 / 9 = 55.555\cdots = 56gtt/min$$

5 시간당 주입량 계산(gtt → cc/hr)

구분	공식
시간당 주입량(mL/hr)	$\dfrac{1일\ 주입량(cc)}{시간(hr)} = \dfrac{오더받은\ gtt \times 60(\min)}{20\,gtt} = gtt \times 3$
요점 공식	$gtt \times 3$

✍ 예제문제

01 0.9% N/S 1L를 24시간 동안 주입하려면 시간당 몇 cc를 주어야 하는지 구하시오.

> 풀이 |

1,000(cc) / 24(hr) = 41.666··· = 42cc/hr

02 plasma solution 1L를 12시간 동안 주입하려면 시간당 몇 cc를 주어야 하는지 구하시오.

> 풀이 |

1,000(cc) / 12(hr) = 83.333··· = 83cc/hr

03 0.9% N/S 500mL를 8시간 동안 주입하려면 시간당 몇 cc를 주어야 하는지 구하시오.

> 풀이 |

500(cc) / 8(hr) = 62.5 = 63cc/hr

04 0.9% N/S 1L를 30gtt/min으로 주입하려면 시간당 몇 cc를 주어야 하는지 구하시오.

풀이 |

$30(gtt) \times 60(min) / 20(gtt) = 30 \times 3 = 90cc/hr$

05 10gtt/min으로 주입해야 하는 수액은 시간당 몇 cc를 주어야 하는지 구하시오.

풀이 |

$10(gtt) \times 60(min) / 20(gtt) = 10 \times 3 = 30cc/hr$

06 0.9% N/S 100mL를 infusion pump로 30분 동안 주입하려면 시간당 몇 cc를 주어야 하는지 구하시오.

풀이 |

$100(cc) : 30(min) = x : 60(min), x = 200cc/hr$

07 Dobutamin 250mg 2A을 5% D/W 200mL에 mix하여 20mg 속도로 주입할 때, 시간당 몇 cc를 주어야 하는지 구하시오.

풀이 |

$500 : 200 = 20 : x$이다. $x = 8$이고 5% D/W fluid 8mL = dobutamin 20mg이 mix된 상태이다. 시간당 8cc/hr (약 2.6gtt/min)이다.

08 시간당 400U의 heparin을 IV로 지속적으로 주입하려할 때, 10% D/W 500mL에 heparin 5,000U mix하여 주입하라고 지시되었다. 시간당 몇 cc를 주어야 하는지 구하시오.

풀이 │

$5,000 : 500 = 400 : x$이다. $x = 40$이고 5% D/W fluid 40mL = 400U heparin이 mix된 상태이다. 시간당 40cc/hr (약 13.3gtt/min)이다.

09 5% D/W가 8시간 동안 800cc가 주입되려면 시간당 몇 cc를 주어야 하는지 구하시오.

풀이 │

$800(cc) \div 8(hr) = 100cc/hr$

10 Triaxone 1g을 0.9% N/S 100mL에 mix하여 2시간 동안 주입되려면 시간당 몇 cc를 주어야 하는지 구하시오.

풀이 │

$100(mL) \div 2(hr) = 50cc/hr$

6 1방울 점적 시 소요시간

구분	공식
초당 방울수(sec/gtt)	$\dfrac{60(\text{sec})}{\text{1분당 방울수}(gtt/\text{min})}$

✎ 예제문제

01 5gtt/min의 1방울 점적 시 소요시간을 구하시오.

풀이 |

60(sec) / 5(gtt/min) = 12sec/gtt

02 40gtt/min의 1방울 점적 시 소요시간을 구하시오.

풀이 |

60(sec) / 40(gtt/min) = 1.5sec/gtt

03 plasma solution 1L를 10gtt/min으로 주입 중일 때 1방울 점적 시 소요시간을 구하시오.

풀이 |

60(sec) / 10(gtt/min) = 6sec/gtt

04 0.45% N/S 1L를 20gtt/min으로 주입 중일 때 1방울 점적 시 소요시간을 구하시오.

풀이 |

60(sec) / 20(gtt/min) = 3sec/gtt

05 0.9% N/S 1L를 60gtt/min로 주입 중일 때 1방울 점적 시 소요시간을 구하시오.

풀이 |

60(sec) / 60(gtt/min) = 1sec/gtt

06 0.9% N/S 1L를 24시간 동안 모두 주입하려 할 때 1방울 점적 시 소요시간을 구하시오.

풀이 |

1,000(cc) / 24(hr)=41.666⋯=42cc/hr
42(cc/hr)×20(gtt) / 60(min) = 14gtt/min
60(sec) / 14(gtt/min) = 4.28sec/gtt

07 10% D/W 100mL를 2시간 동안 주입하려 할 때 1방울 점적 시 소요시간을 구하시오.

풀이 |

100(cc) / 2(hr) = 500cc/hr
500(cc/hr)×20(gtt) / 60(min) = 16.666⋯ = 17gtt/min
60(sec) / 17(gtt/min) = 3.52sec/gtt

08 H/S 500mL를 4시간 동안 주입하려 할 때 1방울 점적 시 소요시간을 구하시오.

풀이 |

$$500(cc) / 4(hr) = 125cc/hr$$
$$125(cc/hr) \times 20(gtt) / 60(min) = 41.666\cdots = 42gtt/min$$
$$60(sec) / 42(gtt/min) = 1.42sec/gtt$$

09 H/S 2L를 24시간 동안 주입하려 할 때 1방울 점적 시 소요시간을 구하시오.

풀이 |

$$2,000(cc) / 24(hr) = 83.333\cdots = 83cc/hr$$
$$83(cc/hr) \times 20(gtt) / 60(min) = 27.666\cdots = 28gtt/min$$
$$60(sec) / 28(gtt/min) = 2.1sec/gtt$$

10 Plasma solution 1L를 6시간 동안 주입하려 할 때 1방울 점적 시 소요시간을 구하시오.

풀이 |

$$1,000(cc) / 6(hr) = 166.666\cdots = 167cc/hr$$
$$167(cc/hr) \times 20(gtt) / 60(min) = 55.666\cdots = 56gtt/min$$
$$60(sec) / 56(gtt/min) = 1sec/gtt$$

7 약물농도 계산

구분	공식
주입용량 (mcg/kg/min)	$$\frac{주입속도(cc/hr) \times 총희석량(mcg)}{총량(cc) \times 60(\min) \times kg}$$
주입속도 (cc/hr)	$$\frac{주입용량(mcg/kg/\min) \times 총량(cc) \times 60(\min) \times kg}{희석용량(mcg)}$$

예제문제

01 NTG 50mg/50mL 1Bottle을 NS 300mL에 mix하여 15mcg/min으로 주입 중일 때, 몇 cc/hr인지 구하시오.

풀이 |

$$\frac{15(mcg/\min) \times 350(cc) \times 60(\min)}{50000(mcg)} = 6.3cc/hr$$

02 5% DW 100mL에 dopaime 400mg을 mix하여 4cc/hr로 infusion pump를 설정하면 분당 몇 mcg이 주입되는지 구하시오. (단, 환자의 체중 = 50kg)

풀이 |

$$\frac{4(cc/hr) \times 400000(mcg)}{100(cc) \times 60(\min) \times 50(kg)} = 5.3mcg/kg/\min$$

03 Dopaime 400mg을 10% DW 1L에 mix한 후 4mcg/kg/min의 속도로 투여하려고 한다. 환자의 체중이 80kg인 경우 infusion pump에 몇 cc/hr로 설정해야 하는지 구하시오.

풀이 |

$$\frac{4(mcg/kg/\min) \times 1000(cc) \times 60(\min) \times 80(kg)}{400000(mcg)} = 48\text{cc/hr}$$

04 Dobutamin 500mg을 5% DW 1000mL에 mix해서 5mcg/kg/min으로 주입하려면 infusion pump에 몇 cc/hr로 설정해야 하는지 구하시오. (단, 환자의 체중 = 60kg)

풀이 |

$$\frac{5(mcg/kg/\min) \times 1000(cc) \times 60(\min) \times 60(kg)}{500000(mcg)} = 36\text{cc/hr}$$

05 Dopamin 900mg을 5% DW 300mL에 mix해서 5mcg/kg/min으로 주입하려면 infusion pump에 몇 cc/hr로 설정해야 하는지 구하시오. (단, 환자의 체중 = 60kg)

풀이 |

$$\frac{5(mcg/kg/\min) \times 300(cc) \times 60(\min) \times 60(kg)}{900000(mcg)} = 6\text{cc/hr}$$

06 Dopamin 400mg을 5% DW 500mL에 mix해서 3mcg/kg/min으로 주입하려면 infusion pump에 몇 cc/hr로 설정해야 하는지 구하시오. (단, 환자의 체중 = 50kg)

풀이 |

$$\frac{3(mcg/kg/\min) \times 500(cc) \times 60(\min) \times 50(kg)}{400000(mcg)} = 11.25cc/hr$$

07 Dopamine 800mg을 5% DW 500mL에 mix해서 4mcg/kg/min으로 주입하려면 infusion pump에 몇 cc/hr로 설정해야 하는지 구하시오. (단, 환자의 체중 = 70kg)

풀이 |

$$\frac{4(mcg/kg/\min) \times 500(cc) \times 60(\min) \times 70(kg)}{800000(mcg)} = 10.5cc/hr$$

08 Lidocaine(400mg/20mL)을 3mg/min으로 주입하려면 몇 cc/hr로 주입해야 하는지 구하시오.

풀이 |

$$\frac{3(mg/\min) \times 20(cc) \times 60(\min)}{400(mg)} = 9cc/hr$$

09   Dobutamine 500mg을 5% DW 300mL에 mix해서 6mcg/kg/min으로 주입하려면 infusion pump에 몇 cc/hr로 설정해야 하는지 구하시오. (단, 환자의 체중 = 50kg)

풀이 |

$$\frac{6(mcg/kg/\min) \times 300(cc) \times 60(\min) \times 50(kg)}{500000(mcg)} = 10.8\text{cc/hr}$$

10   Primacor (10mg/50mL) 가 5cc/hr로 syringe pump로 환자에게 주입 중일 때, 몇 mcg/kg/min으로 주입 중인지 구하시오. (단, 환자의 체중 = 45kg)

풀이 |

$$\frac{5(cc/hr) \times 10000(mcg)}{50(cc) \times 60(\min) \times 45(kg)} = 0.37\text{mcg/kg/min}$$

약물계산 연습문제

면접 전 약물계산 필기시험을 대비해보세요.

01 Insulin 2단위(unit)를 주려면 몇 cc를 주어야 하는지 구하시오. (1vial = 1,000unit = 10mL)

풀이 |

$$1{,}000\text{unit} : 10\text{mL} = 2\text{unit} : x$$
$$\therefore x = 0.02\text{cc}$$
0.02cc (2unit) 주입

02 Morphine 5mg을 주려면 몇 cc를 주어야 하는지 구하시오. (1amp = 10mg = 1cc)

풀이 |

$$10\text{mg} : 1\text{cc} = 5\text{mg} : x$$
$$\therefore x = 0.5\text{cc}$$
0.5cc (5mg) 주입

03 Heparin(25,000U/5mL)로 N/S 100mL에 mix하여 1:100 heparin용액을 만드시오.

> 풀이 |

$$25,000U \div 5mL = 5,000U$$
$$5,000U : 1mL = 10,000U : x$$
$$\therefore x = 2mL$$
heparin 2mL를 N/S 98mL에 mix

04 Acetaminophen 1,000mg을 경구투약 시 몇 tablet이 투약되는가? (단, drug label 500mg)

> 풀이 |

$$1,000mg \div 500mg = 2T$$

05 Perospin 10mg을 1T #2pc 처방을 수행 시 1회당 투약용량은?

> 풀이 |

5mg(0.5T)

06 Tazocin 4.5g 0.5V BID, IV 처방을 수행 시 1회당 투약용량은?

풀이 |

2.25g

07 Keppra 500mg을 경구투약 시 몇 cc가 투약되는가? 단, drug label(1,000mg/10mL)

풀이 |

5cc

08 Humalog 4U, SC 처방을 수행 시 몇 mL로 투약되는가? (1vial에 100U/mL)

풀이 |

$$100 : 1 = 4 : x$$
$$\therefore x = 0.04mL$$

09 Humalog 16U, SC 처방을 수행 시 몇 mL로 투약되는가? (1vial에 100U/mL)

풀이 |

$$100 : 1 = 16 : x$$
$$\therefore x = 0.16 \text{mL}$$

10 Heparin 5,000U, IV 처방을 수행 시 몇 mL로 투약되는가? (1vial에 10,000U/mL)

풀이 |

$$10,000 : 1 = 5,000 : x$$
$$\therefore x = 0.5$$

07 의료계 주요 이슈

CHAPTER

의료계의 주요 이슈를 정리하였습니다.

1 동기간 면접제

신규 간호사들의 채용 후 불안감 및 임상 부적응 문제와 간호인력 수급난 등의 문제 해소를 위해 같은 기간에 신규 간호사 면접을 진행하는 제도를 말한다.

시기	대상 병원
7월(18개소)	가톨릭대학교 서울성모병원, 강북삼성병원, 고려대학교 구로병원, 고려대학교 안산병원, 고려대학교 안암병원, 삼성서울병원, 서울대학교병원, 서울아산병원, 이대목동병원, 강남세브란스병원, 세브란스병원, 중앙대학교병원, 한양대학교병원, 건국대학교병원, 경희대학교병원, 분당서울대학교병원, 아주대학교병원, 가천대 길병원
10월(4개소)	순천향대학교 부천병원, 한림대학교성심병원, 인하대병원, 가톨릭대학교 인천성모병원

2024. 1. 기준

수도권 상급종합병원 동기간 면접제 시범실시

보건복지부는 간호인력 수급난 해소를 위해 수도권 상급종합병원 22개소는 오는 7월 또는 10월 동기간에 신규 간호사 최종 면접을 실시할 예정이라고 밝혔다.

대한병원협회 조사 결과에 따르면 최근 5년간 서울 소재 빅5병원이 자율적으로 동기간 면접제를 실시한 결과, 5개 병원 간호사 임용포기율이 7.6% 감소했다.

그동안 국공립 및 상급종합병원의 85%는 합격 후 최장 1년가량을 임용 대기 상태에 놓여 불안감과 채용 후 임상 부적응 문제를 호소하는 신규 간호사, 일명 '웨이팅게일', '대기 간호사'들이 존재했다. 이는 중소병원의 인력 공백 등의 문제를 유발하여 이를 최소화하기 위해 2024년부터 동기간 면접제를 실기하기로 합의했다.

동기간 면접제는 2024년부터 2026년 채용까지 3년간 시범실시할 예정이다.

---

❷ 진료지원간호사(PA)

수술실 보조, 검사시술 보조, 검체 의뢰 응급상황 시 보조 등 전공의를 보조하며 전공의 대체 역할을 하는 간호사를 말한다.

진료지원사(PA) 교육계획 논의

보건복지부는 '의사 집단행동 중앙사고수습본부' 제31차 회의에서 진료지원간호사(PA) 교육계획에 대해 논의했다.

상급종합병원 및 종합병원 328개소 조사결과에 따르면, 진료지원간호사로 활동하는 인원은 현재 8,982명이고 2,715명을 증원할 계획이다.

정부는 진료지원간호사의 업무 적응을 돕기 위해 교육을 제공할 계획이라고 밝혔다. 대상은 '간호사 업무 관련 시범사업' 참여기관의 신규 배치 예정 진료지원간호사, 경력 1년 미만의 진료지원간호사 및 이들에 대한 교육담당 간호사이다.

대한간호협회와 협조해 진료지원간호사 대상 24시간 교육과 교육담당 간호사 대상 8시간의 교육을 시범적으로 실시한 이후에는 표준프로그램을 개발해 8개 분야(수술, 외과, 내과, 응급·중증, 심혈관, 신장투석, 상처장루, 영양집중 등)에 대해 80시간(이론 48시간, 실습 32시간)의 집중 교육을 실시할 예정이다.

---

❸ 호스피스·연명의료 종합계획

호스피스·완화의료는 생명을 위협하는 질환으로 말기환자로 진단을 받은 환자 또는 임종과정에 있는 환자와 그 가족에게 통증과 증상의 완화 등을 포함한 신체적, 심리사회적, 영적 영역에 대한 종합적인 평가와 치료를 목적으로 하는 의료로, 호스피스·연명의료 종합계획은 '호스피스·완화의료 및 임종과정에 있는 환자의 연명의료결정에 관한 법률' 제7조에 따라 5년마다 수립하고 있다.

제2차 호스피스·연명의료 종합계획 발표

이번 제2차 종합계획은 '누구나 삶의 존엄한 마무리를 보장받는 사회'를 비전으로 ▲ 이용자 선택권 보장 확대 ▲ 제도 이행의 기반 강화 ▲ 인식개선 및 확산을 목표로 한다.

호스피스 서비스 대상 확대, 연명의료결정 범위 조정, 호스피스 제공기관 및 연명의료결정제도 수행기관 확충 등을 통해 이용자의 선택권을 보장할 계획이며 국민 인식개선·확산, 지역사회 연계 및 거버넌스 강화 등의 과제도 추진할 예정이다.

또한 호스피스 전문기관을 2023년 188개소에서 2028년 360개소로 확대할 예정이며, 호스피스 전문기관 입원형은 2028년까지 15개소를 늘려 109개소, 가정형은 41개소를 늘려 80개소, 자문형은 116개소를 늘려 154개소로 확대할 계획이다.

---

④ 상급종합병원

'중증질환에 대하여 난이도가 높은 의료행위를 전문적으로 하는 종합병원'으로, 보건복지부가 인력·시설·장비, 진료, 교육 등의 항목을 종합적으로 평가해 우수한 병원을 3년마다 지정한다.

지역	지정 병원
서울권(14개)	강북삼성병원, 건국대병원, 경희대병원, 고려대 구로병원, 삼성서울병원, 서울대병원, 강남세브란스병원, 세브란스병원, 이화여대 목동병원, 서울아산병원, 중앙대병원, 고려대 안암병원, 가톨릭대 서울성모병원, 한양대병원
경기 서북부권(4개)	가톨릭대 인천성모병원, 순천향대 부천병원, 가천대 길병원, 인하대병원
경기 남부권(5개)	가톨릭대 성빈센트병원, 고려대 안산병원, 분당서울대병원, 아주대병원, 한림대성심병원
강원권(2개)	강릉아산병원, 연세대 원주세브란스기독병원
충북권(1개)	충북대병원
충남권(3개)	단국대병원, 충남대병원, 건양대병원
전북권(2개)	원광대병원, 전북대병원
전남권(3개)	전남대병원, 조선대병원, 화순전남대병원
경북권(5개)	경북대병원, 계명대 동산병원, 대구가톨릭대병원, 영남대병원, 칠곡경북대병원
경남동부권(6개)	고신대복음병원, 동아대병원, 부산대병원, 양산부산대병원, 인제대 부산백병원, 울산대병원
경남서부권(2개)	경상국립대병원, 성균관대 삼성창원병원

제5기 상급종합병원 47개 기관 지정

제5기(2024 ~ 2026) 상급종합병원은 47개로, 제4기 상급종합병원에 비해 2개가 늘어났다. 이번 제5기 상급종합병원 지정기준에서는 환자구성비율 등 중증질환 진료 관련 지표를 강화했다. 입원환자 중 중증환자 비율을 기존 30% 이상에서 34% 이상으로 높이고 인력·시설 등 의료자원 강화와 국가감염병 대응 등을 위한 지표로 입원환자전담전문의, 중환자실·음압격리병실 병상확보율, 코로나19 참여기여도 등을 신설했다.

상급종합병원이 중증 진료 역할에 집중하며, 진료-연구-교육을 균형 있게 수행할 수 있도록 지원할 계획이며, 의료공급과 이용행태 등 의료 수요를 분석해 의료지도를 개발할 예정이다.

* 서울권 14개, 경기 서북부권 4개, 경기 남부권 5개, 강원권 2개, 충북권 1개, 충남권 3개, 전북권 2개, 전남권 3개, 경북권 5개, 경남동부권 6개, 경남서부권 2개

5 간호교육인증평가

간호교육인증평가는 간호교육의 질적 발전을 도모하고 간호학생의 성과를 지원, 관리하기 위하여 교육성과와 교육과정 운영 및 교육 여건 등이 국가, 사회, 간호 전문직의 요구 수준에 부합하는지를 공식적으로 확인하여 인정하는 제도이다. 인증평가 대상은 ▲ 4년제 간호학 학사 학위 프로그램 ▲ 3년제 간호학 전문학사 학위프로그램 ▲ 간호사 학사학위 특별 편입 프로그램 ▲ 대학원 전문간호사 교육프로그램 등이다.

2024년도 간호교육인증평가 시행

4주기(2022 ~ 2026년) 간호교육인증평가가 진행 중인 가운데, 이번 2024년도 상반기 인증평가는 대학의 인증기간 만료일을 기준으로 전기와 후기로 나눠 진행된다. 이는 「고등교육기관의 평가·인증 등에 관한 규정」 제2조의2항이 개정된 데 따른 것이다.

이에 따라 한국간호교육평가원은 프로그램 인증기간 만료 2년 전부터 1년 전까지 평가·인증 신청을 받아 6개월 전까지 인증 여부를 결정하고, 인증불가 판정 프로그램에 대해서는 인증기간 만료 전까지 재신청에 따른 평가·인증을 완료할 수 있도록 운영한다.

2024년도 상반기 전기는 2023년 12월 공고 및 신청접수를 시작으로 2024년 4월 결과가 통보되며 2024년도 상반기 후기는 2023년 12월 공고 및 신청접수를 시작으로 2024년 7월 결과가 통보된다.

한편, 4주기 인증기준 6개 영역은 ▲ 비전과 운영체계 ▲ 교육과정 ▲ 학생 ▲ 교수 ▲ 시설과 설비 ▲ 교육성과이다. 평가항목은 총 27개, 평가요소는 총 82개이다

---

08 | 제5기(2024 ~ 2026년) 상급종합병원 지정 기관 정보

CHAPTER

"중증질환에 대하여 난이도가 높은 의료행위를 전문적으로 하는 종합병원"으로, 보건복지부 장관이 지정한 병원입니다.
※ 현재 47개소 지정(지역별 가나다순)

1 서울권(2024. 4. 기준)

01 | 강북삼성병원

(1) 병원

① **미션** : 생명과 인간에 대한 존중을 바탕으로, 평생 건강을 향한 모두의 희망을 지켜갑니다.

② **비전** : 예방에서 치유까지, 최고의 평생 주치의 병원

③ **핵심 가치** : 최고의 실력에 온기를 더하여

④ **인재상**
- 다양한 의견제시를 통해 소통의 창을 열 수 있는 사람
- 열정과 구준한 실력 배양을 통해 창의적으로 일하는 사람
- 최고의 서비스를 위한 고객 최우선 주의

(2) 간호부

① **미션** : 환자 중심 간호로 토탈 헬스케어 실현

② **비전**
- 동행 : 신생아 간호에서 임종 간호까지(고객), 2060세대 프로젝트—신입에서 정년까지(직원)
- 공정 : 공정하고 투명한 조직문화, 상호존중하고 배려하는 조직문화, 직원이 행복하고 자랑스러워하는 조직문화
- 탁월 : 최고 수준의 전문성을 보유한 인재 육성, 고객중심의 사고와 타인을 배려하고 존중하는 인재 육성, 세계 의료계의 변화를 주도하는 인재 육성
- 안전 : 낙상, 욕창, 환자 확인, 투약 오류 및 예방관리
- 환자 안전을 위한 프로세스, 시스템 관리
- 환자와 함께 하는 환자 안전 5G 활동

③ **핵심 가치** : 최고의 실력에 온기를 더하여

02 | 건국대학교병원

(1) 병원

① **미션** : 구료제민의 창립정신을 발전적으로 계승하고 수준 높은 진료, 교육, 연구를 통하여 인류 공동체의 건강한 삶에 기여한다.

② 비전

- 더 나은 미래 : 현재에 머물지 않고 미래의 의료서비스를 지향한다(고객), 병원과 함께 희망찬 내일을 만든다(구성원).
- 전문성 : 최고의 기술·최적의 전문성을 갖고 의료에 임한다(고객), 최선의 진료를 제공하기 위한 전문성을 가진다(구성원).
- 신속 : 고객 중심의 유기적이고 바른 최적의 의료서비스 시스템을 구축한다(고객), 원활한 소통과 최적의 의사결정 구조를 만든다(구성원).
- 신뢰 : 고객이 믿고 찾는 신뢰할 수 있는 병원을 만든다(고객), 구성원들 사이의 믿음, 조직에 대한 믿음을 키운다(구성원).

③ 핵심 가치

- 진료 중심 : 우리는 최신의료기술과 첨단 장비를 활용한 수준 높은 진료로 21C 의료 허브를 지향한다.
- 환자 중심 : 우리는 환자 중심의 맞춤 진료를 실현하여 질 높은 의료서비스를 제공한다.
- 교육연구 중심 : 우리는 진취적이고 도전적인 탐구정신으로 21C 의료선진화를 주도할 핵심인재를 양성한다.
- 직장문화 화합 : 우리는 상호 신뢰하고 화합하는 조직문화를 구축하여 구성원 모두가 긍지를 갖는 병원을 만든다.
- 변화와 미래 : 우리는 학습조직을 통한 끊임없는 자기계발로 변화를 선도하여 건국르네상스 실현의 주역이 된다.

(2) 간호부

① 미션 : 인간존중과 구료제민의 정신을 바탕으로 소통과 협력을 통하여 최상의 간호를 실현함으로써 인류의 건강과 행복한 삶에 기여한다.

② 비전

- 기본에 충실한 신뢰받는 간호본부
- 최상의 간호를 실현하는 간호본부
- 소통과 협력으로 함께 행복한 간호본부

③ 핵심 가치 : 전문성, 신속, 상호협력, 소통, 상호존중, 신뢰

03 | 경희대학교병원

(1) 병원

① 미션 : 창의적 도전으로 의생명과학의 미래를 선도하고, 인류 건강증진에 기여한다.

② 비전 : 소통과 융합으로 의료의 미래를 창조하는 병원

③ 핵심 가치

- 창조적 도전 : 경희대학교 의료기관 모든 구성원은 서로 합의하고 공유하는 미래 비전을 실현하기 위해 자발적이고 창의적인 도전을 멈추지 않는다.
- 열린 마음 : 경희대학교 의료기관 모든 구성원은 '차이의 공동체'를 지향한다. 서로가 다름을 인정하고 상대방의 가치와 성취를 인정하는 열린 마음을 갖는다.
- 합리적 성찰 : 경희대학교 의료기관 모든 구성원은 나와 타자, 어제와 오늘, 이곳과 저곳에 대한 끊임없는 성찰과 발견을 통해 보다 나은 미래를 추구한다.
- 탁월한 성취 : 경희대학교 의료기관 모든 구성원은 임상에서는 물론 연구, 교육, 사회공헌, 의료경영, 구성원 만족도 등 모든 분야에서 탁월한 성취를 이룬다.

(2) 간호본부

① **미션** : 환자 안전과 생명 존중을 최우선으로 최상의 교육과 간호를 제공하는 간호본부

② **비전** : 이해와 존중으로 고객과 직원의 만족을 증진시키는 간호본부
- 고객중심의 간호제공
- 창의적이고 적극적인 연구 및 개발 적용
- 신뢰를 바탕으로 활기찬 병원분위기 조성
- 근거 중심의 간호 실천
- 지역사회 주민의 건강증진을 위한 봉사

③ **핵심 가치** : 사랑, 배려, 봉사, 정직, 연구

04 | 고려대학교 의과대학부속 구로병원

① **미션** : 생명존중의 첨단의학으로 인류를 건강하고 행복하게 한다.

② **비전** : 미래의학, 우리가 만들고 세계가 누린다.

③ **핵심가치** : 정밀의료, 연구혁신, 생명존중, 사회공헌, 상호존중, 인재양성

05 | 삼성서울병원

(1) 병원

① **미션** : 우리는 생명존중의 정신으로 최상의 진료, 연구, 교육을 실현하여 인류의 건강하고 행복한 삶에 기여한다.

② **비전** : 미래 의료의 중심 SMC(최고의 의료기술로 중증 고난도 환자를 맞춤 치료하여 최고의 치료 성과를 구현하는 병원)

③ **핵심 가치**
- 환자중심 : 환자를 최우선으로 하는 환자 중심 병원
- 중증 고난도 : 최고의 치료성적을 내는 중증 고난도 집중 병원
- 첨단 지능 : 미래의료를 선도하는 첨단 지능형 병원
- 메디컬 클러스터 : 新치료법을 구현하는 메디컬 혁신 클러스터
- 케어 네트워크 : 의료사회와 상생하는 케어 네트워크 허브

④ **인재상** : 케어기버(Caregiver), 서로를 존중하고 배려하는 문화로 최상의 치료 성과를 만드는 전문가

(2) 간호본부

① **미션** : 우리는 인간 존엄성을 바탕으로 최상의 간호를 제공하여 인류의 건강하고 행복한 삶에 기여한다.

② **비전** : 최상의 간호경험을 통한 환자 행복

③ **핵심 가치** : 공감배려, 상호협력, 혁신추구, 최고지향

06 | 서울대학교병원

(1) 병원

① **미션** : 서울대학교 병원은 세계 최고 수준의 교육, 연구, 진료를 통하여 인류가 건강하고 행복한 삶을 누릴 수 있도록 한다.

② **비전**

- 최상의 진료로 가장 신뢰받는 병원 : 세계적 첨단진료 영역을 지속적으로 확보함으로써 국민과 의료전문가들이 믿고 선택하는 병원이 된다.
- 생명의 미래를 여는 병원 : 건강한 생명의 연장에 필요한 연구를 통하여 세계적 성과를 창출함으로써 의학연구의 지평을 넓힌다.
- 세계 의료의 리더를 양성하는 병원 : 다양한 경험과 창조적 교육을 바탕으로 의료발전을 주도할 세계적인 리더를 배출한다.
- 의료선진화를 추구하는 정책협력 병원 : 대한민국 의료시스템의 발전 방향을 제시하고 정책협력을 통하여 의료선진화를 견인한다.

③ **핵심 가치**

- 고객중심 : 서울대학교병원의 고객은 우리의 존재 이유이며 고객이 항상 신뢰할 수 있는 서비스를 제공한다.
- 인재존중 : 비전 달성과 자기 개발에 최선을 다하는 인재들이 즐겁게 일할 수 있는 터전을 만든다.
- 혁신추구 : 기존 관행에 안주하지 않고 창조적 열정을 발휘하여 새로운 지식과 가치를 창출한다.
- 사회공헌 : 사회의 기대에 대한 책임감을 가지고 최상의 의료서비스와 다양한 봉사활동으로 인류에 헌신한다.
- 상호협력 : 서로 존중하는 마음으로 협력하며 유관기관과도 상생하는 협력관계를 구축한다.

(2) 간호부문

① **미션** : 서울대학교 병원 간호부문은 인간 중심의 간호로 인류의 건강과 행복한 삶에 기여한다.

② **비전**

- 배려와 존중으로 함께 하는 간호부문
- 최상의 간호로 신뢰받는 간호부문
- 열린 사고로 화합하는 간호부문
- 즐겁게 일하는 간호부문

③ **핵심 가치** : 존중, 탁월, 소통, 행복

④ **인재상**

- 원칙을 준수하는 인재 : 생명을 다루는 전문가로서 원칙과 소신을 지키는 인재, 분야에서 최고를 지향하는 인재
- 유연성을 갖춘 인재 : 원칙을 준수하되 환자의 입장에서 유연한 사고를 갖춘 인재, 고객 중심의 사고를 실천하는 인재
- 팀워크를 만들어 가는 인재 : 서로 존중하고 배려하는 문화 속에 팀워크를 만들어 가는 인재, 현장에서 상호협력을 실천하는 인재

| **연세대학교 의과대학 강남세브란스병원**

   (1) 병원

     ① **미션** : 하나님의 사랑으로 인류를 질병으로부터 자유롭게 한다.

     ② **비전**
- 새로운 의료문화의 혁신적 리더
- 글로벌 의료서비스 표준의 개척자
- 사랑과 나눔을 실천하는 의료선교기관

   (2) 간호국

     ① **미션** : 하나님의 사랑을 실천하는 간호로 인류를 질병으로 인한 고통에서 자유롭게 한다.

     ② **비전** : 간호의 전문화, 표준화, 정보화를 통해 전인간호를 제공하고 기독교 정신을 바탕으로 선교와 봉사를 통해 사랑을 실천하는 국내 최고의 간호국이 된다.

     ③ **핵심가치** : 진정성, 창의성, 탁월성, 협력, 공감

     ④ **인재상** : 사랑과 존중을 실천하는 생명의 수호자

| **연세대학교 의과대학 세브란스병원**

   (1) 병원

     ① **미션** : 하나님의 사랑으로 인류를 질병으로부터 자유롭게 한다.

     ② **비전 및 핵심가치**
- 첨단진료, 전문화, 의료기관간 유기적 관계구축을 통하여 양질의 진료를 제공하고 고객을 섬김으로써 가장 신뢰받는 의료기관이 된다.
- 개척정신과 협동정신으로 새로운 연구영역을 창출하여 의학기술을 선도하는 연구기관이 되며, 다양하고 인간적인 교육으로 가장 배우고 싶어하는 교육기관이 된다.
- 알렌, 에비슨, 세브란스의 정신을 이어받아 의료소외지역에 의료와 복음을 전파하여 사랑을 실천하는 의료선교기관이 된다.
- 이를 위해 우리는 상호 존중하는 성숙한 인격과 책임의식을 갖춘 전문가가 되고, 진취성과 실천력을 겸비한 지도력을 발휘하여 열정과 창의가 살아 숨 쉬는 연세의료원을 만들어 나갈 것이다.

   (2) 간호국

     ① **미션** : 하나님의 사랑을 실천하는 간호로 인류를 질병으로 인한 고통에서 자유롭게 한다.

     ② **비전**
- 환자 중심의 신뢰받는 간호국
- 미래를 선도하는 간호국
- 기독교정신을 실천하는 간호국

     ③ **핵심 가치** : 진정성, 협력, 창의성, 공감, 탁월

     ④ **인재상** : 사랑과 존중을 실천하는 생명의 수호자

09 | 이화여자대학교 의과대학부속 목동병원

(1) 병원

① 미션 : 사랑의 기독교 정신으로 인류를 질병으로부터 보호하고 구한다.

② 비전
- 무한 가치를 창출하는 상생의 헬스케어 시스템
- 공감과 화합을 바탕으로 이화가족이 행복한 병원

③ 핵심 가치
- 진료 : 전인적 진료를 통한 최상의 치유 경험을 제공하는 병원
- 교육 : 창의적 교육을 통한 미래 의료 리더를 양성하는 병원
- 연구 : 실용적 융합연구를 통한 헬스케어 산업을 선도하는 병원

(2) 간호부

① 미션 : 사랑의 기독교 정신으로 최상의 간호를 실현하여, 모든 이의 건강하고 행복한 삶에 기여한다.

② 비전
- 환자 안전을 최우선으로 실천하는 간호부
- 표준화된 전문간호를 제공하는 간호부
- 존중과 배려로 공감하는 간호부
- 소통과 화합으로 행복한 간호부

③ 핵심 가치 : 환자 안전, 전문성, 존중과 배려, 소통과 화합

10 | 재단법인아산사회복지재단 서울아산병원

(1) 병원

① 미션 : 끊임없는 도전과 열정으로 높은 수준의 진료, 교육, 연구를 성취함으로써인류의 건강한 삶에 기여한다.

② 비전
- 누구에게나 가장 신뢰 받는 병원
- 최적의 의료를 제공하는 병원
- 직원 모두가 행복하고 긍지를 느끼는 병원
- 창의적 연구와 충실한 교육이 이루어지는 병원
- 건실한 경영으로 성장, 발전하는 병원

③ 핵심 가치
- 나눔과 배려 : 우리의 지식과 기술을 모든 이웃들과 더불어 나누며, 항상 상대방의 입장에서 생각하고 배려한다.
- 정직과 신뢰 : 정직을 최고의 덕목으로 삼아 스스로 실천하여 누구에게나 신뢰를 받도록 최선을 다한다.
- 미래지향 : 진취적인 사고와 불굴의 정신으로 자신의 전문분야를 끊임없이 개척하여 전파하는 선구자가 되며, 최고가 될 수 있도록 부단히 배우고 노력한다.
- 사실 및 성과중시 : 합리적이고 객관적이며 검증 가능한 사실에 입각하여 모든 사안을 다루고, 그것이 실질적인 성과로 나타날 수 있도록 끊임없이 노력한다.
- 공동체 중심사고 : 자율성을 바탕으로 '나보다 우리'라는 사고로 솔선 수범하여 팀워크를 강화하고 효율성을 증대시킨다.

(2) 간호부

① 미션 : 인간을 존중하며, 세계 최고 수준의 간호를 제공하여 인류의 행복과 건강한 삶에 기여한다.

② 비전

• 전문간호를 수행하는 실력 있는 간호부
• 함께 일하고 싶은 신뢰받는 간호부
• 자긍심을 가지고 즐겁게 일하는 간호부
• 혁신적인 간호경영으로 미래를 선도하는 간호부

③ 핵심 가치

• 탁월성 : 간호의 전문성과 탁월성을 높이기 위해 최선을 다한다.
• 소통과 협력 : 간호대상자 및 타 의료진과 원활한 의사소통을 하며 협력한다.
• 정직 : 윤리적 사고를 바탕으로 정직과 성실을 실천한다.
• 환자안전 : 모든 간호과정은 환자의 안전을 목적으로 한다.
• 창의성 : 통찰과 공감을 통한 창의적인 간호, 즉 예술적 간호를 수행한다.

11 | 중앙대학교병원

(1) 병원

① 미션 : 최상의 진료, 연구, 교육을 실현하여 인류의 건강증진과 행복한 삶에 기여한다.

② 비전

• 중증질환 치료를 선도한다.
• 창의적인 글로벌 인재를 양성한다.
• 안전하고 신뢰받는 환자 중심 병원이 된다.

③ 핵심 가치 : 전문성, 공정성, 변화와 혁신, 소통과 화합, 공감과 배려

(2) 간호본부

① 미션 : 인간 존중과 최상의 간호로 인류의 건강과 행복에 기여한다.

② 비전

• 전문적인 간호를 제공하는 환자 중심의 간호본부
• 소통과 공감으로 신뢰받는 간호본부
• 직원이 행복한 간호본부
• 연구와 교육으로 미래를 선도하는 간호본부

③ 핵심 가치

• 탁월 : 전문성, 근거기반, 책임감
• 공감 : 환자 중심, 환자안전과 업무표준화, 의사소통
• 행복 : 소통·협력, 배려·존중, 자긍심
• 혁신 : 임상 연구, 리더 양성, 변화와 창의성

12 | 학교법인 고려중앙학원 고려대학교 의과대학부속병원(안암병원)

① 미션 : 생명존중의 첨단의학으로 인류를 건강하고 행복하게 한다.

② 비전 : 미래의학, 우리가 만들고 세계가 누린다.

③ 핵심 가치
- 전적으로 신뢰받는 병원
- 환자 안전과 환자 경험의 새로운 기준이 되는 병원
- 사회의 일원으로 책임을 다하는 병원
- 사람이 중심이 되는 병원
- 첨단 연구를 선도하는 병원
- 각 분야 최고의 전문가를 양성하는 병원

13 | 학교법인가톨릭학원 가톨릭대학교 서울 성모병원

(1) 병원

① 미션 : 치유자로서의 예수 그리스도를 우리 안에 체현하여 질병으로 고통받는 사람들을 보살피는 데 있다.

② 비전 : 맞춤 의료로 새 희망을 주는 병원

③ 핵심 가치
- 영성 구현 : 생명존중 이념 바탕, 인간 중심 병원
- 미래의료선도 : 정밀의료시스템 도입, 스마트 병원 가속화
- 융합연구육성 : 글로벌 연구역량 강화, 젊은 의과학자 양성

(2) 간호부

① 미션 : 치유자이신 예수그리스도를 우리 안에 체현하기 위해 환자 중심의 전인 간호를 제공하고, 모든 이의 행복하고 건강한 삶에 기여하기 위해 끊임없이 노력한다.

② 비전
- 영성간호를 함께 실천하는 소중한 간호부
- 간호전문성으로 성장하는 간호부
- 환자 중심 안전을 우선하는 간호부
- 창의적인 간호경영으로 미래를 준비하는 간호부

③ 핵심 가치
- 영성간호 : 영성간호 교육 및 실천
- 간호전문성 : 경력관리를 통한 간호사 역량 강화, 간호의 질 향상, 간호 네트워크 강화
- 환자 중심 : 환자 안전과 경험을 중시하는 간호
- 간호경영 : 스마트 ENR, 간호인력 운영 효율화

④ 인재상 : 생명의 봉사자(생명의 존엄성을 실천하여 치유를 통해 구원의 희망을 주는 사람)

14 | 한양대학교병원

① **미션** : 사랑의 실천자로서 인류가 질병의 고통에서 벗어나 기쁨과 행복이 충만한 삶을 누리도록 한다.

② **비전**

- 아시아 의료허브를 지향하는 최첨단 대학병원
- 미래의학을 선도하는 연구중심 병원
- 고객과 가족애로 하나되는 환자중심병원

③ **핵심 가치** : 첨단진료, 연구개발, 인재양성, 사회공헌, 책임경영

2 경기 서북부권(2024. 4. 기준)

15 | 가톨릭대학교 인천 성모병원

(1) 병원

① **미션** : 그리스도의 사랑이 살아 숨쉬는 최상의 첨단 진료

② **비전** : 최고의 임상 진료 역량을 갖춘 병원

③ **핵심 가치** : 환자중심, 생명존중, 전문성, 공동체 정신, 변화와 혁신

④ **인재상**

- 환자를 존중하고 고통받는 이들과 함께 하며 신뢰를 주는 사람
- 그리스도의 사랑을 바탕으로 생명존중의 가치를 체현하는 사람
- 끊임없는 노력과 열정으로 최고의 전문성과 책임감을 갖춘 사람
- 상호존중과 배려를 통해 공동체 정신을 실천하는 사람
- 변화에 민첩하게 대응하여 미래 첨단 의료의 표준을 제시하는 사람

(2) 간호부

① **미션** : 그리스도의 사랑을 실천하는 최상의 정성간호

② **비전** : 최적의 임상간호 역량을 갖춘 신뢰받는 간호부

16 | 순천향대학교 부속 부천병원

① **미션** : 순천향은 인간사랑 정신과 의료의 혁신으로 사회적 책임과 가치를 실현한다.

② **비전** : 최고의 의료질로 신뢰받는 중증종합병원

③ **핵심 가치** : 의료의 전문화, 환자 완전, 조화와 협력

④ **인재상**

- 창의성 : 새로운 발상과 창조성을 바탕으로 이성적인 사고를 하는 인재
- 진취성 : 도전적 열정을 가지고 높은 성취 목표와 지속적인 자기 개발로 항상 앞서가는 인재
- 고객지향성 : 고객의 입장에서 생각하고 행동하는 인재
- 협조성 : 팀워크를 중시하고 상호존중 및 협력을 실천하는 인재
- 신뢰성 : 바른 인품과 사명감을 가지고 인간사랑의 정신을 실천하는 인재

17 | 의료법인길의료재단 길병원

(1) 병원

① **미션** : 생명을 존중하고, 사랑을 실천하며 창의와 도전정신으로 인류의 건강한 삶에 기여한다.

② **비전**
- 의료혁신 : 환자중심 의료연구, 미래를 선도하는 디지털 병원
- 창의연구 : 융합연구 플랫폼, 질환별 연구센터
- 소통화합 : 소통하고 화합하는 길병원 문화, 내부고객 만족도 강화
- 공감배려 : 의사소통 강화를 통한 의료 서비스 향상, 고객 요구 만족도 향상을 통한 감동 실현, 고객 응대 전문화를 통한 케어네트워크 구축
- 인재육성 : 직종별 교육기회 확대 및 다각화, 멘토링과 네트워크 제공, 미래형 의료 인재 양성
- 사회공헌 : 지역사회 상생과 공헌, 봉사의 나눔의료 실천

③ **핵심 가치** : 박애, 봉사, 애국

(2) 간호본부

① **미션** : 최고의 간호를 실현하는 고객 중심의 간호본부

② **비전**
- 신뢰받는 고객 중심의 간호체계 확립
- 업무표준화를 통한 안전간호 실현
- 연구를 통한 근거기반 간호
- 지역사회와 상호협력하며 질병예방과 건강증진을 위해 노력
- 길병원 문화 창조와 발전을 위해 선도적인 역할 담당

③ **핵심 가치** : 안전간호, 소통간호, 전문간호, 참 간호, 경영간호

18 | 인하대학교 의과대학부속병원

(1) 병원

① **미션** : 인류의 건강과 행복한 삶을 책임지는 의료기관으로서 최상의 진료, 연구, 교육을 통해 인간존중, 공존공영, 고객만족을 실천한다.

② **비전** : 환자 중심의 의료서비스, 책임으로 봉사, 공익을 위한 성과창출, 지속가능한 행복 추구

③ **핵심 가치**
- 고객 신뢰 : 고객이 항상 신뢰할 수 있는 안전한 의료와 최상의 서비스를 제공한다.
- 첨단의술 : 기존 관행에 안주하지 않고 창조적 열정을 발휘하여 새로운 의술과 가치를 창출한다.
- 내부화합 : 정직하고 공정한 업무처리와 의료윤리를 준수하고, 서로 존중하는 마음으로 소통하고 협력한다.

(2) 간호본부

① **미션** : 인간존중을 바탕으로 인류의 건강과 안녕을 위하여 최상의 간호를 실천한다.

② **비전**

- 으뜸 간호서비스로 감동 주는 간호본부
- 자긍심을 가지고 즐겁게 일하는 간호본부
- 국제수준의 전문 간호를 선도하는 간호본부

③ **핵심 가치**

- Reliability : 소통하고 화합하여 신뢰를 구축한다.
- Integrity : 윤리적이고 정직한 간호를 실천한다.
- Safety : 환자와 직원의 안전을 최우선으로 한다.
- Excellence : 근거기반의 탁월한 간호를 수행한다.

❸ 경기 남부권(2024. 4.기준)

01 | **가톨릭대학교 성빈센트병원**

(1) 병원

① **미션** : 빈센트 성인의 정신에 따라서 병원을 통하여 가난하고 병든 이들을 치료해줌으로써 가난한 이들에게 기쁜 소식을 전하며 예수 그리스도를 전파한다.

② **비전**

- 빈센트 성인의 영성에 따라 질병으로 고통받는 이들을 위해 치유자이신 예수그리스도를 우리 안에 체현한다.
- 모든 치유과정에서 사랑과 섬김을 실현하여 세계 속의 가톨릭 의료를 선도하는 병원이 된다.
- 생명 윤리에 기초한 첨단 연구와 최상의 전인치료를 제공하여 신뢰받는 병원이 된다.
- 환자와 그 가족에게 봉사하고 주민의 건강증진과 지역사회 발전에 기여하여 사랑받는 병원이 된다.
- 상호존중과 배려를 바탕으로 저마다의 역량을 최대한 발휘하여 자랑스러운 병원이 된다.

③ **핵심 가치**

- 상호공감 : 우리는 환우와 동료를 배려하고 사랑의 마음으로 소통한다.
- 혁신추구 : 우리는 창의적인 혁신과제를 발굴하고 적극 실행한다.
- 최고지향 : 우리는 저마다의 역량을 적극 개발하여 최고를 지향한다.

(2) 간호부

① **미션** : St. Vincent`s Spiritual Care

② **비전** : 뭘 해도 행복한 나!

③ **핵심 가치**

- 상호공감 : 우리는 환우와 동료를 배려하고 사랑의 마음으로 소통한다.

- 혁신추구 : 우리는 창의적인 혁신과제를 발굴하고 적극 실행한다.
- 최고지향 : 우리는 저마다의 역량을 적극 개발하여 최고를 지향한다.
- 실행중시 : 우리는 비전 달성을 확신하며 전략실행에 적극 참여한다.
- 생명존중 : 우리는 인간의 존엄과 생명의 고귀함을 믿으며 존중한다.

④ 인재상 : 생명의 봉사자(생명의 존엄성을 실천하여 치유를 통해 구원의 희망을 주는 사람)

02 | 고려대학교의과대학부속 안산병원

① 미션 : 생명존중의 첨단의학으로 인류를 건강하고 행복하게 한다.

② 비전 : 미래의학, 우리가 만들고 세계가 누린다.

③ 핵심가치
- 가장 좋아하는 병원
- 첨단연구를 선도하는 병원
- 사람과 미래에 투자하는 병원
- 믿음 주는 병원
- 모두가 행복한 병원

03 | 분당서울대학교병원

(1) 병원

① 미션 : 분당서울대학교병원은 세계 최고의 교육·연구·진료를 통하여 인류가 건강하고 행복한 삶을 누릴 수 있도록 한다.

② 비전 : 세계 의료의 표준을 선도하는 국민의 병원
- 미래의료를 앞당기는 병원
- 환자 중심의 최적의료를 구현하는 병원
- 삶의 가치를 높이는 병원
- 국민에게 가장 신뢰받는 병원

③ 핵심 가치 : 고객중심, 최고지향, 혁신추구, 상호협력, 사회공헌

(2) 간호본부

① 미션 : 세계 최고 수준의 간호를 통하여 인류가 건강하고 행복한 삶을 누릴 수 있도록 돕는다.

② 비전
- 안전한 환경과 효율적인 간호를 제공하는 간호본부
- 전문인으로서 자긍심을 가지고 일하는 간호본부
- 새로운 지식을 창출하는 간호본부
- 근거중심 간호를 제공하는 간호본부

③ 핵심 가치
- 고객안전 : 고객중심의 안전한 간호환경을 제공한다.
- 최고지향 : 간호의 모든 영역에서 최고 수준을 지향한다.
- 상호존중 : 신뢰와 배려로 서로를 존중하여 행복하고 건강한 조직문화를 창출한다.
- 혁신추구 : 창의적 사고와 지속적 혁신 활동을 통해 간호선진화를 추구한다.
- 사회공헌 : 최상의 간호서비스와 다양한 봉사활동으로 사회와 인류에 공헌한다.

④ 인재상 : 따뜻한 마음으로 혁신하는 SNUBHIAN
- 고객중심·사회공헌 : 고객과 국민에게 믿음을 주는 동반자
- 최고지향·혁신추구 : 혁신과 변화를 이끌어 가는 전문가
- 상호협력 : 공감과 소통을 생활화 하는 화합인

04 ┃ 아주대학교병원

(1) 병원

① 미션 : 우리는 항상 당신 곁에 있으며 당신의 아픔을 치유하기 위하여 끊임없이 헌신합니다.

② 비전
- 가장 안전하고 친절한 환자 중심 병원
- 대한민국 의료교육을 선도하는 기관
- 중점 연구분야에서 국제적 수준의 연구 역량
- 중점 진료분야에서 최고의 의료브랜드

③ 핵심 가치 : 헌신, 윤리성, 탁월성

(2) 간호본부

① 미션 : 우리는 생명을 존중하며 최상의 간호를 제공하여 당신의 건강유지와 행복한 삶에 기여합니다.

② 비전 : 최상의 간호로 미래를 선도하는 간호본부

③ 핵심 가치 : 헌신, 윤리성, 탁월성

05 ┃ 한림대학교성심병원

(1) 병원

① 미션 : 인간의 존엄성과 생명의 가치를 존중하며 도전과 혁신을 통한 건강한 삶과 행복한 사회 구현의 주춧돌이 된다.

② 비전
- 끊임없이 연구하고 도전하는 혁신적인 병원
- 소통을 중시하고 보람과 긍지를 느끼는 병원
- 고객과 직원이 모두 행복한 병원

③ 핵심가치 : 최상의 진료, 신뢰받는 병원, 혁신과 성장, 소통과 협력

(2) 간호부

① 미션 : 도전과 혁신 간호로 한림의 가치를 실현한다.

② 비전
- 데이터 기반 선진 간호
- 창의 융합형 핵심 인재 양성
- 디지털전환 지속 성장
- 감성문화 구축

③ 핵심가치 : 최상의 진료, 신뢰받는 병원, 혁신과 성장, 소통과 협력

4 강원권(2024. 4. 기준)

01 | 강릉아산병원

(1) 병원

① 미션 : 정성 어린 진료, 수준 높은 교육, 창의적인 연구로 개인의 행복한 삶과 건강한 사회 실현에 기여한다.

② 비전 : 우리 병원의 미래 모습 아름다운 의료문화를 열어가는 모델 병원
- 건강한 지역 사회를 위하여 최선을 다하는 병원
- 최상의 의료서비스로 고객이 미소 짓는 병원
- 끊임없는 도전과 창의로 앞서가는 병원
- 구성원 모두가 만족과 자부심을 갖는 병원

③ 핵심 가치
- 사람을 중시하는 경영
- 고객을 우선하는 경영
- 원칙과 기본에 충실한 경영
- 혁신을 추구하는 경영

(2) 간호부

① 미션 : 행복과 성장을 추구하는 간호부

② 비전
- 고객이 간호 받고 싶어 하는 간호부
- 간호사가 행복하게 일하는 간호부
- 기본과 원칙에 충실한 간호부

02 | 연세대학교 원주 세브란스기독병원

  (1) 병원

    ① **미션** : 미래의료를 선도하고 하나님의 사랑을 실천한다.

    ② **비전** : 최상의 진료, 창의적인 교육, 끊임없는 연구로 환자와 구성원의 행복을 실현하고, 나눔과 소통을 통해 건강한 지역사회 구현에 기여하는 최고의 의료기관

    ③ **핵심 가치**
- 최고의 의료서비스 제공
- 혁신적이고 융합적 연구 주도
- 신뢰와 헌신으로 지역사회 기여
- 화합과 소통으로 행복 추구

  (2) 간호국

    ① **미션** : 우리는 하나님의 사랑을 실천하는 간호로 고객의 건강과 행복한 삶에 기여합니다.

    ② **비전**
- 환자중심 간호로 신뢰받는 간호국
- 표준화, 전문화를 지향하는 간호국
- 존중과 배려로 소통하는 간호국
- 나눔과 봉사를 실천하는 간호국

    ③ **핵심 가치** : 효율화·인프라 확충, 역량 강화, 전문화·표준화, 공감가치

5 충북권(2024. 4. 기준)

01 | 충북대학교병원

  (1) 병원

    ① **미션** : 최고의 인료인재양성, 도전적연구, 책임있는 진료로 공공의료 실천과 국민건강증진을 선도한다.

    ② **비전** : 중증질환을 책임지는 권역공공의료기관

    ③ **핵심 가치** : 탁월, 존중, 도전, 협력, 책임

  (2) 간호부

    ① **미션** : 인간 중심을 바탕으로 최상의 간호를 제공하여 고객감동과 책임으로 삶의 질 향상과 존중에 도전한다.

    ② **비전**
- 열린 마음으로 자긍심을 갖고 화합하는 간호부
- 안전을 최우선으로 하는 간호부
- 고객을 가족처럼 대하는 간호부
- 효과적인 의료 핵심인재 양성에 함께 하는 간호부

6 충남권(2024. 4. 기준)

01 | **단국대학교의과대학부속병원**

　　(1) 병원

　　　　① **미션** : 인간중심의 진료, 연구, 교육을 통하여 건강한 삶에 공헌한다.

　　　　② **비전**
　　　　　　• 최상의 의료를 제공하는 병원
　　　　　　• 선도적 교육, 연구를 실천하는 병원
　　　　　　• 지역 및 교직원과 함께 발전하는 병원

　　　　③ **핵심 가치** : 세계수준진료, 환자중심, 첨단 선진 연구, 핵심인재육성, 정보시스템경영, 지역사회봉사, 조직문화혁신

　　(2) 간호부

　　　　① **미션** : 참간호 실현으로 건강하고 행복한 삶에 기여한다.

　　　　② **비전**
　　　　　　• 신뢰받는 간호부
　　　　　　• 소통하는 간호부
　　　　　　• 자긍심을 갖는 간호부

　　　　③ **핵심 가치** : 소통, 신뢰, 공감

02 | **충남대학교병원**

　　　　① **미션** : 지속가능한 미래의료를 만들어가는 도전적 교육, 연구, 진료를 통해 인간다움의 가치를 실현한다.

　　　　② **비전**
　　　　　　• 전인적 실력을 갖춘 보건의료인력의 양성
　　　　　　• 환자를 중심으로 하는 미래지향적 혁신 연구
　　　　　　• 포괄적인 접근을 바탕으로 하는 최상의 환자 진료
　　　　　　• 변화하는 의료환경에 적극적으로 대응하는 공공의료

　　　　③ **핵심 가치**
　　　　　　• 자율 : 자율적으로 행동하는
　　　　　　• 공감 : 타인에게 공감하는
　　　　　　• 협력 : 공동의 목표를 위해서 협력하는
　　　　　　• 공존 : 함께하는 최적의 환경을 생각하는

④ 인재상 : 생명존중 가치 실현을 위해 미래의료에 도전하는 열정적인 인재

• 가치인 : 인간애와 최고의 실력을 겸비하여 생명존중 가치를 실현하는 인재

• 도전인 : 꿈과 열정으로 미래의료에 도전하는 인재

• 성실인 : 배려와 진정성으로 책임을 다하는 성실한 인재

• 협력인 : 존중과 공감으로 조직 및 지역사회와 협력하여 함께 성장하는 인재

03 | 학교법인건양교육재단 건양대학교병원

(1) 병원

① 미션 : 생명존중을 바탕으로 인류의 건강과 행복을 실현한다.

② 비전 : World Class Quality With Love

③ 핵심 가치

• 고객중심 : 우리는 고객들에게 행복과 기쁨을 주기 위해 항상 환자 중심적인 통합의료서비스를 끊임없이 추구한다.

• 인성중심 : 우리는 서로 신뢰하고 협조하면서 민주적이고 합리적인 절차에 따라 책임의식을 가지고 실천하는 조직문화를 추구한다.

• 창의적 연구 : 우리는 의학 발전과 국민 건강을 위하여 창의적인 학술연구에 지속적인 노력을 기울인다.

• 봉사정신 : 우리는 올바른 의학 정보와 지식을 기초로 지역사회에 봉사하여 지역주민이 건강하고 행복한 삶을 누릴 수 있도록 최선의 노력을 경주한다.

• 책임의식 : 우리는 창의적이고 진취적인 태도로 고객들에게 행복을 전할 수 있도록 최선을 다한다.

(2) 간호부

① 미션 : 생명존중을 바탕으로 인류의 건강과 행복을 실현한다.

② 비전 : Global Standard Nursing With Faith

③ 핵심 가치

• 환자 중심 안전한 간호

• 신뢰받는 전문 간호인

• 임상현장 열정의 리더

• 존중·배려·나눔 실천

❼ 전북권(2024. 4. 기준)

01 | 원광대학교병원

(1) 병원

① 미션 : 제생의세(濟生醫世), 의술로써 병든 세상을 구제한다.

② 비전 : 건강한 사회를 선도하는 맑고 밝고 훈훈한 원광대학교병원

③ **핵심 가치** : 환자중심, 미래창조, 사회봉사, 효율지향

(2) 간호부

① **미션** : 인간 존엄성을 바탕으로 최상의 간호를 제공하여 제생의세(濟生醫世)를 구현한다.

② **비전**
  • 환자 간호를 최우선으로 실천하는 간호부
  • 미래 표준을 제시하는 혁신적인 간호부
  • 상호 존중하며 배려하는 간호부
  • 은혜가 넘치는 행복한 간호부

③ **핵심 가치**
  • 더 향상된 간호, 더 전문적인 간호, 더 안전한 간호, 더 믿음을 주는 간호
  • 안전, 소통, 은혜, 혁신

02 | 전북대학교병원

(1) 병원

① **미션** : 생명존중의 정신으로 진료, 교육, 연구, 공공보건의료를통하여 인류의 건강과 행복한 삶에 기여한다.

② **비전** : 사람 중심의 스마트 의료를 선도하여 신뢰받는 글로컬 병원이 된다.

③ **핵심 가치** : 선도, 창의, 공감, 상생

(2) 간호부

① **미션** : 미래를 선도하는 고객중심의 전문간호를 실현한다.

② **비전**
  • 고객 : 고객에게 신뢰와 감동을 주는 간호부
  • 구성원 : 전문인으로서 자긍심을 가지고 행복하게 일하는 간호부
  • 전문성 : 근거중심의 전문간호를 제공하는 간호부

8 전남권(2024. 4. 기준)

01 | 전남대학교병원

(1) 병원

① **미션** : 세계 최고의 진료·교육·연구와 헌신적인 봉사로 의학 발전과 인류의 건강 증진에 기여한다.

② **비전** : 미래 의료의 표준을 제시하는 뉴 스마트 병원이 된다.

③ 핵심 가치
- 따뜻한 전문가
- 존경받는 인재
- 끊임없는 혁신
- 사회적 책무
- 신뢰받는 공정

(2) 간호부

① 미션 : 창의적 시도로 간호계의 진화를 선도하고 체계적 사고로 고객서비스 표준을 구현한다.

② 비전
- 고객의 기대를 넘어서는 간호서비스
- 최고의 전문성을 지닌 간호
- 간호계를 선도하는 창의적 리더

③ 핵심 가치
- 배려와 존중
- 공감과 소통
- 도전과 혁신
- 변화와 성장
- 협력과 상생

02 | 조선대학교병원

(1) 병원

① 미션 : 생명존중의 첨단 의료로 인류의 행복한 삶에 기여한다.

② 비전
- 첨단 의료로 존경받고 신뢰받는 새병원
- 창의적인 연구와 교육으로 미래 인재를 양성하는 새병원
- 변화와 혁신을 주도하는 새병원
- 지역과 함께 세계로 도약하는 새병원

③ 핵심 가치
- 스마트 의료
- 끊임없는 도전
- 선도하는 연구와 교육
- 사회공헌

(2) 간호부

① 미션

- 대상자의 요구를 파악하고 간호계획을 세워 독자적이고 질적인 간호 중재를 수행한다.
- 대상자의 최상의 건강유지와 편안함을 제공한다.
- 간호직원의 성장과 발전을 지원한다.
- 대 지역사회 활동을 통한 간호영역을 확대한다.

② 비전

- 고객과 함께 건강과 사랑을 주는 간호부
- 친절과 정성으로 감동을 주는 간호부
- 자부심과 긍지로 일할 맛 나는 간호부

03 | 화순전남대학교병원

(1) 병원

① 미션 : 세계 최고의 교육 연구 진료를 통하여 인류 건강 증진에 이바지한다.

② 비전 : 세계최고수준의 전문의료센터가 된다.

③ 핵심 가치

- 자연속의 : 자연 속에서 환자의 몸과 마음을 치유하는 가장 아름다운 병원
- 첨단의료 : 최고의 의료진과 의료시설로 첨단정밀의료를 실현하는 병원
- 환자중심 : 환자 안전과 만족이 최우선인 환자중심병원
- 세계중심 : 국제표준진료를 시행하는 세계적인 연구중심병원

(2) 간호부

① 미션 : 창의적 시도로 간호계의 진화를 선도하고, 체계적 사고로 고객서비스 표준을 구현한다.

② 비전

- 고객의 기대를 넘어서는 간호서비스
- 최고의 전문성을 지닌 간호
- 간호계를 선도할 창의적 리더

🄄 경북권(2024. 4. 기준)

01 | 경북대학교병원

(1) 병원

① 미션 : 최상의 교육·연구·진료로 사랑과 인술을 실현하고 인류의 건강증진에 기여한다.

② 비전
- 윤리적이며 전문성을 가진 인재양성
- 첨단 의료연구 선도
- 환자중심 진료
- 사회와 함께하는 병원

③ 핵심 가치 : 인재양성, 의학발전, 생명존중, 사회공헌

(2) 간호부

① 미션 : 사랑과 신뢰로 고객을 감동시키고 전문간호를 실현하여 인류의 건강한 삶에 기여

② 비전 : 인간존중간호 실현

02 | 계명대학교 동산병원

(1) 병원

① 미션 : 우리는 기독교 정신에 따른 전인적 치유를 통해 인류행복에 기여하고 의료발전을 선도한다.

② 비전 : 메디컬 프런티어 정신을 바탕으로 진료, 교육, 연구의 미래를 선도하는 병원

③ 핵심 가치
- 소명의식 : 하나님의 사랑과 실천과 환자의 치유를 위해 책임감을 가지고 헌신한다.
- 도전정신 : 끊임없는 혁신과 도전으로 경쟁력을 키운다.
- 생명존중 : 죽음의 질병 앞에 생명의 존엄성을 지키기 위하여 노력한다.
- 탁월함 : 전문성에 기초하여 모든 분야에서 선도적 지위를 추구한다.

(2) 간호부

① 미션 : 그리스도의 사랑으로 고품격 전인간호를 실천하여 고객의 건강과 행복에 기여한다.

② 비전
- 표준과 원칙에 충실한 간호실무를 수행하는 간호부
- 교육을 통하여 전문성을 지향하는 간호부
- 나눔과 배려를 바탕으로 행복하게 일하는 간호부
- 경쟁력 있는 인재육성에 힘쓰는 간호부

③ 핵심 가치 : 기본, 안전, 소통, 탁월

03 | 대구가톨릭대학교병원

(1) 병원

① 미션 : 지역의료발전과 사회복지증진

② 비전 : 사랑과 섬김으로 치유의 회망을 주는 최고의 병원

③ 핵심 가치 : 환자존중, 신뢰, 직원존중

(2) 간호처

① **미션** : 치유자이신 예수그리스도의 사랑과 봉사의 정신으로 간호대상자에게 전인적 간호로 섬김간호를 실천한다.

② **비전**

- 생명존중에 입각한 환자안전을 최우선으로 한다.
- 실무역량 강화로 간호의 질을 향상한다.
- 가족의 마음으로 섬김간호를 실현한다.
- 존중과 배려로 행복한 일터를 만들어간다.
- 나눔과 봉사로 이웃사랑을 실천한다.

04 | 영남대학교병원

(1) 병원

① **미션** : 최상의 진료, 올바른 의료인 육성과 창의적인 연구로 인간사랑을 실천하고 삶의 질을 높인다.

② **비전** : 고객만족으로 신뢰받는 영남 최고의 의료원

③ **핵심 가치**

- 고객만족 : 고객의 입장에서 최선을 다하는 전문가가 된다.
- 주인의식 : 개인과 의료원의 발전을 위해 최선을 다한다.
- 신뢰와 화합 : 서로를 배려하여 신뢰하는 공동체 문화를 만든다.
- 변화와 혁신 : 지속적인 변화와 혁신을 실천한다.

④ **인재상**

- 전문성 : '고객만족'을 이루기 위해 필요한 요소입니다. 환자, 보호자, 내원객, 교직원을 만족시키기위해 자신의 위치에 부합하는 전문성을 가져야 하며, 전문성에는 자신의 업무에 대한 지식과 환자 만족을 실현하는 친절한 서비스를 포함합니다.
- 실행력 : 안되는 이유 때문에 못하는 것이 아니라, 안되는 까닭을 없애 문제를 해결하고 실행하는 능력을 갖추어 변화와 혁신을 이루며 이는 우리 의료원의 성장동력이 될 것입니다.
- 공동체 정신 : 주인의식을 기반으로 다른 직종과 다른 부서를 먼저 배려해 신뢰와 화합이라는 핵심 가치의 실현을 가능하게 합니다.

(2) 간호본부

① **미션** : 생명존중을 바탕으로 끝없는 연구와 열정으로 수준 높은 간호를 제공하여 행복한 삶에 기여한다.

② **비전**

- 자긍심과 열정을 가지고 즐겁게 일하는 간호본부
- 신뢰와 존중으로 환자와 직원이 행복한 간호본부
- 근거기반 임상실무와 연구로 전문간호 실천하는 간호본부
- 상호협력을 통하여 미래를 선도하는 간호본부

③ 핵심 가치

- 신뢰와 공감
- 근거기반 실무
- 상호협력
- 존중과 배려
- 환자, 직원 행복

05 | 칠곡경북대학교병원

(1) 병원

① 미션 : 최상의 교육·연구·진료로 사랑과 인술을 실현하고 인류의 건강증진에 기여한다.

② 비전

- 윤리적이며 전문성을 가진 인재양성
- 환자중심 진료
- 첨단 의료연구 선도
- 사회와 함께하는 병원

③ 핵심 가치 : 인재양성, 의학발전, 생명존중, 사회공헌

(2) 간호부

① 미션 : 사랑과 신뢰로 고객을 감동시키고 전문간호를 실현하여 인류의 건강한 삶에 기여

② 비전 : 인간존중간호 실현

🔟 경남동부권(2024. 4. 기준)

01 | 고신대학교복음병원

(1) 병원

① 미션 : 예수 그리스도의 사랑으로 환자 중심의 치료, 전도, 교육을 실현하여 모든 인류의 건강과 행복한 삶에 기여하고 그리스도의 복음이 전파되도록 한다.

② 비전

- 환자중심의 진료로 신뢰받는 병원
- 영혼 구원을 위한 복음을 전파하는 병원
- 존경받는 의료 인력을 양성하는 병원
- 최고의 구제 병원

③ 핵심 가치

- 혁신과 자기주도 : 능동적, 창의적으로 직무를 수행하며 혁신적 성장을 추구한다.
- 회복과 미래지향 : 위기를 기회로, 역경을 도약의 발판으로 만드는 미래지향적 첨단의료 산업의 중심이 된다.
- 소통과 상호신뢰 : 환자와 교직원, 직우너과 직원 간에 소통과 상호신뢰를 지향한다.
- 사랑과 선한 병원 : 환자와 이웃에게 그리스도의 사랑과 나눔을 실천하는 선한 병원이 된다.

(2) 간호부

① 미션 : 예수 그리스도의 사랑을 실천하는 간호로 고객을 건강하고 행복하게 한다.

② 비전
- 기독교 정신으로 봉사하며 사랑을 실천하는 간호부
- 간호의 전문화, 표준화, 정보화를 통해 전인간호를 제공하는 간호부
- 과학적인 사고와 탁월한 기술을 지닌 전문간호사를 육성하는 간호부
- 정직과 신뢰를 기초로 연구하는 간호사를 육성하는 간호부
- 자긍심과 경쟁력 있는 지식 간호사를 육성하는 간호부

02 | 동아대학교병원

(1) 병원

① 미션 : 신뢰·봉사·인간애의 정신으로 최고의 의료서비스를 제공하여 인류의 건강한 삶에 기여한다.

② 비전
- 고객의 미래를 약속하는 TRUST 의료
- 환자와 교직원 모두가 신뢰를 바탕으로 믿을 수 있는 미래 동반자의 역할을 수행하는 대학병원

③ 핵심 가치
- 전문진료(T) : 특성화된 전문진료를 바탕으로 중증, 응급환자 치료 잘하는 대학병원
- 교육연구(R) : 혁신적인 교육으로 인재양성, 끊임없는 연구로 질병 정복
- 소통화합(U) : 환자, 지역사회와 구성원이 소통과 화합을 이루어내는 배려문화 정착
- 안전확립(S) : 환자와 교직원 모두가 안전한 대학병원
- 첨단의료(T) : 첨단의료를 선도하는 초일류 대학병원

(2) 간호부

① 미션 : 참된 간호(TRUE Nursing) 실천으로 고객에게 감동을 주면서 꿈을 현실로 실현하는 간호부

② 비전 : 참된 간호(TRUE Nursing) 실천
- **Totality** : 환자중심의 전인간호
- **Rule** : 표준화된 간호
- **Upgrade** : 발전하는 간호
- **Education** : 전문화된 간호

③ 핵심 가치 : 기본강화, 창의혁신, 상호공감, 행복추구

03 | 부산대학교병원

(1) 병원

① 미션 : 우리는 생명을 존중하며, 최상의 교육, 연구, 진료로 인간의 건강과 행복에 기여한다.

② 비전
- 최상의 의료로 신뢰받는 병원이 된다.
- 의생명 연구를 주도하는 병원이 된다.
- 창의적인 인재를 양성하는 병원이 된다.

③ 핵심 가치 : 고객중심, 근거중심의학, 직업전문성, 협력, 존중, 열정

(2) 간호부

① 미션 : 우리는 생명을 존중하며, 간호실무 발전을 통한 최고 수준의 간호제공으로 고객의 건강과 행복을 추구한다.

② 비전
- 간호학 연구를 주도하는 간호부
- 창의적인 간호사를 육성하는 간호부
- 사랑 담은 간호로 고객에게 신뢰받는 간호부

③ 핵심 가치 : 고객중심, 근거중심, 협력, 존중, 열정

04 | 양산부산대학교병원

(1) 병원

① 미션 : 우리는 생명을 존중하며, 최상의 교육, 연구, 진료로 인간의 건강과 행복에 기여한다.

② 비전
- 최상의 의료로 신뢰받는 병원
- 의생명 연구를 주도하는 병원
- 창의적인 인재를 양성하는 병원

③ 핵심 가치
- 협력 : 우리는 고객의 행복과 구성원의 자아실현을 위해 협력한다.
- 고객중심 : 우리는 고객을 최우선으로 생각한다.
- 전문직업성 : 우리는 각 분야에서 전문직업성을 구현한다.
- 존중 : 우리는 고객과 구성원의 명예와 인격을 존중한다.
- 근거중심의학 : 우리는 근거중심 의학을 바탕으로 교육, 연구, 진료를 시행한다.
- 열정 : 우리는 미션과 비전을 실현하는 데 열정을 쏟는다.

(2) 간호부

① 미션 : 우리는 생명을 존중하며, 최상의 간호, 연구, 교육으로 인간의 건강과 행복에 기여한다.

② 비전
- 최상의 간호로 신뢰받는 간호부가 된다.
- 간호 연구를 주도하는 간호부가 된다.
- 창의적인 인재를 양성하는 간호부가 된다.

05 | 인제대학교 부산백병원

① **미션** : 생명을 존중하고 인간을 사랑하는 마음으로 최상의 진료 연구 교육을 구현하여 인류의 건강과 행복에 기여한다.

② **비전** : 환자중심 의료서비스를 제공하는 동남권 최고의 병원

③ **핵심 가치**

- 전문성 : 최고의 역량을 갖춘 의료인이 되기 위한 끊임없는 노력
- 혁신 : 발전을 위해 새로운 변화를 만들어 가는 것
- 존중 : 수평관계를 기반으로 하는 사람 중심 문화를 만들어 가는 것

④ **인재상** : 인술제세(仁術濟世), 인덕제세(人德濟世)의 창립 이념을 실천해 갈 주인의식, 신뢰성, 투철한 봉사정신, 최고의 전문성을 소유한 인재를 필요로 합니다.

- 전문성 : 자신의 직무에 전문성을 갖추고 이를 위해 지속적으로 노력하는 실력 있는 병원
- 환자중심 : 환자의 입장에서 생각하고 환자의 목소리를 경청하는 친절한 병원
- 진실성 : 기본과 원칙에 충실하여 환자와 보호자에게 신뢰를 확보하는 믿음직한 병원

06 | 학교법인울산공업학원 울산대학교병원

① **미션** : 모든 인간이 질병의 고통으로부터 해방되어 행복한 생활을 하는 복지사회의 건설에 있다.

② **비전**

- 진료 : 중증질환 치료의 희망이 되어 전국에서 환자가 찾는 병원
- 서비스 : 높은 전문성과 서비스 품질로 환자와 구성원에게 신뢰받는 병원
- 성장 : 전문화를 토대로 지속적으로 발전하는 병원
- 사회공헌 : 의료인재 양성과 체계적 건강관리로 지역사회를 책임지는 병원

③ **핵심 가치** : 최고지향, 고객중심, 미래혁신, 상호협력, 사회기여

⑪ 경남서부권(2024. 4. 기준)

01 | 경상국립대학교병원

① **미션** : 경상국립대학교병원은 최상의 교육, 연구와 진료를 통해 지역의 건강한 삶을 책임진다

② **비전**

- 교육 : 전문성과 인성을 겸비한 인재를 양성하는 병원
- 연구 : 의생명연구 역량 강화로 초고령사회를 준비하는 병원
- 진료 : 환자중심 진료로 신뢰받는 병원
- 공공 : 공공보건의료를 선도하는 병원

③ **핵심 가치** : 사회적 책임, 도전, 배려, 공감, 신뢰, 청렴

(1) 병원

① 미션 : 우리는 생명존중의 정신으로 최상의 진료, 교육, 연구를 실천하여 인류건강, 인재육성, 의학발전에 기여한다.

② 비전 : 동남권역 선도 병원

③ 핵심 가치
  • 최적의 선진 의료시스템 구축
  • 환자 중심의 감동 서비스 제공
  • 직원 만족을 통한 자부심 함양
  • 미래의료를 개척하는 지속적 혁신

(2) 간호본부

① 미션 : 인간존중의 정신으로 최상의 간호를 제공하여 인류의 건강과 행복한 삶에 기여한다.

② 비전 : 행복한 간호본부, 선도하는 간호본부

③ 핵심 가치
  • 최적의 간호 시스템 구축
  • 환자 안전 중심의 감동 서비스 제공
  • 행복한 간호문화를 통한 직원 만족
  • 미래 간호를 개척하는 지속적 혁신

서원각 용어사전 시리즈

상식은 "용어사전"

용어사전으로 중요한 용어만 한눈에 보자

✹ 시사용어사전 1200

매일 접하는 각종 기사와 정보 속에서 현대인이
놓치기 쉬운, 그러나 꼭 알아야 할 최신 시사상식
을 쏙쏙 뽑아 이해하기 쉽도록 정리했다!

✹ 경제용어사전 1030

주요 경제용어는 거의 다 실었다! 경제가 쉬워지
는 책, 경제용어사전!

✹ 부동산용어사전 1300

부동산에 대한 이해를 높이고 부동산의 개발과 활
용, 투자 및 부동산 용어 학습에도 적극적으로 이
용할 수 있는 부동산용어사전!

중요한 용어만 공부하자!

- 최신 관련 기사 수록
- 다양한 용어를 수록하여 1000개 이상의 용어 한눈에 파악
- 용어별 중요도 표시 및 꼼꼼한 용어 설명
- 파트별 TEST를 통해 실력점검

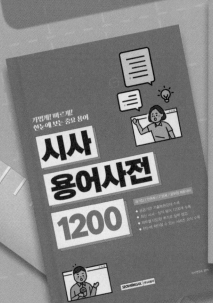

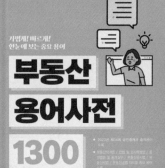

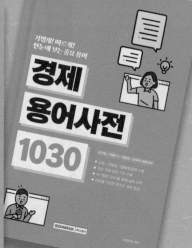

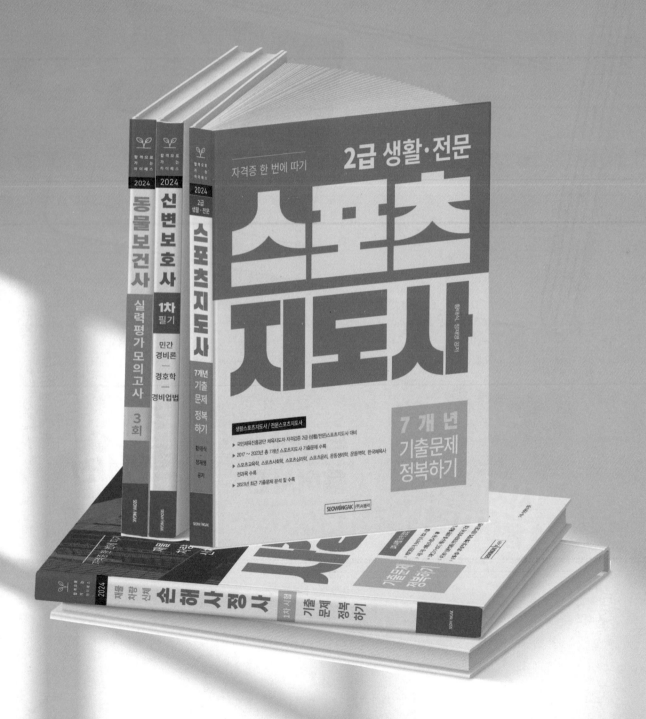